U0135283

明中医之路

（第二辑）

主编◎张奇文　朱锦善　王昌恩

中国健康传媒集团
中国医药科技出版社

内 容 提 要

本书收载了33名现当代名老中医和中青年中医亲自执笔或他人整理的文章，内容包括求学之路、治学之道、学术成就、临床经验及医德医风等，旨在启迪中医后学怎样做一个明中医，诱掖新的一代名医成长。虽然他们还在成为明中医的路上，但他（她）们的不断进取会给我们以启示。希望本书能为中医药的继承弘扬开路，为中西医合作探路，为中医药发展创新闯路。本书适合中医工作者和中医爱好者阅读学习。

图书在版编目（CIP）数据

明中医之路.第二辑 / 张奇文，朱锦善，王昌恩主编. — 北京：中国医药科技出版社，2021.8

ISBN 978-7-5214-2441-6

Ⅰ.①明… Ⅱ.①张…②朱…③王… Ⅲ.①中医学—文集 Ⅳ.① R2-53

中国版本图书馆 CIP 数据核字（2021）第 098002 号

美术编辑　陈君杞
版式设计　也　在

出版　**中国健康传媒集团**｜中国医药科技出版社
地址　北京市海淀区文慧园北路甲 22 号
邮编　100082
电话　发行：010-62227427　邮购：010-62236938
网址　www.cmstp.com
规格　787 × 1092mm $^{1}/_{16}$
印张　27 $^{1}/_{4}$
字数　626 千字
版次　2021 年 8 月第 1 版
印次　2021 年 8 月第 1 次印刷
印刷　三河市万龙印装有限公司
经销　全国各地新华书店
书号　ISBN 978-7-5214-2441-6
定价　128.00 元

获取新书信息、投稿、为图书纠错，请扫码联系我们。

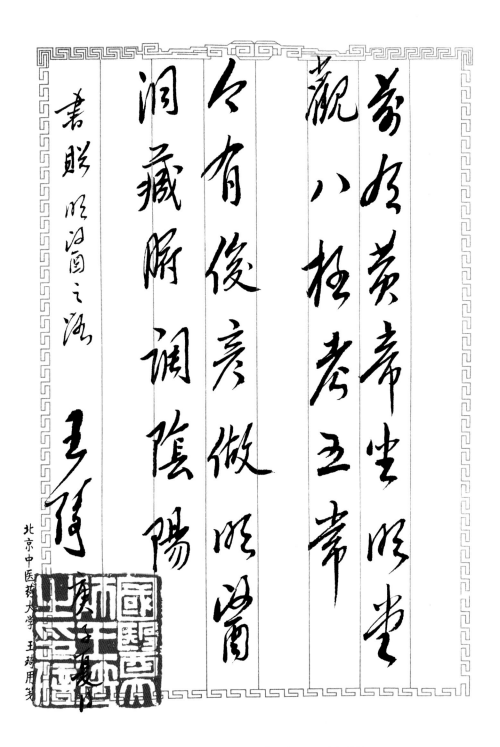

尝读黄帝生明堂

观八极考五常

今有俊彦做明堂

洞藏腑调阴阳

书联明堂之法

王琦

国医大师王琦教授为《明中医之路》题词

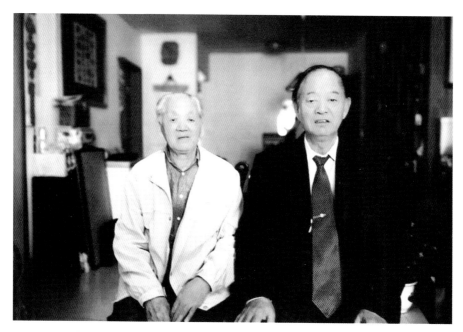

首届国医大师路志正教授（时年百岁）同张奇文教授探讨
《明中医之路》创刊

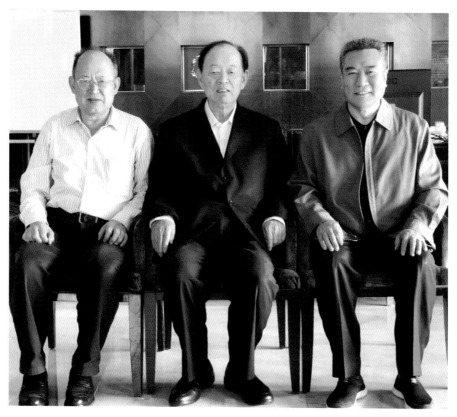

本书主编张奇文（中）、朱锦善（右）、王昌恩（左）合影

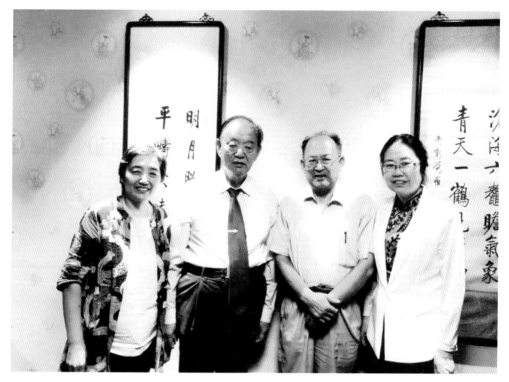

2019 年 5 月北京中医药大学党委谷晓红书记（右一）与张奇文教授（左二）、王昌恩教授（右二）、张宝华副编审（左一）合影留念，探讨中医少年班创办历程

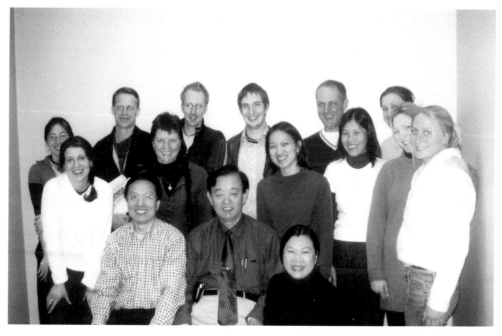

2003 年 8 月张奇文教授与墨尔本大学中医系三年级学生合影

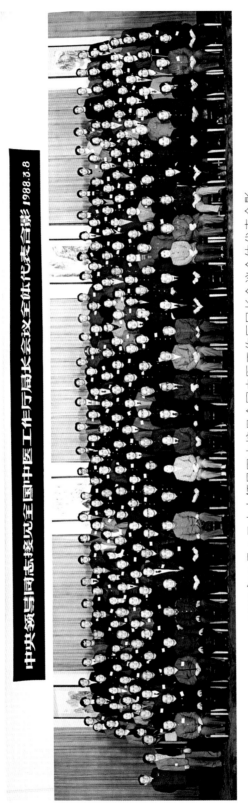

中央领导同志接见全国中医工作厅局长会议全体代表合影 1988.3.8

1988 年 3 月 8 日中央领导同志接见全国中医工作厅局长会议全体代表合影

为《明中医之路》题

医药结合

效起沉疴

辛丑年夏 金世元

国医大师金世元教授为《明中医之路》题词

编者的话

李可先生是中医之脊梁！振兴中医须有万千个像李可院长那样能用中医药治疗急危重症、疑难病症的人才。在这个基础上，中医药与新技术相结合，中医药便腾飞了。

——邓铁涛

《明中医之路（第二辑）》与大家见面了。在这一辑中，有多篇文章反映了中医药抗击新型冠状病毒肺炎疫情的思考，也真实反映了中医药防治新型冠状病毒肺炎疫情的新思路、新经验、新成果。

2019 年冬至 2020 年春，这场突如其来的"大疫"，来势异常汹涌，肆虐全球，严重地危害人类的生命健康。我国人民在党中央集中统一领导下，打了一场全面抗击疫情的"人民战争"，使疫情很快得到了控制，极大限度地保护了人民群众的生命健康。党中央及时号召中西医结合治疗，发挥中医药治疗的独特作用，成效显著。中医药抗疫成为中国特色、中国疗效，并被毫无保留地向世界各国人民交流介绍。

中医药在历史上就是在抗击瘟疫、防治瘟疫的斗争中，通过不断实践、积累经验而发展起来，形成了独具特色的天人合一、辨证论治的中医思维。历史与实践证明，中医药是造福人类的中华民族瑰宝。"传承精华，守正创新"是中医药学术发展之本，是中医药事业发展的"导航标"。对中医药，我们要有民族自信、理论自信、疗效自信，努力发掘中医药学这一伟大宝库并加以提高，还要将中医药学术继承好、发展好、利用好。

《明中医之路》系列图书还将陆续推出，其目的就是做好"传承精华，守正创新"，走好中医路，走正中医路，走出中医的光明之路，走出一条中医的康庄大道，让中医药真正展现她的精华，发挥她的价值，为中国人民的健康服务，为全世界人类的健康服务。

2021 年 2 月

目　录

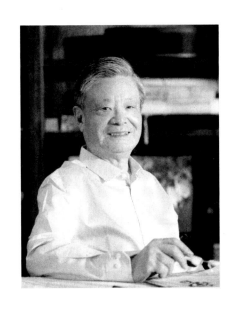

老兵战“疫”，壮心不已

中国工程院院士、国医大师

王琦

王琦，男，1943年2月生，江苏高邮人，中国工程院院士，国医大师。现任北京中医药大学终身教授、主任医师、研究员、博士生导师，北京中医药大学国家中医体质与治未病研究院院长，第四届中央保健委员会会诊专家，国家中医药管理局应对新型冠状病毒肺炎疫情联防联控工作专家组顾问，国际欧亚科学院院士。中华中医药学会中医体质分会主任委员，世界中医药学会联合会体质研究专业委员会会长，中国医疗保健国际交流促进会中医分会主任委员，国家中医药管理局中医体质辨识重点研究室主任。全国老中医药专家学术经验继承工作指导老师，中医药传承博士后合作导师。香港浸会大学荣誉教授，澳门科技大学荣誉教授，香港大学荣誉教授，天津中医药大学荣誉教授。国家重点基础研究发展计划（"973"计划）首席科学家，享受国务院特殊津贴的有突出贡献专家。2013年获全国优秀科技工作者称号、首都劳动奖章、何梁何利基金科技进步奖，2014年获中华中医药学会终身成就奖。2018年获中国（澳门）中华中医药杰出贡献终身成就奖。2019年获全国中医药杰出贡献奖及由中共中央、国务院、中央军委颁发的庆祝中华人民共和国成立70周年纪念奖。

构建并完善中医体质学、中医男科学、中医藏象学、中医腹诊学四大学术体系，开拓中医原创思维、中医未病学等新的学科领域。先后主持国家级科研项目16项（包括"973"项目2项，国家自然科学基金重点项目2项，国家社会科学基金重大项目1项），获得国家科技进步二等奖1项，省部级一等奖9项和二等奖6项，发明专利18项。主编专著67部，以第一或通信作者发表中文论文498篇，SCI论文38篇，H指数58，他引20030次。先后培养博士后16人，博士、硕士研究生117名，国家级学术传承9人，各省师承人员60人及省市研修人才数十名。

一、疫情突发的日日夜夜，修方案、撰手册、献方药

2020 年 1 月 21 日晚，王琦院士接到了国家中医药管理局于文明局长的电话，说："由北京中医医院刘清泉院长带队的第一支国家中医医疗队马上抵达武汉，今晚要上报国家卫生健康委员会新型冠状病毒肺炎诊疗方案的中医药内容，事关重大，请协助写出建议。"两个小时后，清泉院长的电话从武汉打来。疫情就是命令，王琦院士立即伏案，围绕基础方案，为湿热郁肺、湿毒化热、邪毒闭肺、内闭外脱等证型调整处方，写出建议，即时发至疫情一线。

2 月 14 日上午，一场特殊的远程会诊在北京中医药大学举行。会诊中，支援武汉的医疗队员汇报了一名 38 岁女性新型冠状病毒肺炎患者的诊疗经过和辨证难点。国医大师、中国工程院院士王琦给出了他的建议："温病的发展有其规律，要考虑病情的发展提前截断，在治疗中做到步步为营。建议除了应用杏仁、白前、紫菀、款冬花、甘草等止咳药物之外，还要加用化痰活血通络之品，以改善肺部的病理状态。"会诊结束 4 天后，患者症状基本消失，两次核酸检测均阴性，达到出院标准。

早在新型冠状病毒肺炎疫情暴发初期，王琦院士就担任国家中医药管理局应对新型冠状病毒肺炎专家组顾问、北京中医药大学新型冠状病毒肺炎防控医学专家组组长，与驰援武汉医疗队协同配合，根据武汉一线提供的临床资料，共同商讨制定新型冠状病毒肺炎的诊疗方案，通过多次网络远程会诊，指导临床一线新型冠状病毒肺炎患者救治。

在疫情之初，还未有临床专著，而抗疫救治需要理论指导。王琦院士整个春节都没有休息，大年三十仍在大学办公室，从查阅历代温病专著到深入分析新型冠状病毒肺炎疾病的发病特点，不断思索诊疗处方，领衔编写完成面向一线临床医生的《新型冠状病毒肺炎中医诊疗手册》。在此期间，博士生张秀平一直陪在老师身旁，她回忆道："老师连续 4 天没有回家，他用笔改一稿，我打印一稿，就这么不断重复，晚上老师也不回家，累了就在办公室的沙发上躺一躺。"初稿形成后，他又根据国家卫健委发布的第五版诊疗方案，架构了中医诊疗新型冠状病毒肺炎的"病－型－证"诊疗模式，于 2 月 11 日由中国中

医药出版社正式出版。该书网络版一经发布，3.6万网友阅读并留言称赞评价，并进入《学习强国》电子书推荐。目前该书已翻译为英文版，供全球多个国家免费下载使用。多个地方政府推广应用，仅桂林市中医药管理局就将电子版下载印刷1万册，免费发放给桂林市医疗机构、医学院校和社区，作为临床指导、教学参考和科学普及使用；一些国外学者的论文也引用了书中的理论。

正当疫情肆虐之际，王琦院士立即贡献了3首抗击新型冠状病毒肺炎的中医预防处方，于1月29日武汉《长江日报》刊登发布。多家媒体对王琦院士抗疫预防方的推广应用进行了报道。河南省濮阳市参考王琦拟定的预防方做成中药汤剂，免费送给市民13万份；江苏省仪征市根据王琦的预防外用方，制作香囊10万个，发放给全市防控新型冠状病毒肺炎一线的医务人员、警务人员和镇村工作人员；青海省西宁市中医院熬制4000包中药，为抗疫一线医护人员和高危易感人群发放。

二、梳理抗疫史，提交4个方案，承担重大专项，开展中医药预防

2020年3月，国务院应对新型冠状病毒肺炎疫情联防联控机制科研攻关组成立中医药专班，王琦院士作为专家组成员入驻中国工程院，开始了在中医药专班的日常工作。

王琦院士参加各项疫情相关的会议，为国家提供政策咨询，提交了《千百年来中医药抗击疫情的重大发现及对人类的贡献》研究报告，梳理总结了我国历史上中医药防治重大疫情的学术经验与成就，并指出了以后需要进一步研究的问题，为疫情防治工作提供参考借鉴。

刘鹤副总理在"中医药参与新型冠状病毒肺炎防治"主题会议上，特别指出："为了国民经济，要复工了，怎么能够让他们每个人都喝上中药汤，防止发病，这个非常重要。"据此，王琦院士在此前开出的预防处方基础上，提出内服加外用联合防疫，同时从中医体质学入手，提出"调体防护"概念。王琦团队抓住疫情防控的需求点，申请了科技部重点研发计划"公关安全风险防控与应急技术装备"重点专项"复工复课后聚集性传染隐患的新型冠状病毒肺炎

中医药调体防护研究"，并获批立项。其团队于 3 月 29 日抵达黄冈，全身心投入到针对复工复课人群中医药预防和新型冠状病毒肺炎恢复期患者中医药康复临床和科研工作中。目前已开发了新型冠状病毒肺炎预防 1 号方、2 号方，外用防疫香囊，外用中药防疫喷剂。对黄冈地区的住院库、留观库、流调库、核酸检查库进行了数据调研，完成了无症状感染者、复阳患者、恢复期患者病例情况数据分析；并按照一般人群、高危人群、恢复期人群的分类完善了临床研究方案，各项临床研究均在有序开展。

在一系列实践研究的基础上，王琦院士与团队撰写修订并上报了 4 份建议方案，即《针对复工复产复学后新型冠状病毒肺炎聚集性传染隐患的中医药预防建议方案》《新冠病毒无症状感染者的中医药建议方案》《新型冠状病毒肺炎复阳的中医药建议方案》《关于新型冠状病毒肺炎恢复期出现的 7 个问题的中医药对策建议》。同时，作为国家中医药管理局联防联控专家组顾问，王琦还指导制定了《新型冠状病毒肺炎恢复期中医药综合干预方案专家指导意见（草案）》，对于恢复期患者的临床治疗做出了贡献。

在 4 月 17 日国务院联防联控机制新闻发布会上，王琦院士介绍了中医药专班的工作情况，就中医药防疫特色举措的问题，提出"扶正气、避邪气"预防思想，并详细阐述了中医药主要发挥的三个作用：一是通过中医"扶正"的方法，调节机体内环境，提升免疫力；二是外用药物作用于黏膜，降低口鼻黏膜接触病毒的危险；三是通过中药挥发性物质，芳香避秽，改变病毒生存依附的空气环境。

三、党报发文，阐述抗疫思想，国际讲堂，提供中医药智慧

2020 年 3 月 17 日，王琦院士在《人民日报》发文，呼吁深刻领会国家防范化解风险的战略思想，落实加快完善疾病防控体系的指示。文中写道："疾病防控体系建设是一项系统工程，需要加强科研攻关，制定长期规划。"并指出："在抗击新型冠状病毒肺炎疫情中，中医药在疫情防控和医疗救治中取得了积极成效，提高了治愈率、降低了病亡率。完善疾病防控体系，应充分重视中医药价值，利用好中医药这一独特资源，形成中国特色疾病防控体系。"该

文被列为《人民日报》理论专栏的"大家手笔"。

3月22日，《光明日报》刊登王琦文章，以国家提出的疾病防控思想为主线，论述了建设中西医结合的新型防控体系，建设以科技为引领的现代防控体系，建设符合国情的与国际合作的防控体系，对建设我国世界一流的疾病防控体系提供了全方位的思考。

4月1日，王琦院士在世界针灸学会联合会、中华中医药学会、中国针灸学会联合主办的国际抗疫专家大讲堂上通过中英双语声道讲授"新型冠状病毒肺炎的中医药预防"，海内外3000多人参与。他讲解道："预防新型冠状病毒肺炎，中医药从'避瘟'和'扶正'两方面发挥作用，要坚持'两个结合''一个区别'的总体防疫思路。"并且提供了两个口服预防方、一个外用预防方、一套针灸按摩穴位方案以及两种易感体质的调养方法。同时，建议全球中医药工作者形成中医药抗疫联盟、学术联盟，进行资源、经验共享、互助，建立全球性合作网络，为全球抗疫提供中国智慧、中医智慧。

四、不忘思政进课堂，助力抗疫公益行

王琦院士承担了北京中医药大学《众志成城抗疫情——打赢疫情防控的人民战争》专题网络思政课的主讲任务。他以"中医抗疫历史成就和展望"为题，讲授了几千年来中医药在护佑中华民族健康方面的贡献、在抗击新型冠状病毒肺炎过程中起到的作用及今后努力的方向，引导学生坚定"四个自信"和中医药自信。以《从6个名方看中医名著在新型冠状病毒肺炎中的应用价值》，鼓励学生们学习继承好中医温病学理论，受到了学生们的热烈欢迎。

同时，王琦院士整合社会资源，发起"华佗工程——中医抗疫公益行"活动，以疫情相对严重的湖北省中西医结合医院、武汉市中医院、雷神山医院、宜昌市中医院，以及北京市多家社区为援助对象，通过专家指导、捐赠方药、中药制品、防疫物品等形式，协助发挥中医药抗击疫情的作用，目前已经捐赠了8000枚根据王琦院士预防新型冠状病毒肺炎处方制作的中药香囊。王琦院士还组织调动社会资源向山东菏泽市红十字协会捐赠两台红外热像仪，价值65万元，用于抗击新型冠状病毒肺炎疫情。

4月29日，国家中医药管理局给王琦院士发来感谢信。信中写道："在这场没有硝烟的战'疫'中，您带领团队成员，践行大医精诚，诠释医者仁心，以精湛的医术与疫情做斗争，守护人民群众生命安全和身体健康，以严谨的科学精神奋力攻关，为疫情防控提供科技支撑，以对事业高度负责的拳拳之心献计献策、发言发声，为决胜战'疫'凝聚磅礴力量。在此，谨向您及团队全体成员致以崇高敬意和衷心感谢！"

王琦院士今年77岁，自称是一位中医药战线的老兵，诗云："苍颜白首未远征，心系抗疫无年龄。愿以千年良方剑，护佑苍生现蓝天。"现在他又开始投入到如何进一步做好中医药防治新型冠状病毒肺炎总结，提升国际对话能力以及中医药如何"走出去"等一系列问题的研究之中。

（张妍、孟月协助整理）

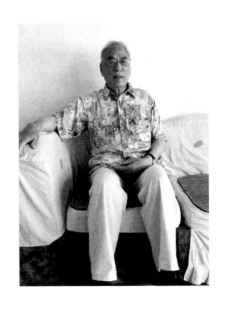

心怀患者勤读书

舜天昆仑医院（原淄博矿业集团昆仑医院）
内科主任医师、副院长

刘俊元

刘俊元，字越千，1933 年生于山东省潍坊市临朐县，舜天昆仑医院（原淄博矿业集团昆仑医院）内科主任医师、副院长，山东省劳动模范，煤炭工业部防痨先进工作者，《煤矿防痨》杂志编委。发表医学论文 30 余篇，著作 4 部。业余爱好文学诗词，出版诗词专辑《杏林暇咏》、散文《越千随笔》，多篇诗作收录《当代中华诗词集成》，荣获天籁杯中华诗词大赛精英奖金奖。

自　嘲

半世行医米寿翁，偷读本草小学生。

伤寒门外望钩月，夕照黄昏再取经。

余于 1954 年考入潍坊医学院（原昌潍医士学校）医疗专业，学习课程除国家统一规定内容外，学生可以在课外自由组织学习活动，我参加了我们班张奇文同学发起的"中医药研究学习小组"。1955 年五四青年节，学校举办青年学生演讲赛，我们班推荐张奇文同学代表参赛。他演讲的题目是"继承和发扬祖国医学遗产——中药枯痔散功效分析报告"，结果力压群雄，捧取"冠军杯"。这在全校师生中引起轰动，激发了同学们对中医药学的高度认识和学习兴趣，更引起我思想的共鸣。

我的家乡在临朐农村，缺医少药，老百姓看病困难，当时人们崇尚中医中药。我家中经常采集、存放一些草根树皮等药物备用。家母不是医生，但她知道许多小偏方，也略知经穴，她经常义务为邻里乡亲推拿、拔火罐治疗头疼、发热等小病、小伤。有时也送些家备的草药给患者服用，效果尚佳，很受人们的欢迎，这在我的脑海中留下了深刻印象。

1957 年毕业后，我来到淄博矿区医院内科，在长期临床医疗工作中，仍坚持学习中医药理论知识，常采用一些中草药方配合西医治疗疾病，收到良好效果。如 1958 年冬至 1959 年春天，麻疹大流行，其中重症麻疹肺炎并发心肌炎、心力衰竭者居多，死亡率很高。医生和患者家属都十分紧张与恐慌。医院领导调我参加小儿科重症抢救工作，我根据中医辨证施治，采用中药麻杏石甘汤和葛根表疹汤等加减治疗，取得了良好疗效，死亡率大大降低，受到领导高度重视、患者家属感谢、群众好评。因此，我荣获了淄博市五四青年奖章。

在矿区工人中，患血栓闭塞性脉管炎者较多，该病是一种慢性难根治的疾病，中医学称为"脱骨疽"。我们采用民间验方治疗 12 例，取得了良好效果，其中基本治愈 10 例、好转 1 例，很受患者欢迎。该案例以"民间草药治疗脉管炎 12 例分析报告"为题，于 1976 年 4 月，在全国中西医治疗脉管炎学术年会中交流，受到了参会者的重视和好评。

在学用中医治疗中，我深感中医药独到奇妙，很受鼓舞。记得在 1958 年夏天探亲回家，邻庄送来一位所谓"死鬼缠身的疯病"青年妇女，只见其辗转不安、碰头打滚，嚎叫痛哭不止。陪护人说患者丈夫去世半年多，经常发作类似症状，疑其为死去丈夫缠身索命，曾多处求医生、拜鬼神均无效，又无钱去大医院看病，特来求治。经查头颅、心肺正常，腹软无块，胆囊区叩击痛，常有大便蛔虫史，拟诊胆道蛔虫病，即行针刺水沟、胆囊、足三里、至阳等穴，症状立刻消失。随后从我家取用苦楝根皮、石榴皮、生大黄回家煎服，结果排出蛔虫 20 余条，后病未再发作，家人非常感激。

当然，我也曾遇到一些顽疾如白癜风、牛皮癣等病，曾试用多种处方治疗，但病情反复发作或疗效不显，很感惭愧，须进一步探讨。中国医药学是一个伟大的宝库，应当努力发掘，加以提高。我不断总结经验教训，先后编辑出版《实用中医验方集》《社区医生大内科临床手册》《老年病防治（中西药）处方》，发表医学论文 30 余篇，其中《流行性肌张力障碍症状群 51 例分析报告》受到业内同行和领导高度重视，认为这是新诊断、新发现，国内罕见。该论文被录入《世界优秀医学专家与人才名典"中国大陆名医大典"》。另有《抗痨药物对肝功影响 54 例报告》，发表在第 16 界东方国际结核病及肺病学术年会优秀论文选，并在大会交流。

在实现中华民族伟大复兴的中国梦的历史进程中，有必要首先让中国人实现全民健康。如何运用中西医更好地为全民健康服务，是摆在每个医务工作者面前的历史使命。在此，对为中医药事业做出卓越贡献的先贤和抗疫英雄们赋诗三首，以表敬意。

七　律
纪念仁医李荻华诞辰 335 周年

庙会云烟年复年，人流如织拜前贤。
神医妙手千秋颂，思邈遗风万古传。
调药施针医病苦，登门徒步诊床前。

杏林橘井放光彩，盛世太平黎庶欢。

七　律
寿光官庄义诊见厅级郎中有感

央报新闻报奇文，大医诊脉在黎民。
黉堂赛讲金杯醉，教改创新育杏林。
国粹弘扬播四海，传承薪火领航人。
悬壶济世千秋颂，橘井流韵万古春。

鹧鸪天
赞白衣战士武汉抗疫战

凄雨腥风刺骨寒，江城瘟疫肆虐残。
神州大地风雷动，万马奔腾驰汉川。
一声令，总动员！扶伤救死战魔顽。
白衣勇士英雄泪，千古流芳天下传。

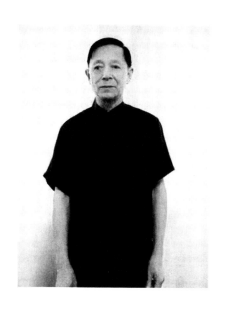

为除民瘼追仁术

不让浮生半日闲

湖北省鄂州市中医院主任医师

朱祥麟

朱祥麟，汉族，湖北鄂州人，1944年7月出生于四世中医世家。别号通虚子，取义于《道德经》"致虚极，守静笃"。注重"致虚"与"守静"，以期保持心灵的清明，完成自我之使命。现任湖北省鄂州市中医医院主任医师。曾任政协鄂州市第二至五届委员会委员，鄂州市归国华侨联合会第二、三届常委。积极参政议政，建言献策，多篇提案被评为优秀提案，在鄂州市"两个文明"建设中，取得突出成绩。1997年被中共鄂州市委统战部评为先进工作者。1997年、2006年政协鄂州市委员会分别授予先进个人荣誉证书。

曾任鄂州市中医药学会秘书长、顾问，鄂州市卫生技术职称评审委员会委员，湖北省中医药学会疑难病专业委员会委员，湖北省中医药学会肝病专业委员会委员，湖北中医药大学内科兼职教授，《中华现代中医学杂志》专家编辑委员会常务编委、《中国临床医药研究杂志》特约编委、中国国际交流出版社特聘顾问编委等职。曾获鄂州市委市政府授予鄂州名医证书，湖北省卫生健康委员会授予湖北名医证书，湖北省人力资源和社会保障部和卫生健康委员会联合授予湖北中医名师证书。2012年国家中医药管理局公布的第一批全国中医学术流派传承工作室建设单位名单中，祥麟创言内伤伏气致病学术被纳入，并被审定为中医内伤伏气致病学术流派代表性传承人。

中医世家　衣钵传承

祥麟高祖庆甲先生于 1854 年在湖北省鄂州市（原武昌）长岭镇创办大生堂药局，因疗效卓著而名播周边邑镇，著《医学入门》《伤寒辨论》；曾祖彝亭先生辑成《大生堂膏丹丸散方秘录》；祖父瀛洲先生编著《瀛洲医案》《医醇賸义方歌括》；父亲英航先生有《临床医话》《岭头杂咏拾零》等。大生堂药局至英航手中于 1954 年关闭，历时一百年。祥麟先生少年时，屡见家父救人于病危，求治者络绎不绝，即有继承中医事业之志趣。尤其是其父亲创用生绿豆浆救治垂危的现代农药中毒患者，给他以难忘的记忆与感召。1962 年，祥麟先生毕业于鄂州职业大学（原鄂州师范学校）。同年至长岭镇中心卫生院参加工作，并随父学医。学医之始，读高祖庆甲所著《医学入门》云："医之为道，非精心者，不可学；非恒心者，不可学；非虚心者，更不可学。"此言学医者必备的态度，每识之勿忘。

初读《医学入门》与南京中医药大学主编的《中医学概论》而入门。适逢湖北中医药大学开办在职函授，祥麟先生便参与学习，期间通学各学科课程。如学《内经讲义》，同时读李念莪的《内经知要》、吴昆的《吴注黄帝内经素问》、张介宾的《类经》、张隐庵的《黄帝内经素问集注》等；学《伤寒论讲义》，并参阅成无己、陈修园、尤在泾、柯韵伯等先贤注解《伤寒》之书；学方剂学，同时还读《医方集解》《名医方论》《删补名医方论》《医方论》等书，对于深刻理解组方意义及加深记忆亦大有帮助。其他课程，莫不采用此法。这样学如同有几位老师在向自己讲解，对于理解原文大有裨益。他认为，对《内经》中阴阳、藏象、病机重要章节、警句要背熟，对《伤寒论》条文、方剂歌诀要牢记。他将闹钟置于床头，每日只睡七小时，除完成工作外，挤出时间学习，随时去药房认药，又随本院陈金彪老先生等去大冶市金牛镇的山里采药，如苍术、丹参、桔梗、石韦、骨碎补、黄精、鸡矢藤、威灵仙、石斛、算盘了、土茯苓等药，这种鲜活的感性认识对熟悉掌握药物性能非常有好处，数十年不忘。1965 年他经县卫生健康局学徒考试合格出师，遂独立应诊。两三年间，他借重父名，治愈了一些危重症，声名渐起。其时正值政府"把医疗卫生工作的重点放到农村去"的号召，祥麟先生抓紧时间钻研针灸学，并为聋哑患者诊治，使部分患者恢复听力而学会讲话，求治者络绎不绝，一方为之轰动。其时祥麟先生又开始翻阅李时珍的《本草纲目》，自此与《本草纲目》结下不解之缘，稍有体会便做笔记，自 20 世纪 80 年代起，他开始书写与李时珍有关的学术文章。在壮年时对《本草纲目》1800 余种药物所载几卷多有较为明晰的记忆。

欲升堂而后入室，必须锲而不舍，续下苦功。如初学《内科学》之中风病，教科书多云唐宋以前主要以外风为主，内虚邪中。自宋金以降，则以内风立论，祥麟先生就此沿革而溯求之，从《医学衷中参西录》《中风斠诠》，到《医林改错》《临证指南》《景岳全书》《医经溯洄集》、金元四大家医著及《备急千金要方》《诸病源候论》，最后遍求《内经》。他始知中风一病，在《内经》中对其因机要点已有较全面认识。既有正虚外邪卒中之说，又论及五脏内伤皆能导致中风。而且指出其受病之所在头在巅，有关中风学理《内经》几乎囊括了后世诸说。后代医家则从不同侧面发挥了《内经》精论，并提出具体疗法。如此学习方法，具有清代史学名家章学诚所提出的"辨章学术，考镜源流"的味道。祥麟先生对于医学有关问题，多以此法而上下求索。此后十余年间，他在诊病之暇，研读未曾松懈，有笔记数百万言，并录有大量卡片以备研索，故于临床能不拘一家之言，辨证求治，而得圆机活法。

1978 年，祥麟先生经国家统一考试，以优异成绩被湖北省卫生厅考核录取为中医师。1979 年调至鄂城县中医院（现鄂州市中医院）工作。旋又选拔至湖北省中医师提高班就读。该班学习中医四大经典及西医解剖学、微生物与寄生虫、生理学、病理学、药理学等课程，由钱远铭研究员讲授《金匮要略》、陈伯庄教授讲授《温病学》等。而后他又分至湖北中医药大学内经教研室实习半年，由李今庸教授指导，两年后毕业。1983 年，他被借调至湖北省中医药研究院协同该院文献室从事李时珍学术课题研究半年。

祥麟先生数十年行医之余手不释卷，尝谓"有病看病，无病看书"。其精读《内经》《伤寒论》《本草纲目》，通读《难经》《脉经》《诸病源候论》《备急千金要方》《外台秘要》等，旁涉明清以后百家医著。其学宗《内经》，踵事增华；又兼综百家，择善而从。他曾赋诗云："百折唯求徐进取，何妨雪撒两毛斑。"求学之程序与刻苦可见一斑。

临证诊疗　圆机活法

祥麟先生任鄂州市中医院内科主任，主持病房管理及工作多年。他擅于治疗时病、内伤疑难杂病、妇科疾病，对多种疾病自制诸多验方，研制多种有效专药。其医德高尚，宅心仁厚，以解除群众疾苦为己任，临床经验丰富，疗效显著，深受群众赞誉。如治疗患儿陈某，男，3岁，下痢赤白脓，经医院诊为中毒性菌痢，已用多种抗生素、纠酸、抗痉诸药，并用酒精擦浴，渐转危重，邀请祥麟先生诊之。其痢下依然，发热无汗，腹部膨胀隆起高于胸，呼吸不畅，烦渴，燥扰不宁，阵阵抽搐。舌赤苔黄腻，脉数，指纹紫滞。此系暑热痢疾发展至高热昏迷抽搐，风证明显，其本在肠腑湿热毒邪，发热动风其末也。若欲解热止痉，必泻肠腑湿热邪毒。取通因通用法，芍药汤合小承气加减，急取一剂，煎取汁频频灌服。约2小时后，所下垢物甚多，随之腹膨渐减，呼吸渐平，热势亦减，神志稍清，抽搐亦停。嘱其母每隔2小时，仍取原药喂服3~5汤匙。至次日清晨复诊，患儿体温38.5℃，神志已清，下痢脓状物已少。仍取昨日方续进，续下垢便，不治风而风自平息。至第3日，患儿热低痢止，而周身发出红疹，舌红黄苔化薄。里气一通，营毒达表，故出红疹，乃邪毒外透之征。转疏清营解毒方。第4日，其疹出至手足心，复取一剂。第6日，患儿热退疹没而痊。

又如患者杨某，男，85岁，胸膺憋闷反复10余年，经医院检查诊为冠状动脉粥样硬化性心脏病（简称"冠心病"），长期服药治疗，时缓时重，后又增加胸膺疼痛。复查心电图示：心肌缺血、心绞痛。近一两年每日必发胸痛，痛及左侧胁背，必服硝酸异山梨酯片2~3次。因不相信中药，故长期依赖西药缓解症状。从未服过中药，孙子强迫搀扶来祥麟先生诊室就诊。此病系真心痛，乃气阴不足，心肌失荣，痰瘀伏邪痹阻阴维脉络，气滞不通所致，拟阴维心痛饮。6 剂后复诊：患服药两天胸背已不发痛，6 剂服完，硝酸异山梨酯片亦不再服，喜形于色。守方增减再 6 剂善后。一年半后患者以他病来诊，询其心痛一直未发，自叹中药神奇。

又如患儿，女，2 岁，右耳患葡萄状血管瘤，通红如鸡冠，几乎布满耳郭，祥麟先生以自制血瘤膏外敷，1 个月后呈缩小之势，经用药 4 个多月瘤体全部消失，耳郭恢复正常。此类急慢性严重疾病就诊于祥麟先生诊室者甚多，其诊疗认真负责，屡起沉疴，患者盈门接踵，并赠送旗匾多面。他从历代医著中吸取精华，在辨证论治时，直指病机，"但见一证便是"，治萌芽、防传变、求创新，逐步形成了自己的诊疗特色。

精勤博览　倡言新说

祥麟先生执医 50 余年，热衷于中医学术研究，以求真务实的精神，结合临床体会，在中医学术领域不断提出新的学术见解，并得到学术界的认可。他发表医学学术论文百余篇（其中历年在《中国中医药报》发表 48 篇），多次参加全国性中医学术研讨会，多篇论文获各级优秀学术论文证书，如《奇经病医案 6 则》获美国洛杉矶科尔比科学文化情报中心医学部"优秀医药学论文"证书，《痹病证治拾粹》获中国香港世界医药研究中心的"国际优秀医学论文奖"等。其医论被收入《中国中医专家临床用药经验和特色》《当代中医中国名医论坛》等大型医集中。1999 年获中国香港国际中西医结合学会授予的世界华人知名医家卓越科研金奖。2000 年获第二届国际中医论坛大会授予的名医成就奖。另外，还曾获省级科技成果三项。

祥麟先生在学术上倡言内伤伏气致病说，强调消除伏气于萌芽，注重先期防治的学术观点，丰富了中医病因学与治疗学内容。他倡言六气皆能化风、五脏病变皆能生风的学术观点，丰富了中医病机理论。同时，他倡言奇经八脉辨证，认为奇经辨证可以羽翼脏腑辨证，丰富了中医辨证方法。朱良春、路志正、梅国强、谢海洲等名中医专家曾分别撰文对其学术价值予以高度肯定。其彰显了以文献研究与临床研究相结合是遵循中医自身发展规律继承弘扬中医药学的有效途径。他的主要著作有《中国宫廷医疗佚事及秘方选评》《论内经风病学》《奇经证治条辨》《医学发微》《朱氏中医世家学验秘传》《李时珍学术论丛》《本草纲目良方验案类编衍义》《医垒心言》《医垒余言》等。其中《奇经证治条辨》获 2001 年中华中医药学会"康莱特"杯全国中医药优秀学术著作三等奖，《李时珍学术论丛》获 2019 年第二十七届中国西部地区优秀科技图书三等奖。

杏林带教　传道解惑

祥麟主任多次开办中医讲座，热情回答鄂州市中医院医生问题，还担任全国光明中医函授大学、湖北中医药大学成人函授教师，讲授《医古文》《伤寒论》《针灸学》等课程。他带教进修生、实习生，答疑解惑，引经据典，结合临床，颇受好评，曾获湖北中医药大学成人函授优秀教师奖。自国家中医药管理局认定中医内伤伏气致病学术流派后，该医院逐步建立起三级人才梯队；同时在九江、永修、岳阳、遂宁、内江、周口、潜江、黄冈、大冶、麻城等省内外中医院建立中医内伤伏气致病学术流派传承二级工作站。近年来还在新媒体平台建立了省内外中医内伤伏气致病学术流派传承工作平台，主持刊发有关中医内伤伏气致病学术文章，促进学术交流。其流派工作得到国家中医药管理局下发关于开展全国中医学术流派传承工作室第二轮建设的肯定。

追随薛雪　诗唾珠玑

中医学博大精深，植根于中华文化，故学者必须精勤博览。祥麟先生阅读兴趣广泛，如《易经》及其类书、四书、《道德经》、诸子书、《昭明文选》《古文观止》《周易参同契》《黄庭经》《悟真篇》，文学、史学、哲学、逻辑、心理、伦理等诸书，或精读，或泛览。其在少年时因父亲讲解诗律而入门，青年时曾师从南社沈太侔弟子同里乡贤盛蔚庵老先生学诗，并得大伯父遗著《佛航诗稿》之熏沐，感悟良多，故尤喜阅读诗词，如《诗经》《楚辞》、六朝诗、唐诗、宋词以及韵书、诸种诗话、词话等，如此可提高国学素养，对于专攻中医学大有裨益。因为中医学也讲求象，如藏象、气象、脉象、色象等，所以这些对增强意象思维及开发辩证逻辑思维能力多有帮助，有利于对中医学理的穷源释疑。其撰著的《李时珍学术论丛》能从哲学、逻辑、训诂、中医药学、老年医学、环境医学、气功、物候、农学、伦理、心理、道家、儒家等多学科角度探讨李时珍的学术思想，这与其多年的博览所打下的坚实基础密不可分。

祥麟先生兼通声律，为中华诗词学会会员、鄂州市诗词学会理事，被聘为中华诗词文化研究所研究员、东坡赤壁诗社社员、中国诗词研究院副院长、国际中华艺术家协会专家顾问等。其常以薛雪（薛生白，号一瓢，医、诗两胜）为典范并以自励，有诗云："一瓢垂范应无忝，骥尾追随自岭陬。"他已在国内外300余家诗词书刊发表作品，多次获等级奖，如《西长岭诗词选集》《通虚子诗词稿》《通虚子诗词续稿》《通虚子诗话》《朱忱诗剩辑注》等诗词专著。有人评其词为"浑脱超妙，清新自然，意蕴无尽"。祥麟先生在医、诗两个领域堪称翘楚，为弘扬中医药文化做出了贡献。其著作分别被国家、有关省市图书馆及中国中医科学院医史文献馆、一些中医药大学图书馆收藏。其业绩在鄂州电视台"鄂州人才"专栏以及《鄂州日报》《吴都声频报》等新闻媒体作过多次专题报道。

此外，祥麟先生事迹入载《中国当代名医名药大典》《名老中医之路（续编）》《湖北中医大师名师传》《世界优秀专家人才名典》《中华诗人大辞典》《中国当代易学文化大辞典》等数十部人物典籍中。

（朱寒阳协助整理）

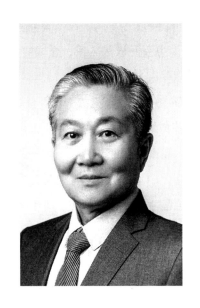

从五运六气辨识与防治新型冠状病毒肺炎

新疆医科大学中医学院主任医师、
教授、博士生导师

周铭心

周铭心，男，1948年4月生，山东省安丘市人。新疆医科大学中医学院主任医师、教授、博士生导师，享受国务院政府特殊津贴专家。首届全国名中医，首届新疆中医民族医名医，全国中医药杰出贡献奖获得者。1975年毕业于北京中医学院（现北京中医药大学），1981年于中国中医科学院研究生班首届硕士研究生毕业。第四、六批全国老中医药专家学术继承导师，第一批全国中医药传承博士后合作导师，国家中医药管理局名老中医药专家工作室项目专家。曾任新疆医科大学副校长兼中医学院院长、中华中医药学会第四届常务理事、中华中医药学会方剂专业委员会副主任委员、中华中医药学会体质学分会副主任委员，现任中华中医药学会顾问、新疆中医药学会会长、《新疆中医药》主编。

学医期间，曾受教于国内诸多中医名家，而以师从钱伯煊、王绵之、方药中等中医耆宿时间较久，获益良深；其后有幸成为第一批全国老中医药专家张绚邦教授学术继承人，得其亲授，尤为术业根基。

迄今已从事临床、教学、科研工作44年，开启中医时间医学、方剂计量学、西北燥证等研究领域；主持完成国家自然科学基金项目4项，自治区自然科学基金项目2项；获自治区科学技术进步奖二、三等奖等奖项4项。主要专著有《中医时间医学》《中医脾病临床实践》《西北燥证诊治与研究》《汶阳艺医》《杏林品题》等；发表学术论文180余篇。由徒生所编《周铭心学术思想与临证经验集》亦已出版。

在中医内科、妇科常见病与新疆多发病诊治中积累了丰富经验，有独到的辨证见解和论治方略。倡导"旁治法""证势""病机本末"等辨证论治思想；凝练疏风强卫、弛张罢极、排闷宗阳、习尚破立、节律服药等治策与治法，临床疗效显著。

积极倡导并躬亲参与新疆中医药传承教育，带教第四、六批全国老中医药专家学术继承人4名；带教国家中医药管理局周铭心名医工作室徒生10名；指导国家中医药管理局第三、四批优秀中医临床、基础研修人才11名；培养第一批全国中医药传承博士后研究生1名；培养博士研究生18名、硕士研究生42名。

　　2020 年，新型冠状病毒肺炎疫情席卷全球。中西医奋起，合力抗争，志在必胜。中医诸多同仁，亦已献计献策，各有真知灼见，认作疫疬，从温病冬温、春温、风温、寒疫等寻求治法，拟定防治方药。或问："此病乃新型冠状病毒感染，中医未识其状，安能防治？"吾曰："不然。自古而今，中华民族繁衍昌盛，既数千年，其间疫疬不可计数，大疫亦多，内中何尝乏有所谓病毒，其此伏彼起者焉无新生？而每能驱除邪祟，救死扶伤，化险为夷，人民所以生生不息，成就世界最大之民族。即此前之重症急性呼吸综合征猖獗，中医曾参与救治，收效殊著。足见中医理法符合系统论观念，运用控制论"黑箱"理论，尚可应对未知之疾病。吾侪中医，披坚执锐，握持辨证论治利剑，定能斩除毒邪，保护民众，又何疑惧之有哉？"吾虽远居边疆，但寸心未甘落后，对于新型冠状病毒肺炎，谨陈拙见，以供参考。

一、发病背景

1.天时气化

　　凡疫疬之发，须有天时之异情，气候之乖常，方域之异禀。欲知天时气化，当从五运六气以求。此次新型冠状病毒肺炎疫情，正当己亥岁末，而至 2020 年 1 月中旬始见集中暴发，恰在庚子岁首，其间必有隐曲之情，容予探测之。

　　据五运六气学说，运气纪时，称岁不称年，运气历之一岁为太阳视运动一周，长 365.25 日，自大寒日始，至大寒日终，与现行公历与农历均有不同。故运气历之己亥岁，终于农历己亥年之大寒日（农历十二月二十六日，公历 1 月 20 日），而其庚子岁亦始于该日。今将己亥、庚子两岁五运六气运行状况推演如下。

　　己亥之岁，岁运少宫，土运不及，厥阴风木司天，少阳相火在泉。风木克土，司天克运，所谓天刑也，故土运失政，木运兼其化，少宫同正角。其岁主运五步，自大寒日始，五分全岁，每运季 73 日又 5 刻；其主气六步，亦始自大寒日，六分全岁，每气时 60 日又 87 刻半。主客五运与主客六气，各有参差（见表 1）。本岁属卑监之纪，化气不令，生政独彰，雨乃愆期，风寒并兴。

上半岁胜气为主而多风兼湿，下半岁多火而兼复气之燥化。四时五季之内，因客运、客气临于主运、主气之上而经历燥、寒、风、火等交互生克之变。尤其岁末之季，变异尤烈。其时，主运少羽加于客运少徵之下，水以克火，主胜客也；客气少阳相火临于主气太阳寒水之表，火为水克，亦主胜客也。《素问·至真要大论》曰："主胜逆，客胜从，天之道也。"今六气、五运均见主胜其客，是则逆而复逆也。夫从则治，逆则乱，一逆已忧，再逆何堪！是知斯时其生变乱也必矣！疫疠之发于斯时也信矣！

庚子之岁，岁运太商，金运太过，少阴君火司天，阳明燥金在泉。君火克金，虽亦天刑，却未失政，太商同正商，第成金运平气耳。又以在泉与岁运同为金化，复为同岁会之纪。本岁为坚成之纪，燥行其政；上半岁火淫所胜，温气流行；下半岁燥淫所胜，凉气清暝。四时五季之内，因主客气运之加临而尚见风、火、燥、湿等变化。其中岁首两月多风气之化，兼见燥寒；随后两月，多火气之化，而夹风寒；再后一月，则火气仍胜，又见湿与风；后推月余，则湿雨大行，兼以风气；之后半岁，湿化在先，燥气随后，火令消减，寒水殿后。天时气化，大致如此。

表1　发病前后五运六气所表述之天时气化状况

干支纪岁	运气类别	全岁五运六气气化				
己亥之岁 农历戊戌年十二月十五日至己亥年十二月二十六日（公历2019年1月20日至2020年1月20日）	岁运	少宫同正角，土运不及，而成木运兼化平气				
	司天在泉	厥阴风木司天			少阳相火在泉	
	主运	少角初	太徵二	少宫三	太商四	少羽终
	客运	少宫初	太商二	少羽三	太角四	少徵终
	主气	厥阴风木初	少阴君火二	少阳相火三	太阴湿土四	阳明燥金五	太阳寒水终
	客气	阳明燥金初	太阳寒水二	厥阴风木三	少阴君火四	太阴湿土五	少阳相火终

续表

干支 纪岁	运气 类别	全岁五运六气气化				
庚子 之岁 农历己亥年十二月 二十六日至庚子年 十二月初八（公历 2020 年 1 月 20 日至 2021 年 1 月 20 日）	岁运	太商同正商，金运太过，而成金运齐化平气				
	司天 在泉	少阴君火司天			阳明燥金在泉	
	主运	少角初		太徵二	少宫三	太商四	少羽终
	客运	太商初		少羽二	太角三	少徵四	太宫终
	主气	厥阴风 木初	少阴君 火二	少阳相 火三	太阴湿 土四	阳明燥 金五	太阳寒 水终
	客气	太阳寒 水初	厥阴风 木二	少阴君 火三	太阴湿 土四	少阳相 火五	阳明燥 金终

为能观察五运六气之综合气化状况，笔者曾于所著的《中医时间医学》中拟有运气气化值计算公式：

$$Z = \sum_{i=1}^{n} w_i k_i + 3 \sum_{i=n+1}^{8} k_i + h$$

据以计算 2019 年 11 月 20 日至 2021 年 1 月 20 日天时五气气化值（见表 2）。由表中可见，己亥岁末全国五气气化值以寒气最高，风气次之，燥、湿、火较低。然此仅为天时之情，而五方地势不同，复能左右五气气化。

表 2 2019 年 11 月 20 日至 2021 年 1 月 20 日天时五气气化值变化态势

天时五气 气化值	11月 20日 至1月 20日	1月 20日 至3月 21日	3月 21日 至4月 3日	4月 3日 至5月 21日	5月 21日 至6月 14日	6月 14日 至7月 21日	7月 21日 至8月 27日	8月 27日 至9月 20日	9月 20日 至11 月8日	11月 8日 至11月 21日	11月 21日 至1月 20日
风气 （内应肝）	58	60	53	49	51	46	39	31	32	43	49
火气 （内应心）	36	53	60	65	66	60	47	44	42	36	29
湿气 （内应脾）	41	32	47	55	58	59	68	59	50	47	42
燥气 （内应肺）	43	44	39	31	30	37	56	63	64	59	55
寒气 （内应肾）	62	50	45	40	39	35	33	48	56	59	65

2. 方域气化

五方地势，气化各异。吾于西北燥证研究中，曾将全国 189 处气象站 26 项气候指标 30 年之平均值进行因子分析，从而得出全国 16 区域六气气化值分布数据，为方便比较，现将暑气以 6/4 配于火与湿之中，再将五气气化换算为相对值（见表 3）。表中显示，风化值以山东、京津华北、内蒙古宁夏三区为高；火化值以赣湘鄂华中、两广华南、南疆、河南中原四区为高；湿气值以两广华南、浙闽华东南、川渝西南、赣湘鄂华中四区为高；燥气值以南疆及西北各区为高；寒气值以东北、北疆两区为高。

表 3　全国 16 区方域五气气化值（相对全国平均值之百分比）分布比较

区域划分（16 区）	风气 气化值	火气 气化值	湿气 气化值	燥气 气化值	寒气 气化值
1 苏淮华东区	0.54	1.18	1.24	0.50	0.40
2 赣湘鄂华中区	0.43	1.31	1.33	0.35	0.31
3 京津华北区	0.66	1.02	0.96	0.97	0.51
4 山东区	0.77	1.10	1.02	0.85	0.34
5 秦晋中西北区	0.43	0.89	0.91	1.12	0.41
6 浙闽华东南区	0.50	1.31	1.42	0.17	0.17
7 两广华南区	0.46	1.40	1.49	0.15	0.15
8 云贵川西南区	0.46	1.05	1.22	0.65	0.29
9 河南中原区	0.57	1.23	1.14	0.71	0.49
10 川渝西南区	0.37	1.06	1.36	0.20	0.15
11 东北区	0.59	0.55	0.89	0.84	1.43
12 内蒙古宁夏区	0.62	0.60	0.60	1.74	0.80
13 青藏区	0.48	0.41	0.63	1.78	0.80
14 甘肃区	0.47	0.83	0.68	1.82	0.40
15 北疆区	0.58	0.77	0.67	1.63	1.27
16 南疆区	0.58	1.29	0.44	2.55	0.54

注：表中数值为各区五气气化值除以全国平均值所得之商。

疾病发生，既假天时之变，又借方域之势。为同时考察两者气化，特将表 2 之全国五气气化值乘以赣湘鄂华中区方域气化相对值所得之积，列具表4。可见，该方域已亥岁末以湿气为多，其次为火，再次为风，燥、寒偏少。

表4 2019年11月20日至2021年1月20日赣湘鄂华中方域五行气化值变化态势

天时五气 气化值	11月 20日 至1月 20日	1月 20日 至3月 21日	3月 21日 至4月 3日	4月 3日 至5月 21日	5月 21日 至6月 14日	6月 14日 至7月 21日	7月 21日 至8月 27日	8月 27日 至9月 20日	9月 20日 至11 月8日	11月 8日 至11月 21日	11月 21日 至1月 20日
风气 （内应肝）	25	26	23	21	22	20	17	13	14	18	21
火气 （内应心）	47	69	79	85	86	79	62	58	55	47	38
湿气 （内应脾）	55	43	63	73	77	78	90	78	67	63	56
燥气 （内应肺）	15	15	14	11	11	13	20	22	22	21	19
寒气 （内应肾）	19	16	14	12	12	11	10	15	17	18	20

3. 民病状况

依据天时方域气化，以分析民病之情，可为疾病发生提供参考。以天时而论，已亥之岁，卑监之纪，风寒并兴，民病飨泄寒中，气客于脾，食少失味，留满否塞。上半岁风燥火热，胜复更作，热病行于上，风病行于下，风燥胜复行于中。下半岁火淫所胜，民病注泄赤白，少腹痛溺赤。终之气，畏火司令，阳乃大化，人乃舒，其病温厉。庚子之岁，坚成之纪，燥气流行，肝木受邪，其经手太阴阳明，其脏肺肝，民病胁痛烦冤、喘咳逆气，喘喝胸凭仰息，病咳，邪伤肺。上半岁水火寒热持于气交而为病，热病生于上，清病生于下，寒热凌犯而争于中，民病咳喘，衄嚏目疡，心痛腰痛。下半岁燥淫所胜，民病喜呕，善太息，心胁痛，嗌干。初之气，燥将去，寒乃始，民病关节禁锢，腰椎痛，中外疮疡。

再从方域分析，武汉所在地区多火、多湿，易发湿热之病。至冬春之时，其地当以冬温、春温、湿温为多发。综合天时方域气化，则武汉于已亥岁末，发病当责温热为主，又兼湿邪与风邪；所犯脏腑，则肺当其首，次则脾胃与肝。

二、病毒态势

中医所持理法，不外辨证论治也。辨证何凭？盖疾病证候，与夫天时地域、人体人事也。天地气化之情已知，再察人体体质、疾病表征，则斯疫病毒之貌，殆可状之矣。既而其伤人之况、变化之势，亦可知焉。

1. 疫气本质

此新型冠状病毒感染，从空气而扩散传播，以全身无力、发热不甚、咳嗽气短、呼吸困难为主，尚多见胸闷脘痞、纳呆食少等，个别患者有腹泻，而无上呼吸道感染常见之鼻塞、流涕、喷嚏等症状。据以辨证，当为风温夹湿之疫疬。疫，言其传染之众广；疬，言其情势之重笃也。

何以辨之？盖其传自呼吸之气，受于肺脏，知为风邪无疑；其发热，正邪交争，风温本性使然；而咳嗽、喘息、胸闷，风温伤肺，宣肃失司也；因夹湿邪，故发热不甚；而乏力身重、胸闷脘胀纳少，则湿伤脾也。既发热不甚，得勿寒疫？既胸脘满闷，得勿湿温？俱非也。盖寒疫必畏寒，所伤多在脾肾，今无此情；同时，寒邪最易伤人肌表，袭人肺系（上呼吸道），此病无恶寒、身痛，无鼻塞、喷嚏、清涕，未见肌表肺系之伤，故知非寒也。湿温伤在中焦，脾胃患病，今病以伤肺体为主，知非湿温，第夹湿而已。

既为风温夹湿之疫疬，何独发于其时？殆以己亥乃风、湿、火交争之岁，《素问·六元正纪大论》述己亥岁终之气，"其病温厉"，则风温湿毒，发当其时也。

2. 易感倾向

就方域而言，风温夹湿之疫疬，江西、湖南、湖北等地为易感好发之地。推而广之，气化相近之地，如广东、广西、浙江、福建、江苏等省，其感染发病，仍为较易之处。相反，新疆等西北各省，寒而多燥，气化异于赣湘鄂区，其染邪之机，发病之势，想必较少较弱于其他各地。

从人体素质而论，据媒体发布，该病病例多为中老年人、肥胖之人，或有基础病患者。从中医理论着眼，此番疫疬，身兼风、温、湿三邪之性，其袭人也，最易害肺，次伤脾胃，并累及肝。其间又有虚实显隐之异，缓急间甚之情。若体魄强健，五脏安和，不易感染；即令感染，亦难发病；倘或发病，亦必轻浅，所谓正气存内，邪不可干也。若肺气虚弱之人，则易感易发，发则易成风温类似证候；又其脾肺两虚之人，亦好发病，发则成风温夹湿类证候；脾虚湿盛者，亦多患病，发则成湿温类证候。肝气郁滞之人，发病仍易，以其木不及，既无力疏泄于脾，又为肺金所乘，肺气无制，发病则成风温兼湿化燥之证；肝火素胜之人，发病亦易，以其木太过，制其所胜而侮所不胜，木火刑金，强势乘脾，发病则成湿温郁火之证。至于病至深重，则逆传心包，动风动血，穷必及肾，危害生命者，亦疫疠之常有也。

然则不同方域，气化各异，发病容有多寡；同一方域，体况参差，发病不一其证。虽然，内中又见别情焉。各方民众，久居其地，业已适宜当地气化，故西北之人，抗寒抗燥力强，东南之人，耐热耐湿力胜。

3. 疫情预测

今据天时方域气化状况，粗略估计其传染起伏态势。从表1可见，庚子岁太商同正商，属金运平气，审平之纪，五化宣明，全岁清凉燥肃，其于风温夹湿之邪，当有抑制；然本岁肺气用事，又复易受邪伤，其病多咳。上半岁少阴君火司天，其化以热，有助于风温之邪，疫情不易控制；下半岁阳明燥金在泉，其化燥凉，燥胜风，凉制温，则能抑制风温疫情。

再从客主运季气时以观，自1月20日交初运初气，至3月21日之前为初之气，太商临少角而克之，寒水临风木而相生，此时风遇燥制，火为水折，故风温之邪有所抑敛。二之气，风木临君火，少羽临太徵，一水不敌两火，风火盛行，疫病或借势而漫延。三之气，君火临相火，太角临少宫，二火湿风主政，俱宜于风温夹湿之疫。四之气，主客双土，三运未竟，湿土政行，风火少退，风温之邪当有收敛。五之气，相火临燥金，少徵临太商，火虽克金，而燥金得在泉之势，尚可与火抗争，而风与湿不行，故本季之内，疫情可望大挫。至终之气，燥金临寒水，太宫临少羽，金水相生，而无火风，其风温邪毒，无从依凭，只一湿土，不足成疫矣。参以表2，风火湿之气化值，于上半岁均在较高水平，而燥寒二气，却呈下降之势，当知上半岁欲图疫疠自行减灭也固难。下半岁则恰相反，风火湿三气，气化渐次降低，而燥寒二气，气化逐步升高，故疫疠大有自行消亡之势。

必须指出，从五运六气预测天时民病，仅为古代医家之尝试，其程式并非固定教条。故《素问·至真要大论》曰："时有定纪，而气无必也。"明言天时变化无常，其出乎预料、难以预测者，往往而多。

三、防治方药

西医学既已建立系统防护措施，定能有效控制疫情。故中医之防治，当以出具预防与治疗方药为本，以增强民众体魄，缩小发病人群，减轻患者病情，挽救患者生命，降低疫疠伤害。

1. 预防方药

治法：益气健脾，利肺养阴。

方药 1：生黄芪 15 克，西洋参（打碎同煎）8 克，炒白术 15 克，红景天 8 克，桑叶 10 克，薄荷（后下）10 克，麦冬 18 克，五味子 6 克。水煎服，隔日 1 剂。

方药 2：西洋参 3 克，麦冬 6 克，茯苓 6 克，桑叶 6 克，银花 3 克，大枣（掰开）2 枚。将前 5 药打碎成粗末，与枣块合为一处，开水冲泡，代茶频饮，日 1 剂。

按：作饮剂代茶，旨在方便久用频服，不致厌恶。故其方药组成，不唯以扣合治法为准，尤必顾及口味，当选择甘淡微苦、清润和平之品，不宜使用味浓气异者。

2. 初期方药

风温夹湿犯肺者：表现为发热不扬，干咳气短，乏力身重，胸闷脘痞，或见干呕恶心，大便溏泻。舌淡红，苔白腻，脉细或濡。

治法：宣肺清热，运脾化浊。

方药：桑叶 10 克，苏叶 10 克，炙麻黄 10 克，黄芩 12 克，桔梗 10 克，前胡 12 克，法半夏 10 克，炒白术 20 克，厚朴 18 克，苍术 12 克。水煎服，日 1 剂。

3.中期方药

风温湿毒壅肺者：表现为发热咳嗽，喘息气短，脘痞胸闷，身困肢重。舌红，苔黄腻，脉滑数。

治法：宣肺平喘，清热化湿。

方药：炙麻黄15克，紫苏子30克，白芥子18克，葶苈子15克，生石膏40克，黄芩15克，鱼腥草30克，款冬花15克，伊贝母15克，厚朴20克，法半夏12克。水煎服，日1剂。

风温湿毒壅肺滞肠者：表现为咳嗽气喘，痰黄稠浊，胸闷腹胀，大便秘结。舌红，苔黄，中根腻厚，脉滑而数。

治法：清热化浊，宣肺通腑。

方药：生石膏30克，炙麻黄12克，黄芩15克，鱼腥草30克，紫苏子30克，葶苈子15克，前胡15克，制大黄（后下）10克，厚朴30克，藿香12克，伊贝母15克。水煎服，日1剂。

按：常法以承气汤通便，皆用生大黄，而吾则专用制大黄。盖以生者力猛势急，锱铢之变，动辄大殊其效，用量不易掌握；而制者效力缓和，量效变化范围较宽，便于适度调整。

4.重症期方药

肺衰腑实热入心包者：表现为身热不退，气短息促，气喘憋闷，躁烦不宁，神昏谵语，便秘腹硬。舌暗红，苔黄燥干，脉细数而滑。

治法：清心肃肺，攻下腑实。

方药：制大黄（后下）12克，炙麻黄15克，紫苏子30克，葶苈子15克，前胡15克，厚朴30克，鱼腥草30克。水煎服。同时服安宫牛黄丸，得便通神清即停服。

内闭外脱者：表现为身热不退，喘息气短，神志昏愦，倦怠嗜卧，汗出肢冷。舌暗红，苔腻而燥，脉细无力。

治法：清心开窍，补气固脱。

方药：生晒参（打碎）15克，制附子（先煎）10克，西洋参（打碎）30克，麦冬30克，五味子12克，檀香（后下）10克，薄荷（后下）10克。水煎服，日 1~2 剂。并服安宫牛黄丸，服药时间以神志清醒为度。

5.恢复期方药

余邪未尽肺胃阴伤者：表现为身热不甚，干咳痰少，气短懒言，倦怠乏力，纳呆食少，痞满胸闷。舌淡齿印，苔白微腻，脉细而软。

治法：清热生津，益肺和中。

方药：西洋参（打碎）20 克，沙参 15 克，麦冬 15 克，五味子 10 克，桑叶 12 克，法半夏 10 克，生白术 20 克，厚朴 12 克，枳壳 10 克，茯苓 20 克，砂仁 8 克。水煎服，日 1 剂。

从运气而明天时，据方域而察气化，辨证候以识病性，定疫疠为风温夹湿。责其易感易发之情，故知初发于己亥岁末，天时使然也。推测预后，今年岁半之前，疫情正烈；岁半而过，当衰减而泯灭。此吾一家之言也，容有与同仁相悖处，企望斧正。所出防治方药，或能得医家青睐而惠及民众，则不胜欣慰。

新型冠状病毒肺炎中医防治策略与方药筛选

面对此次新型冠状病毒肺炎疫情，中医同仁踊跃参与，或直临前线，或献谋划策，或出具方药，俱各量其能而尽其力。吾忝为中医，未尝坐视。倾者甫撰一文，运用五运六气推演天时气化与全国 16 方域气化，判断疫病性质与疫情趋势，拟定防治方药。而旬日之间，国内流传中医防治方案信息陡增，足见业内志士拳拳之心。诸多方案，各显特色，皆具优势，然吾觉或有未臻完善之处：其一，辨识病名不一，有称疫病，有称寒疫，有称湿温，有称疫毒者；而所认病邪属性亦不相同，有责之寒湿，有责之湿热，有责之温热，又有责之风温、风燥者，故而治疗方案亦饶参差。头绪既多，则选择必难而运用非易。其二，治法用药尚止于寻常辨证论治模式之内，有斯证而用斯药，未能据疫情之烈、传变之速而开启新路。有鉴于此，吾甘冒不韪之名，无揣浅陋，愿为中医防治新型冠状病毒肺炎提出策略，筛选方药，以便坚定信念，承古辟今，把握纲领，调适治疗。

一、防治策略

防治策略，即运用治法方药之计策谋略。其狭义者如寒者热之、虚者补之等；广义者如审证求因、标本缓急等；更广其义，则为纵观三才、系统观念等。本文仅就中医防治新型冠状病毒肺炎所涉问题，略述其应对策略。

1. 觉悟系统观念，莫囿于还原论

中医学理论每以不合西医解剖生理而屡遭争议，却又终因客观疗效显著而经久不衰。20 世纪 80 年代，诸多现代科学家开展中医研究，惊叹中医藏象理论与辨证论治，恰乃自发运用系统论观念，构建控制论"黑箱"模式之典则，其科学性毋庸置疑。因此，吾侪中医，务必了解系统论观念，自觉运用控制论"黑箱"理论，以提升辨证论治水平，自信自强，勿为还原论观念束缚与误导。

2. 唯从审证求因，勿虑病毒形貌

中医病因学奉行"审证求因"，可视为病因"黑箱"。无须打开直观箱内病因体貌，只需于箱外审察天、地、人、病四者之情，从而辨识之，便可认定其病因特性。寻常疾病，受天、地、人三才影响本小，多可忽略不计，只从患者脉症辨识尚可；若瘟疫之疾，发自天地气化之变异，与夫人世生态之乖常，倘非详天时而察地化，知人事而辨病症，参合审察，则莫之能识也！今新型冠状病毒肺炎，乃疫病无疑，是以当从三才与病情四者中审其证以明其因。

天时若何？新型冠状病毒肺炎发于己亥岁末。从运气理法而知，己亥之岁，全年气化固多乘侮胜复之变异，而终运终气复有主以胜客之两逆，是则岁末之变乱尤烈。故《素问·气交变大论》谓该时"其病温疠"。当时气化由大而小依次为湿、火、风、寒、燥。其中燥气最弱，难成燥疫；而寒气次弱，且寒为冬令正气，非疫疠所因，亦难成疫。故推测此疫乃假湿、火、风三气之淫邪而发，故具三邪之性。

人事又复何情？此新型冠状病毒，从空气扩散传播，以乏力、发热、咳嗽、气短、喘息、胸闷、脘痞、食少、腹泻为症，而无恶寒、鼻塞、流涕、喷嚏等表现。据以辨证，当为风温夹湿。恰与气化所宜发之邪属性相符。合以观之，则此新型冠状病毒乃风温夹湿之疫疬，殆无所疑矣。

然则唯从审证求因，不计病毒状貌，其于疫情之防控，意义安在？在于知其特性，便可据以施治也。较之虽识其貌而不晓其性，必待尽知后方可言治者，其优劣判然可辨也。或以治非针对病毒，药非抑毒特效见责，亦乃坚挺还原论者之故技也。夫疫疬之发，驹隙而变，时岂我待？及早施治，尤为关要。能于疫情初萌之际，即行治疗，虽非特效，亦足可减轻病害，抑制炎灼蔓延；较之坐待特效药物制成，已然疫如决堤泛洪者，其高下不啻霄壤欤！不唯如此，审证求因又何止辨识病初之因，举凡病中之变异，病邪之兼夹，脏腑之虚实，无非可审可求之因，皆能辨证而治之，即便效非特异，初始病毒未灭，亦已溃其援兵而断其粮道，令彼孤立无助，苟延残喘，再无传染之力，终遭歼绝矣。

3. 发于传变机先，未必证治切对

《素问·至真要大论》曰："谨候气宜，无失病机。"又曰："审察病机，无失气宜。"此乃言医家务必占候气化所变，审察病机所征，以知其相应与否，勿令相失而延误也。又曰："谨守病机，各司其属，有者求之，无者求之。"则言由外之见证而揣内之病机，不唯求之于有，尤必求之于无，防患于未然，即《缪松心医案》所谓"发于机先"者也。窃思仲景《伤寒论》，累世奉为圭臬而后难企及者，盖其方治辄能先于六经传变之机也。检点论中语句，其以"欲"字提示疾证传变趋势者凡百余条，乃知仲景辨证，不止着眼于既成已显之证，犹且预见将成未显之证；至其论治，则歼除既成，断绝未成，先于病机传变而药之，故其获效也，必若桴鼓之应。今于新型冠状病毒肺炎防治，所当遵循仲景发于传变机先之旨焉。

未虚先补，平调肺脾，此未病先防策略也。卑见以为，预防新型冠状病毒肺炎，因乃风温夹湿之疫，最易损伤肺脾，防之当以扶正为本，以平正温和之法进补，不加祛邪或稍佐祛邪。或疑未虚而补，得勿有犯实实之戒乎？所疑不妄，然可凭选药之审慎、阴阳之并用，及夫酌加佐制而规避也。

倚重清邪，培土生金，此初病防变策略也。发病初期，现证风温夹湿犯肺，固宜宣肺清热、运脾化浊；然需虑及湿热旋即成毒而重伤肺体，又当加重清热解毒，并行补气益肺。而此时肺内已然风火焰灼，痰湿阻滞，乌能补之？法相左矣。故当启用旁治法。周学海在《读医随笔》中曰："如肺气虚，而又有风热或痰饮等实邪，此宜补脾而攻肺，不得补肺与攻肺异用也。"今依此论，不补肺而补脾，培土以生金，使攻与补异处而行，两无相悖。

病至中期，当以清肃宣达，兼益心神为策略，此实证防虚也；至重症期，当以救危扶正，清通祛邪为策略，此正邪两顾也；至恢复期，当以颐养肺胃，肃清余邪为策略，此缓则治本也。总之，无论处于何期何段，所当斟酌者，扶正与祛邪孰轻孰重之权衡耳，不宜就证施治，其证外之情，欲动之机，尤必审慎耶。譬如证见阳明腑实，承气汤固当用之，然于新型冠状病毒肺炎患者，知其极易转虚，则须预加人参、西洋参、当归，可用黄龙汤法。医于此方，必待腑结已实，复见气血之虚，方才选用。吾治便秘，动辄用之，内中不乏纯实弗虚者，却从无偾事。当知制方者恐承气诸药劫夺气血，预设参、归以抵挡之，乃治从先机之虑也。

二、方药筛选

既已为新型冠状病毒肺炎拟定防治策略，则当据以确立治法，选择方药。其实，国内已有数十种方案发布，内中治法大端略同，稍事左右，便可制订本地适宜治法，兹不详述。然于用药，诸方案出入较大，令学习运用者疲于选择。今欲借助方剂计量学方法，先捡取古代相关治法方药，略加分析，作为目前用药之借鉴，然后将国家中医药管理局与各省防治方案所载方药加以统计分析，比较各地异同，以便提出相应建议。

1.古代相关治法方药分析

新型冠状病毒肺炎由风温夹湿疫疠犯肺致病，以肺热郁火、湿痰壅滞、肺脾两伤为主证，故其治法应以补肺、清肺、除湿、补脾四者最为关要。不妨就此四法而求教于先贤，乃检索电子版《中华医典》，从中选出中药处方之以四法为名者，凡226首，统计其用药频数序列（见表5），并引入方剂计量学所立常用药甄选方法，取其判别式（1）（2），测定4法所辖处方之常用药：

$$\frac{1}{W}\sum_{i=1}^{e}x_i \geq 0.70 \tag{1}$$

$$\frac{1}{W}\sum_{i=1}^{e-1}x_i < 0.70 \tag{2}$$

由表可知，4项治法之常用药，补肺法内，其频次以人参、五味子、桑白皮、甘草、紫菀居多；清肺法以甘草、桑白皮、麦冬、黄芩、桔梗、知母居多；除湿法以甘草、苍术、白术、防风、泽泻、茯苓居多；补脾法以甘草、白术、人参、陈皮、干姜、附子居多。为学习古代医家以四法为本之组方用药规律，采用方剂计量学预制药组萃取法，将四组常用药加以聚类分析。其中补肺法聚类具附图（见图1），其余三图从略。由图可见，补肺法之常用药含有药对1组：黄芪-熟地；3味药药组2组：杏仁-阿胶-甘草，麦冬-肉桂-大枣；4味药药组3组：人参-紫菀-桑白皮-五味子，干姜-白术-陈皮-茯苓，白石英-钟乳石-粳米-款冬花。

表5　古代医家4项治法所辖处方用药频数序列

补肺		清肺		除湿		补脾	
人参	干姜	甘草	五味子	甘草	人参	甘草	神曲
五味子	熟地黄	桑白皮	白芍	苍术	半夏	白术	生姜
桑白皮	钟乳石	麦冬	连翘	白术	厚朴	人参	柴胡
甘草	白术	黄芩	前胡	陈皮	黄芩	陈皮	当归
麦冬	陈皮	桔梗	生姜	防风	大枣	干姜	黄连
紫菀	粳米	知母	半夏	泽泻	黄连	附子	羌活
肉桂	马兜铃	贝母	薄荷	茯苓	赤茯苓	厚朴	升麻
大枣	糯米	茯苓	地骨皮	柴胡	黄芪	茯苓	白芍
杏仁	当归	人参	枳壳	升麻	生地黄	黄芪	荜茇
黄芪	白芍	杏仁	乌梅	神曲	肉桂	丁香	苍术
款冬花	牛蒡子	生地黄	玄参	猪苓	知母	大枣	草果
茯苓	山药	当归	防风	白芍	地骨皮	麦芽	豆蔻

续表

补肺		清肺		除湿		补脾	
生姜	半夏	**陈皮**	荆芥	**生姜**	红花	**肉桂**	黄芩
阿胶	麻黄	**黄连**	阿胶	**当归**	藿香	**诃子**	青皮
白石英	苏子	**栀子**	白术	**羌活**	威灵仙	**木香**	砂仁
共49方，用药87味 **常用药18味**		共70方，用药192味 **常用药23味**		共75方，用药125味 **常用药21味**		共32方，用药80味 **常用药17味**	

注：表中以黑体字标识者为各类药之常用药。

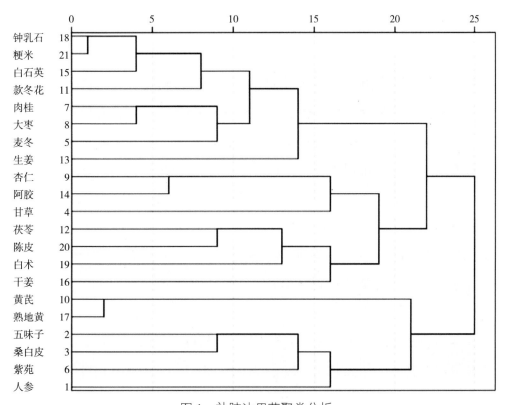

图1　补肺法用药聚类分析

同理，可提取其余三法常用药之药组。清肺法，药对4组：玄参 - 薄荷，人参 - 五味子，半夏 - 生姜，茯苓 - 陈皮；3味药药组3组：黄连 - 黄芩 - 栀子，荆芥 - 防风 - 连翘，前胡 - 桔梗 - 枳壳；4味药药组1组：当归 - 生地黄 - 白芍 - 麦冬；6味药药组1组：川贝母 - 知母 - 地骨皮 - 杏仁 - 桑白皮 - 甘草。除湿法，药对1组：黄连 - 黄芩；3味药药组5组：白芍 - 当归 - 黄芪，人参 - 生地黄 - 赤茯苓，羌活 - 防风 - 苍术，泽泻 - 猪苓 - 神曲，半夏 -

生姜 – 大枣；4 味药药组 2 组：白术 – 茯苓 – 厚朴 – 肉桂，升麻 – 柴胡 – 陈皮 – 甘草。补脾法，1 味药药组 1 组：茯苓；药对 1 组：生姜 – 大枣；3 味药药组 3 组：当归 – 柯子 – 木香，附子 – 肉桂 – 丁香，厚朴 – 麦芽 – 神曲；5 味药药组 2 组：人参 – 白术 – 陈皮 – 干姜 – 甘草，黄芪 – 羌活 – 黄连 – 升麻 – 柴胡。

　　上述药组，可供拟定新型冠状病毒肺炎防治方药时参考选用。今就何以从中仿效其组方用药法则，略陈管见。先贤补肺，总以人参、五味子、桑白皮、紫菀为引领，运用殊多，提示其气阴两顾、苦辛甘酸并行也。何以如此？盖遵经旨耳。《素问·至真要大论》中有"肺苦气上逆，急食苦以泄之"，肺病者"其泻以辛，其补以酸"，"肺欲收，急食酸以收之"等论述。此用五味子酸苦，桑白皮、紫菀苦辛之据也。其又曰："脾欲缓，急食甘以援之，用苦泻之，甘补之。"人参味甘而微苦，补脾不腻之良品也。其用人参，非直补肺，培土以生金，健母以养子耳。而培土又不止于此，尚用干姜、白术、陈皮、茯苓、粳米；益气未单用参，尚有黄芪、大枣、甘草；用补亦非止于气，尚有熟地黄、麦冬、阿胶养阴，肉桂、白石英、钟乳石助阳，内中又寓金水相生、平抑胜复之意。足见古人运方用药，心思阔宏，补气养阴为补肺，宣肃其气亦乃补肺，是则补为补，泻亦为补，犹宝刀入荆卿手，运法无穷欤！

　　再察其清肺法，以桑白皮、麦冬、黄芩、桔梗、知母、黄连、连翘等泻肺清热养阴者为引领，而用前胡、枳壳、桔梗、杏仁、薄荷等宣肃肺气为辅，更用生地黄、玄参、当归、人参、五味子养阴益气，半夏、陈皮、茯苓、生姜健脾和中，护持防伤，是则清中兼疏兼降兼散，有补有敛有和，非堆砌清热药者也。

　　次观其除湿法，以苍术、白术、防风、泽泻、茯苓等燥湿健脾利湿者为引领，而用半夏、陈皮、生姜、大枣、甘草等辅之者，健脾和中即所以除湿也；而佐用羌活、防风疏风，黄芩、黄连清热者，令湿浊勿得与风火合邪也；又用升麻、柴胡、厚朴者，使脾胃升降有常，湿邪无从再生也；至于启用当归、白芍、黄芪者，唯恐辛散药耗伤气血，预设以补耳。

复顾其补脾法，以人参、白术、陈皮、生姜、茯苓、甘草等益气健脾化湿者为引领，而用肉桂、附子佐之，补元阳以助中阳，肾水自制，俾无侮土也；复用升麻、柴胡举脾阳，丁香、厚朴降胃气，黄连清或生之火，柯子收欲失之津，当归充既损阴血，俱乃先贤运法之妙焉。

2. 新型冠状病毒肺炎防治方药分析

根据《国家中医药管理局新型冠状病毒肺炎防治方案（试行第5版）》所载治疗方药，及各省相应方药共11组，依照初期、中期、重症期、恢复期等4类分别统计其用药频数序列（见表6）。依然采用判别式（1）（2）测定4期方药之常用药。

表6 全国11组新型冠状病毒肺炎防治方药用药频数分类统计

初	期	中	期	重症期		恢复期	
杏仁	金银花	麻黄	桑白皮	大黄	浙贝母	麦冬	西洋参
麻黄	生姜	杏仁	桃仁	石膏	知母	甘草	杏仁
厚朴	白术	黄芩	郁金	甘草	苍术	茯苓	薏苡仁
连翘	薄荷	石膏	柴胡	麻黄	丹参	半夏	玉竹
甘草	柴胡	甘草	陈皮	杏仁	金银花	陈皮	炙黄芪
苍术	法半夏	连翘	厚朴	葶苈子	制附子	党参	竹叶
草果	荆芥	苍术	滑石	赤芍	白茅根	砂仁	白参
黄芩	羌活	金银花	姜黄	瓜蒌	蚕沙	太子参	苍术
藿香	生石膏	葶苈子	僵蚕	桃仁	蝉蜕	白术	蝉蜕
桔梗	白扁豆	浙贝母	芦根	人参	炒栀子	白扁豆	炒谷芽
薏苡仁	川芎	大黄	牡丹皮	山茱萸	川芎	炒麦芽	赤芍
槟榔	防风	槟榔	牛蒡子	水牛角	大青叶	淡竹叶	人枣
茯苓	建曲	草果	生地黄	地龙	胆南星	地骨皮	冬瓜仁
豆蔻	焦山楂	蝉蜕	石菖蒲	黄芩	豆蔻	藿香	桂枝
芦根	前胡	赤芍	玄参	连翘	瓜蒌皮	桑叶	花粉
牛蒡子	桑白皮	茯苓	重楼	芦根	贯众	沙参	黄连
蝉蜕	苏叶	瓜蒌	白术	麻黄	厚朴	神曲	桔梗

续表

初　期		中　期		重症期		恢复期	
陈皮	通草	**藿香**	薄荷	**麦冬**	滑石	**石膏**	橘红
共 63 味 **常用药 24 味**		共 57 味 **常用药 19 味**		共 62 味 **常用药 24 味**		共 59 味 **常用药 27 味**	

注：表中以黑体字标识者为各类药之常用药。

由表中可见，初期常用药以杏仁、麻黄、厚朴、连翘、甘草、苍术、草果等药为多，主要治法为宣肃肺气、清热化湿、解毒避秽，其中包括三拗汤、银翘散、三仁汤、达原饮、二陈汤、藿朴夏苓汤等方之主体药物；中期以麻黄、杏仁、黄芩、石膏、甘草、连翘、苍术等药为多，主要治法为清宣肺热、清热解毒、除湿化痰，其中包括麻杏石甘汤、苍术白虎汤、宣白承气汤、葶苈大枣泻肺汤、泻心汤、银翘散等方之主体药物；重症期以大黄、石膏、甘草、麻黄、杏仁、葶苈子、赤芍等药为多，主要治法为清泻肺肠，兼清血分、补气养阴，其中包括泻心汤、麻杏石甘汤、葶苈大枣泻肺汤、参附汤、苍术白虎汤等方之主体药物；恢复期以麦冬、甘草、茯苓、半夏、陈皮、党参、砂仁等药为多，主要治法为养阴益肺、燥湿化痰、健脾和中，其中包括沙参麦门冬汤、二陈汤、参苓白术散、竹叶石膏汤等方之主体药物。

我国方域辽阔，寒暑悬殊乎南北，风燥多寡于西东，同时之五化，固有不同，治疾用药，当因地而异。为察看各地新型冠状病毒肺炎防治方药之方域差别，能否体现异法方宜之情，特统计全国 11 组方药用药范围两两间之差异系数，用下式定义并计算：

$$S_{ij} = 1 - \frac{2a}{2a+b+c} \qquad （3）$$

将计算结果以矩阵形式列于表 7。由表可见，差异系数最大者为贵州与国家中医药管理局（表中简称"中管局"），较大者依次为贵州与上海、贵州与北京、贵州与广东等，提示其用药差异大，接近程度低；相反，差异系数最小者为云南与甘肃，较小者依次为上海与国家中医药管理局、云南与江西、云南与吉林、江西与吉林、甘肃与吉林，提示其间差异小，接近程度高。综合以观，各地间之亲疏关系，似不曾显现东别于西、北异于南之趋势。可见，医家多半以自身经验与临床辨证为依据，较少注重方域所宜，好在其影响较小，或无妨于疗效。

表 7　全国 11 组新型冠状病毒肺炎防治方药两两间之差异系数比较

方源	中管局	北京	上海	广东	陕西	甘肃	江西	吉林	黑龙江	四川	贵州	云南
中管局		0.66	0.26	0.59	0.59	0.48	0.53	0.42	0.61	0.56	0.85	0.50
北京			0.64	0.60	0.63	0.53	0.61	0.59	0.49	0.58	0.71	0.55
上海	b			0.52	0.58	0.57	0.65	0.46	0.63	0.53	0.74	0.59
广东					0.52	0.60	0.65	0.45	0.52	0.50	0.71	0.61
陕西						0.60	0.51	0.52	0.50	0.46	0.64	0.59
甘肃							0.42	0.36	0.59	0.45	0.65	0.19
江西			5			g		0.33	0.57	0.48	0.62	0.30
吉林	f					e	d		0.55	0.44	0.67	0.33
黑龙江										0.39	0.61	0.61
四川						h		h			0.51	0.40
贵州	1	3	2	3		5		4				0.56
云南						a	c	d		f		

注：表内对角线右上方数值为差异系数，左下方为亲疏程度评价：大于 0.65 为远，0.45~0.64 为中，小于 0.45 为近。远者用 1、2、3 等标示其次第，近者用 a、b、c 等标示其次第。

三、疏方建言

学习各地方药，确乎反映诸多中医学家正竭力施为，所出具方案，辨证精准，运方妥切，用药允当，信能获得显著疗效。然从论治策略审视，仍愿借镜古人，略述拙见。

兹次防治方药，总体而言，似嫌清法稍欠，补气力小，故宜加大或增加两类药比重。如清法可于制大黄、黄芩、黄连、栀子、桑叶、桑白皮、金银花、连翘、蒲公英、鱼腥草等药中选加或增量；补气则可于红参、糖参、生晒参、党参、西洋参、白术、红景天等药中选加或增量。其中制大黄，气血两清，肺肠同治，先煎、同煎、后下，可因病而改易；小量、常量、大剂，能随证以增损，真"将军"也。

至于各期用药，初期时，建议未虚先补，早用人参、白术、西洋参、麦冬、五味子，或选用人参－紫菀－桑白皮－五味子、人参－五味子、人参－生地黄－赤茯苓等药组，以保肺脾而护气阴，杜其损伤。莫嫌五味子收敛，恐其留邪，有仲景小青龙汤，姜细味散敛同用之义，放胆施之何妨！亦莫嫌诸参过补，虑其助邪，要知古方驱邪，兼用人参护正者，如白虎加人参汤、竹叶石膏汤、黄龙汤等，比比是也，又何疑焉！上文分析亦见，补脾与补肺，俱用人参、白术、茯苓；而补肺与清肺，皆选人参、五味子。

中期方药，建议早用排闷宗阳、护持心气，可于清热宣肺化湿或清热宣肺通腑之下，选加旋覆花、丹参、紫苏子、白芥子、檀香、红景天、西洋参或诸人参等，既通肺气瘀结之滞，复断逆传心包之变。尚可据证选用黄连－黄芩－栀子、玄参－薄荷、人参－五味子、当归－生地黄－白芍－麦冬等药组。

重症期用药，若为肺衰腑实而热入心包，应以服安宫牛黄丸、至宝丹醒神开窍为主，同时尚宜饮饲汤剂，方中当重用人参，可人参、党参、西洋参三参并用，且剂量宜大。重用制大黄而分煎，令15克后下，以通腑开结，另30克先煎，以清热祛瘀。若为内闭外脱之证，则以服苏合香丸或安宫牛黄丸通窍开闭为主，同时亦宜饮饲汤剂，法取益气固脱，排闷宗阳，可用红参、党参、西洋参、制附片、旋覆花、丹参、石菖蒲、紫苏子、红景天、薄荷、檀香等药组方。恢复期用药，当用二陈汤与生脉饮以养阴益气、和中化湿，诸家多无例外，兹不赘言。

至于未病先防，尚有别识，容述梗概。谨以四句为则：预补可行，泻则非宜；益气养阴，肃肺和中。然又当因人而异，未病人群，殆可六分之，预治所宜不同。其一，身心强健壮实，从无任何疾苦者，无须治疗也；其二，身心尚允健康，然素常易感冒者，可与补肺健脾之治；其三，素有肺系病症，兼见胃肠疾患者，发作期量其病而辨证论治，缓解期则健脾益肺，佐以清宣肺系；其四，患有各类疾病，位非肺脾胃肠者，调补肺脾与治疗原病相参而用；其五，年事高过七旬者，补脾益肺，燮调二仪；其六，身胖肥硕超重者，则应补肺健脾，化痰祛湿。

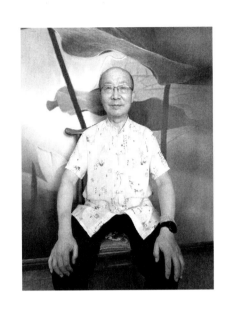

潜心制丸五十春
泛丸之妙在"适度"

杭州胡庆余堂中药文化传承人

丁光明

丁光明，男，1949 年生，浙江绍兴人，汉族，中国民主同盟成员，浙江省非物质文化遗产传承人，杭州胡庆余堂国药号有限公司制药顾问。1966 年进入杭州胡庆余堂工作，从学徒做起，拜师学艺，因刻苦学习，受到细料师父王利川，大料师父张永浩，大颗丸、微丸师父沈光禅的垂青，经过十年的刻苦学习，全部掌握了他们的业务专长，如制作神香苏合丸、安宫牛黄丸、大补全鹿丸、局方牛黄清心丸、小儿回春丸、六神丸、人参再造丸、精制猴枣散、珠黄散、锡类散、诸葛行军散、胡氏辟瘟丹、梅花点舌丹、局方黑锡丹、八宝红灵丹、局方紫雪丹、神犀丹、太乙紫金锭等。在工作中不断改革创新，参与了数十项改革，其中珍珠粉湿法粉碎及传统工艺的操作改革，解决了季节性生产的局限性；辟瘟丹剂型改革，解决了服用不便的困难；六神丸采用新的工艺配研，提高了粉细度，解决了圆整度、光洁度、大小不均匀的难题，并被评为"省优产品"；障翳散制作工艺的改革，解决了粒度不达标的问题，被杭州市总工会评为"丁光明针晶粉碎先进操作法"。1982 年被杭州市卫生局、杭州市食品药品监督管理局评为"优秀质量监督员"。1992 年与寿优芳合撰《辟瘟丹工艺改革初探》被收入《全国首届中成药学术论文集》，1992 年成为中药行业第一届技师，1997 年浙江省中医药管理局向其颁发"老药工荣誉证书"，2012 年至今其手工泛丸技艺被国际媒体、中央电视台、各大卫视及网站多次报道。

入堂念"戒欺"　终身心铭记

我于 1966 年进入胡庆余堂当学徒，当时年仅 17 岁，老师父领着我到胡庆余堂"戒欺"匾下，指着老匾深情地说："这是老祖宗留给我们的，自今天起，你可要牢牢记住啊！"说完，举起右手领我念了一遍。

"戒欺"匾文为胡雪岩于 1878 年亲手撰写，全文 102 字，字字珠玑，被奉为胡庆余堂"堂规"，即"凡百贸易，均着不得欺字，药业关系性命，尤为万不可欺。余存心济世，誓不以劣品弋取厚利，惟愿诸君心余之心。采办务真，修制务精，不至欺予以欺世人。是则造福冥冥，谓诸君之善为余谋也可，谓诸君之善自为谋也亦可。光绪四年戊寅四月雪记主人跋"。

"戒欺"匾悬挂于营业大厅的后面，即面对"耕心草堂"里的经理们和员工们每天上下班的必经之地，目的是提醒大家不要忘记经营宗旨。凡入胡庆余堂当学徒者，必先在"戒欺"匾下席地三拜，念背堂规，这是一百多年的传承，自此我便和做药结下了不解之缘，这 102 个字也成了我终身的座右铭。

制丸须用心　水粉要适度

我刚进厂时被分配到制药车间做打粉工作，这项工作很辛苦，技术含量不高，但我依然高兴地干着，不忙时就打扫卫生，老师父们都夸我勤快。大概是这个缘故，制丸组组长张永浩师父看中了我，一定要把我调到制丸组工作，可打粉组组长又不肯放人，二人为此还吵了一架，最后经张永浩师父找厂领导协调还是把我调入了制丸组。自此，便开始了我终身的制丸之路。

传统丸剂是药材细粉加适宜的黏合剂制成球形或类球形制剂，具有药效和缓，作用持久，善于治疗慢性病，缓和药物的毒性，减缓挥发性成分等作用。其按制法可分为泛制法和塑制法，按赋形剂可分为水丸、蜜丸、水蜜丸、糊丸、蜡丸和浓缩丸，赋形剂常根据中医临床的需要及方剂中中药的性质选用，各类丸剂及其常用赋形剂有水、黄酒、米醋、稀药汁、蜂蜜、水蜜、面糊、米糊和蜂蜡等。

自 2012 年起，我开始在胡庆余堂中药博物馆工作，主要从事手工泛丸的技艺表演。现将手工泛丸的全部过程及具有代表性的传统经典老药制作要点介绍如下。

手工泛丸是通过手臂结合腰力施于药匾之上，进行轻重缓急地晃动，将药物细粉进行层层包裹的制作过程。

1.用途

主要用于解表类、化湿类、理气类、消导类、清热类方剂的制丸。

2.特点

（1）以水性液体为黏合剂，服用后容易溶散，较蜜丸、水蜜丸、糊丸、蜡丸吸收快、起效快。

（2）药粉可分层泛入，把易挥发、有刺激性气味、性质不稳定的药物泛入中层，可掩盖药物的刺激性气味，保护芳香挥发性药物的有效成分。

3.主要工具

药匾、笺帚、竹筛、竹水勺、贝壳粉锹。

4.手工泛丸常用的赋形剂

（1）水：为水丸中应用最多的赋形剂。应选用蒸馏水、凉白开或矿泉水等。水本身无黏性，但能溶解药粉中的黏液质、淀粉、胶质等而产生黏性。凡临床上对赋形剂无特殊要求者，皆可用水泛丸，泛成后应根据丸剂要求干燥。

（2）酒：黄酒具有温通活血之功，故活血通络散寒类方药常以黄酒作为赋形剂泛丸。白酒与药粉混合后产生的黏性较水弱，故当用水泛丸药粉黏匾时，可用白酒做赋形剂。如制作六神丸用白酒做赋形剂可以减少黏性，提高成品率。白酒的含醇量一般为 30%~70%，可根据处方不同而适当选用。

（3）醋：能活血散瘀，行气止痛，在行气活血止痛的处方中常以醋作为赋形剂制丸。所用之醋为食用米醋。

（4）药汁：处方中某些药材体积过大或不易粉碎，可先煎成药汁，用作赋形剂泛丸，有利于减少服用剂量，且可保证疗效，亦便于泛丸操作。如处方中含大腹皮、丝瓜络等粗纤维、质地轻的药物，磁石、自然铜等质地坚实且含金属量大的药物，阿魏、儿茶、大枣、熟地黄、阿胶、龟甲胶、鹿角胶、芒硝、大青盐等在没有冷冻粉碎条件的医药机构均需取其煎汁或加水熔化后作为赋形剂加入丸剂。生姜、大葱、鲜青蒿等榨取汁液做赋形剂泛丸，有效成分含量大、疗效佳。乳汁、牛胆汁、鲜竹沥、熊胆汁等液体药物需要加适量凉白开进行稀释后再泛丸。

（5）水蜜：是泛制水蜜丸时两种赋形剂混合后形成的新的赋形剂。用水蜜泛制成的药丸称为水蜜丸，具有易携带、易吞服、易贮存的特点。水蜜配比约为1：（0.1~0.5），具体应根据药粉黏性而定。所用之蜜一般为炼蜜。起模时要用凉白开或矿泉水，否则会黏匾。模子增大至约2mm时改用低浓度水蜜，边泛边增加水蜜的浓度，成形后再用低溶度水蜜撞光。泛成后应根据需要适时干燥，以防霉变。

5.打粉

药粉的细度对泛丸质量的影响很大。打粉时需要注意以下三个方面的问题。

（1）烘干药材时要控制好温度和时间，以免因温度过高、时间过长造成芳香类药物成分破坏和花、叶、草类药物焦化。

（2）粉碎时应严格把控好粉细度，一般水泛丸的药粉应过80~100目筛，然后再过120~140目筛进行粗细分离，所分离出之细面用于盖面，这样泛出的丸粒表面细腻、光滑、圆整。

（3）处方中含伸筋草、千年健、益母草、大腹皮等粗纤维类药物较多时，打粉前应充分干燥，以保证药粉的细度，避免因药粉细度不达标而影响丸粒的圆整度、光滑度和药效。

6.泛丸姿势

药师两腿自然分开，站稳，双脚用力抓地，略微弯腰，双手握住药匾，进行顺时针或逆时针摇转。在泛制过程中，根据需要再进行全方位旋转、翻滚手法等操作。

7. 手工泛丸的一般工艺流程

（1）准备原料：不同水丸工序所用的药粉细度不同。起模所用药粉一般过 80~100 目筛，泛丸所用药粉一般过 80~100 目筛，盖面所用药粉一般过 120~140 目筛。需煎取药汁的药材按规定提取、浓缩。若处方中含各种胶类或各种糖类高的药物较多时，则需准备好 75% 酒精，操作时再根据需要稀释。

（2）起模：系指将药粉制成直径为 1mm 大小丸粒的操作，也称起母。这是制备丸粒基本母核的操作，为泛丸最关键的环节。模的形状直接影响丸剂的圆整度，起完模后应过筛选出大小、形状均匀的模子。每次起模的数量约为泛丸药粉总量的 10%。起模时应选用黏性适中的药粉。处方中如含草类药（如蒲公英、紫花地丁、马齿苋等）或各种花类药（如金银花、菊花、旋覆花、玫瑰花、厚朴花、代代花等）较多时，起模量则应比正常起模量增多约 5%，以免丸粒体积过大不易吞服或同样重量不易装瓶。在起模、成型、盖面等环节中用摔的手法较多些，这样会使丸粒更加结实。处方中含炭类药较多时，如泛制十灰丸，起模量则应比正常起模量增多约 12%，因炭类药泛出的药丸畸形率偏高。处方中含代赭石、生石膏、朱砂、雄黄、滑石等矿物类药或海蛤壳、牡蛎等动物甲壳类药较多时，起模量则应比正常起模量减少约 5%。处方中含龟甲胶、鹿角胶、白及、阿胶、枸杞子、饴糖、瓜蒌、大枣、生地黄、熟地黄、制黄精、玉竹、知母、天冬、麦冬、党参等及各种蜜制药较多时，起模时用适当含量的酒精做赋形剂可以降低黏性，以免黏匾，或将此类药烊化、煎汁作为赋形剂泛丸。

起模方法：粉末泛制起模法，即在药匾内刷少量水湿润，再撒布相对适量的药粉，摇转药匾，使药粉均匀地吸附在药匾上，然后用笀帚抖动地刷下黏附在药匾上的药粉，再摇转药匾，使其成为颗粒状，再刷少量的水湿润，再摇匾，如此反复循环多次，使颗粒状变为小圆球状。这时可适当加少量药粉，再摇动药匾使药粉均匀地吸附在模子上，再刷水，再摇动药匾使药丸均匀湿润，再加少量药粉，如此反复多次，模子逐渐增大，至直径为 1mm 左右的球形时，筛取出大小、形状均匀的丸粒为模子。这种方法起出的模较结实，但操作相对费力。

湿法制粒起模法，又名懒惰起模法，是将起模的药粉用凉白开或矿泉水拌匀、过筛取得颗粒状模粒，模粒再经药匾旋转摩擦，磨掉棱角成为大小、形状合格的模子。这种方法起出的模成型率高，大小较均匀，操作时相对省力。

（3）泛制：是指将筛选均匀的模子在药匾上反复转动，交替加水、加粉，使其逐渐增大至近成品的操作。泛制动作是揉抟撞翻交替进行，以增加丸粒的硬度和圆整度，直至成形。

操作注意：每次加水、加粉的量应适宜且要分布均匀，在泛制浓缩丸、糊丸、水蜜丸时，黏合剂的浓度应随着丸粒的增大而逐渐加大。在增大成形的过程中，注意保持适宜的揉抟撞翻动作，以使丸粒形成适宜的硬度和规则的圆整度，以丸粒坚实、致密、圆整为最佳状态。成形过程中产生的畸形丸粒、过大或过小的粒块均应筛出，随时用水调成糊状泛在丸上。处方中若含有刺激性、芳香性和特殊气味较大的药物时，应单独粉碎，泛于药丸中层，以避免挥发和刺激胃。伸筋草、千年健、益母草、大腹皮等粗纤维类药物黏性较差，处方中含此类药物较多时，应提前将处方中黏性较大的药物煎成药汁做赋形剂或用水蜜做赋形剂进行泛制。

（4）筛选：是指通过适宜的药筛选出圆整、大小一致的丸粒的操作。过小的重新泛大，过大的或畸形的可分离出来做适当处理。

（5）盖面：是指将筛出的合格丸粒继续在药匾内进行表面处理，目的是使丸粒表面致密、光洁、色泽一致。

常用方法：干粉盖面，即将筛选出的合格丸粒充分湿润，一次或分数次将备好的盖面药粉均匀撒在丸上，摇转至丸粒表面致密、光洁、色泽一致后取出，干燥。

清水盖面，即加清水以使丸粒充分湿润，然后在药匾内摇转至丸粒表面致密、光洁、色泽一致后立即取出，干燥。

清浆盖面，即用药粉或畸形丸粒加水制成的药液为清浆，洒于丸粒上，充分湿润，再在药匾内摇转至丸粒表面致密、光洁、色泽一致后立即取出，干燥。

（6）干燥：盖面完成后应放置 3~24 小时后再干燥。干燥时温度一般设在 60℃ 以下，含挥发性成分的药丸应控制在 40~50℃。干燥后水丸含水量不得超过 9%，水蜜丸的含水量不得超过 12%，传统的干燥方法为晾晒，适合个人定制水丸的小剂量干燥，目前生产企业多采用烘箱、烘房或微波干燥。干燥完毕后包装，储藏备用。

8.举例

六神丸（雷氏方）

处方：麝香 225 克，牛黄 225 克，冰片 150 克，珍珠 225 克，蟾酥 150 克，雄黄 150 克。

制法：以上六味，共打极细面，过 140 目筛。用含量约 60% 的酒精泛丸，百草霜为衣，如小米大，晒干，密封储存。

性状：本品为黑色的小水丸，味辛、麻、辣。

功能与主治：清热解毒，消肿止痛。用于时邪疫毒、烂喉丹痧、单双乳蛾、喉痈、对口、疔疮、发背、肠痈、脱疽、乳痈、乳岩及一切无名肿毒等。

用法与用量：口服，每日 3 次，温开水送服；1 岁每次于乳汁中化服 1 粒，2 岁用水化服 2 粒，3 岁每次服 3~4 粒，4~8 岁每次服 5~6 粒，9~10 岁每次服 8~9 粒，成年人每次服 10 粒，成年人用治烂喉丹痧、单双乳蛾、喉痈等病证时亦可含服。外用时取 10~20 粒药丸，用凉白开或米醋于容器中调成糊状，涂搽四周，每日数次，常保湿润，至肿消成正常肤色为止。如皮肤已溃烂，切勿外涂。

传承技艺　亦传承文化

2009 年，我开始步入退休生活，为弘扬胡庆余堂中药文化和继续制药、授徒、工作，主动请缨留在胡庆余堂继续做药工作，把毕生所学传授给年轻一代。单位领导看到我的申请后，批准我继续留在原岗位。2013年元旦，我被调入了曾做学徒时的胡庆余堂中医药博物馆，这里有传统制丸的手工作坊，主要是向游客展示手工制丸的过程、授徒和根据需要做些小批量的药丸。至此，按照传统的叩拜、敬茶收徒仪式开始收徒授业。有多位中青年员工先后拜于我的门下，徒弟们按我传授的步骤和方法勤学苦练，很快就掌握了泛丸要点，1年后就有数位徒弟能跟我在胡庆余堂中医药博物馆向游客和外宾表演，至2017年，我已培养数十名徒弟，可以说，现在胡庆余堂传统手工泛丸已形成老、中、青三代薪火相传的良好态势。

调入胡庆余堂中医药博物馆后，我每天接待大量游客，其中不乏来自各地的中医药人，有业内名士，有刚入门的学生，也有中医药爱好者，他们总是向我提问这样那样的问题，我在解答和交流的过程中也在不断进步。这些年来，我帮助解决了很多外地学生在工作中的困难，也让更多的人了解了胡庆余堂，倍感欣慰，这也算是我对中医药的回报吧！

在平时的工作中，我不仅严格要求自己，也严格要求徒弟，在传承技艺的同时，还要把"戒欺"精神和做人的信念传承好。我经常给徒弟们讲起一段往事：有一次，我们泛制局方牛黄清心丸，张永浩师父正在烊化阿胶时，单位要开生产碰头会，他就对我说："我开会去一下，侬捣捣矣（宁波话：我去开会，你来搅拌搅拌）！"我当时没听明白，由于操作不当，熬的胶糊底了。约15分钟后，张师父回来了，发现糊底了，就对我说："这些没用了，要把这些熬焦的胶水倒掉，锅子清洗干净，自己拿钱到店堂里买阿胶重新熬。"张师父讲完后，我有些不情愿地照做了，等把局方牛黄清心丸泛好时，已经是晚上八点多了。我当时怎么也想不通，一点熬焦的胶水对泛丸没什么影响，为什么非要重熬不可？师父亦看出了我的心情，在快下班时语重心长地对我说："光明，做事要对得起人家！药是治病调理的，不能有丝毫差异！"自此，我就更加明白了"戒欺"精神和做人的信念。胡庆余堂创堂一百多年来，之所以一直有旺盛的生命力，就是因为有这种代代相传的"戒欺"精神和做人的信念。

感　悟

手工泛丸，是胡庆余堂中药文化传统项目之一，它既是传统的制丸技能，又是利用现代机器做好丸药的基础。现代的制丸职工，如果掌握不好手工泛丸，是做不出合格的丸药的。因为每一种丸药的处方不同，所用的赋形剂各异，泛制过程也就不一样。利用机器制丸只能做批量较大的丸药，而对初学者来说，若直接学习机器制丸的操作方法，一旦掌握不好，则损失较大。而传统手工泛丸则不然，即使掌握不好，也基本没有损失。手工泛制六神丸，是手工泛丸中最难掌握的，因为药材贵重，不能有过多耗损，且丸剂颗粒要做到小且均匀，大部分业内人士都认为手工泛制六神丸是手工泛丸的最高境界。泛制时，没有提前练习的机会，只有在生产时跟着师父打下手，干多了才能逐渐掌握。我是跟随张永浩师父学习的泛制六神丸，当时厂内要做一批六神丸，由于此药技术要求高，泛制时非常费力，当时张永浩师父已年近六旬，所以需要徒弟跟着做，张师父做技术指导和监督，徒弟来泛制。在我去之前，有一名同事由于摇匾时要求的频率高，很是费力，最终体力未能坚持下来，后来张永浩师父让我试试，几番努力之后，张师父露出了笑容，之后每当做六神丸都让我跟着去做，张师父退休后，我便成了制作六神丸的继承人。不管是泛制六神丸还是普通水丸，我的体会是赋形剂与药粉在泛制过程中掌握的"适度"，是做好水丸的关键所在。

我与老伴皆是胡庆余堂的职工，现已年过古稀，回首这五十余年走过的路，莫不感念胡庆余堂对我们的培养；莫不感念前辈师父们对我们的谆谆教诲；莫不感念胡公雪岩的"戒欺"精神和"是乃仁术"对我们树立的人生信念。一路走来，经历了多少磨炼与挫折，品尝了多少成功和喜悦，作为手工泛丸的传承者，最大的愿望是把这份古老的手艺传给下一代，发扬光大，造福世人。

中药事业是中国的传统行业，从古至今，都是在不断提高、创新、发展、壮大的，简便验廉是其一大特色，由于现在对中药加工、生产的管理办法多是套用西药的生产管理标准，致使很多经典老药不能再生产，每人一方的小批量药丸不能制作，不少中医大夫无法开药，有言曰："工欲善其事，必先利其器。"因此，祈盼参照传统的中药管理办法，根据中医中药特色，在安全、有效、方便的前提下，制定与现代中药相符合的现代中药管理办法，以使其发挥更大作用。

虽已年逾古稀，我一直秉承着一颗真诚好学的童心，通过学习新知识，不断用现代科技完善老工艺，使丸剂产品的质量和生产效率更上一层楼，做一个合格的老药工！

附：水飞法浅谈

水飞法，简称水飞或飞，是中药炮制中的一项传统技术，此法始于明代医家缪希雍的《炮炙大法》，为该书中论述的炮制十七法之一。

1991年参加中药专业高级工培训时，我在与同道们的交谈中发现部分专业人员对水飞的概念与湿法粉碎的概念混淆不清，于是便引起了我的关注，此后趁外出之便，多次至有关药店查看朱砂、雄黄、雌黄、珍珠粉的水飞状况，发现部分药店的朱砂、雄黄、雌黄、珍珠粉用手捻搓滑感较差，口尝具有粗糙感。此乃炮制概念不清之故，可能是生产厂家将湿法粉碎当成水飞法操作所致，因此在这里有必要谈一下水飞法的操作过程。

水飞法的操作方法是取净制后的药物，如朱砂、雄黄、雌黄、珍珠等，预先粉碎成粗粉或中粉，置于湿法粉碎器械中，加适量水进行混合粉碎，待药粉极细后，倾入另一个容器中，再加适量水进行旋转状顺时针搅拌，搅拌均匀后静置数分钟，粗大的颗粒会下沉于容器底部，然后将混悬液倾入其他容器中。下沉的粗大颗粒再重新与水混合粉碎，至全部能与水混悬后，合并诸次的混悬液，静置约24小时后再分离出上层清水，将沉淀的极细粉薄摊于搪瓷盘或不锈钢盘中，干燥研散即得。

用此法炮制药物的目的是使药物纯、细度更高。其成品用手指捻搓发滑而无粗糙感，口尝无渣。由于其纯、细度高，易于吸收，所以较非水飞品疗效更突出，且能明显降低朱砂、雄黄、雌黄的毒副作用。此法适用于在常温下有效成分不溶于水的矿物类和贝壳类药物。

前辈老药工说得好："若要粉粒极细，操作也要极细，在某些环节中稍有粗心，就不能达到预期效果。"水飞法操作时，搅拌切忌上下翻动，因为这样会影响较粗粉粒分离下沉，宜呈旋转状顺时针方向搅拌，把水流搅拌成略带离心状，以助粗细粉粒在水中迅速分离。

（葛鼎、刘国英协助整理）

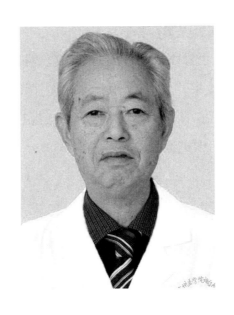

坚持基础理论学习
注重临床实践创新

滨州医学院附属医院主任医师，教授，
中西医结合临床硕士研究生导师

刘孟安

刘孟安，男，1950年出生，山东菏泽人。滨州医学院附属医院主任医师，教授，中西医结合临床硕士研究生导师，全国优秀教师，滨州医学院中西医结合专业学科带头人，国家重点学科中西医结合临床学术带头人。曾任中华中医药学会会员，全国西医院校中医药教育研究会理事，全国中西医结合教育研究委员会会员，山东省中医基础理论专业委员会常务委员，山东省针灸专业委员会理事，山东省心血管病专业委员会委员，山东省中医消化病专业委员会委员，烟台市中西医结合学会副理事长。主持、研究并完成国家自然科学基金资助项目3项，参与研究国家自然科学基金资助项目2项，主持、研究并完成山东省自然科学基金资助项目2项，主持完成厅局级资助项目3项，参与完成厅局级资助项目3项，发表学术论文100余篇。荣获山东省自然科学二等奖1项，山东省科技进步三等奖1项，省厅局级科技进步一等奖3项、二等奖5项、三等奖2项。研制的胃肠舒片及制备工艺获得国家发明专利（专利号ZL201110009051.7）。

学习经历

自 1976 年毕业于山东中医学院（现山东中医药大学）后，我被分配到滨州医学院中医教研室，当时正逢滨州医学院举办对青年教师系统培训班。借此良机，我也参加了学校举办的青年教师系统培训班，重新系统学习了物理、化学、人体解剖学、组织胚胎学、生理学、生化学、医学统计学、病理学、诊断学、内科学等西医课程，且考试成绩均优良。另外，我还参加了滨州医学院为青年教师举办的外语（日语）学习班，脱产参与了为临床医师举办的心电图学习班。1980 年至 1981 年，我参加了山东中医学院举办的中医基础理论师资进修班学习 1 年，系统学习了医古文、中医基础理论、中医诊断学、内经、伤寒、金匮要略、温病学、各家学说等中医理论课程，学习成绩优良，获得毕业证书。1985 年至 1986 年，我参加了天津中医学院（现天津中医药大学）举办的全国内科助教进修班学习 1 年，系统学习了硕士研究生 10 门主要课程，包括内经、伤寒、金匮要略、温病、医古文、外语、自然辩证法、医学统计学、电子计算机、中医内科学，以优良的学习成绩获得结业证书。通过以上中西医基础理论、西医内科学和中医内科学的学习，为我以后做好中医临床和中西医结合临床工作，以及借助于西医学的技术和方法研究中医和中药打下了良好基础。

从业经历

我自 1976 年毕业后一直从事中医临床、教学和科研工作第一线。临床工作主要在滨州医学院附属医院中医科，该科室设有门诊和病房，中医病房开设床位 36 张。1977 年正逢中西结合高潮，中医科开展中西医结合临床工作也备受附属医院领导重视，在中医科主任齐传厚教授与附属医院协商后，附属医院曾先后安排西医内科心血管、消化、呼吸、血液、内分泌、神经内科等专业科室主治医师及高年资医师到中医科病房工作，指导中医青年医师学习西医临床知识和技能操作，以及对危重病症的抢救。中医病房患者均来源于西医相关专业和中医门诊，因此中医病房开展了很好的中西医结合临床工作。也正是有这么好的机遇，使我学到了很多西医临床知识和技能操作，以及危重病症的抢救。我的临床经验得益于中医科主任齐传厚教授培养与指导，齐老当时每周查房，指导青年医师的临床工作，并经常组织我们青年中医师开展业务学习，并定期考核与考试。正是由于齐老对中医理论和临床知识的传授，使我学到了齐老很多宝贵的临床经验，掌握了较扎实的中医临床知识和技能，具备了中医临床工作能力。同时，得益于多位西医老师和齐老的培养和指导，使我具备了独立开展中医和中西医结合临床工作与研究的能力。通过在临床、教学和科研方面自己的努力奋斗，使我逐步成长为教授、主任医师、中西医结合临床硕士研究生导师、全国优秀教师。在从业期间，我曾担任中医学教研室主任兼滨州医学院附属医院中医科主任、家庭病床科主任。滨州医学院创建中西医结合专业后，我曾担任中医基础教研室主任，从事中医临床、教学和科研工作至退休。

退休后，被滨州医学院中西医结合学院返聘1年，后被滨州医学院烟台附属医院返聘，在滨州医学院烟台附属医院中医科从事中医临床工作至今。在烟台附属医院中医临床工作期间，协助中医科创建了中医病房，并为该医院顺利通过三级甲等医院评审做出了一定的贡献。

临床研究成就

多年来，我在重视中医临床工作的同时，也注重中医临床的研究工作，积极推动以科研促临床。在中医临床工作中，我重视心脑血管病、慢性萎缩性胃炎、喘息性支气管炎、肺纤维化、高脂血症、癌症晚期等疑难病症的诊治与研究。如研制的纯中药制剂肺复康和肺络通，对肺纤维化均有显著疗效，且无明显毒副作用。同时"肺复康合剂抗肺纤维化作用机理的研究"，获得山东省中医药管理局基金项目资助；"肺复康合剂通过TGF-B1/Smad3通路及相关

miRNAs 抗肺纤维化作用机制"，获得国家自然科学基金面上项目资助。研制的纯中药制剂胃肠舒片对胃轻瘫综合征、便秘、腹部手术后肠麻痹、肠粘连等胃肠动力障碍性疾病具有显著疗效，且无明显毒副作用。同时"中药胃肠舒片促胃肠动力作用机制"，获得国家自然科学基金项目资助；"中药胃肠舒片促胃肠运动中 NO 介导的信号传导途径的调控作用"，获得国家自然科学基金项目资助；"胃肠舒片促胃肠动力的药效物质基础及药代动力学"，获得国家自然科学基金项目资助；"中药胃肠舒片对胃肠道神经递质影响及相关研究"，获得山东省科学技术厅基金项目资助；"中药胃肠舒片促胃肠动力药效物质基础及药物配伍机理研究"，获得山东省科技厅基金项目资助。另外，其他研究成果分别在《中医杂志》《中华中医药杂志》《中国微循环》《中国实验临床免疫学杂志》《中华神经精神科杂志》《北京中医药大学学报》《中国实验方剂学杂志》《中国现代临床医学》《中国中西医结合耳鼻喉科杂志》《中国针灸》《中国中医急症》《陕西中医》《山东中医杂志》《山东医药》《北京中医药》《滨州医学院学报》等杂志发表学术论文 100 余篇，主要代表性论文有《急性脑血管病 240 例舌象分析》《调脂合剂治疗高脂血症的临床研究》《补阳还五汤对糖尿病闭塞性动脉硬化症的临床研究》《胃肠舒治疗胃轻瘫综合征的临床研究》《胃肠舒对妇科手术后胃肠功能恢复的临床及实验研究》《肝硬化病中医辨证分型与垂体甲状腺轴激素关系初探》《帕金森病、帕金森综合征、原发性震颤的 TMAb、TGAb 及甲状腺功能测试研究》《中西医结合治疗脑梗死 56 例临床研究》《神经系统三种自体免疫性疾病的中医辨证与免疫的关系》《咽舒治疗慢性咽炎的临床研究》《试论中风舌诊的临床意义》《肺复康合剂对肺纤维化大鼠血清变化的影响》《肺复康合剂对肺纤维化大鼠病理变化的影响》《肺络通合剂对肺纤维化大鼠组织病理形态学和纤维连接蛋白含量的影响》《慢性胃炎 182 例中医辨证与胃镜检查关系初探》《中西医结合防治中风初探》《当归止痛汤治疗原发性痛经 86 例》《中西医结合治疗急性支气管炎 62 例》《背俞穴压诊诊断慢性胃炎初探》《大黄甘草汤治疗腹部术后呃逆 21 例疗效观察》《针药并用治疗脑梗死 38 例临床研究》《推拿风池穴的临床应用》《中西医结合治疗异位妊娠 12 例》《张仲景组方规律初探》《〈金匮要略〉胸痹心痛治法初探》《试论甘温除热》等。由于在中医临床工作中成绩突出，1995年我被评为首届滨州地区优秀青年中医，两次荣获滨州医学院附属医院突出贡献奖，滨州医学院科研先进工作者、滨州医学院中西医结合专业学科带头人、国家重点学科中西医结合临床学术带头人等称号。

主要科研成果

根据多年的临床观察，我发现胃轻瘫综合征、便秘、腹部手术后肠麻痹及肠粘连等胃肠动力障碍性疾病至今仍无特效药物。最常用的西药多潘立酮及西沙必利等，虽然对促进胃肠动力有较好疗效，但其副作用不可忽视，尤其是西沙必利因严重不良反应而临床应用受限，因此迫切需要研制新型胃肠动力药。根据多年临床探索，我认为胃肠动力障碍性疾病属中医学"痞满证"范畴，多由气血津液不足致胃失和降，胃肠积滞，腑气不畅。治疗重在补益气血津液，泻胃肠积滞，通胃肠腑气。胃肠舒片选用白芍养血敛阴以治本，为君药；大黄泻胃肠积滞，通胃肠腑气以治标，为臣药；甘草益气补中，与白芍合用酸甘化阴，滋阴养血，与大黄合用防大黄苦寒伤胃，又调和诸药为佐使。三药配伍具有补益气血津液、泻胃肠积滞、通胃肠腑气之功效，使扶正而不留邪，攻邪而不伤正。西医学认为，胃肠动力障碍性疾病的主要病理生理基础为胃排空延迟及小肠传输功能障碍，而研究表明胃肠舒片可显著促进胃排空和肠推进运动。正是根据中医传统理论结合西医学理论，我们研制了促胃肠动力的纯中药制剂胃肠舒片。对胃肠舒片的研究，主要具有以下创新。

一、创造性发明了促胃肠动力的纯中药制剂胃肠舒片

胃肠舒片是根据中医学理论结合西医学理论，选用经方芍药甘草汤合大黄甘草汤，由白芍、熟大黄、甘草组方，经现代科学方法提取加工精制成的片剂，并采用分子生物学和细胞生物学技术，从分子、细胞和基因水平研究了胃肠舒片促胃肠动力的作用机制。胃肠舒片经滨州医学院附属医院等三家

医院临床推广应用，对胃轻瘫综合征、便秘、腹部手术后肠麻痹及肠粘连等胃肠动力障碍性疾病疗效显著，无明显毒副作用，获得了良好的社会效益和经济效益。此项目于2002年荣获滨州医学院附属医院新项目新技术进步奖。"胃肠舒片及制备工艺"具备完全知识及产权，获得了国家发明专利（专利号ZL201110009051.7）。

与国内外同类药物比较：目前国内外促进胃肠动力的中成药较少，尤其是缺乏防治术后肠麻痹和肠粘连的特效药物。西药甲氧氯普胺、多潘立酮和西沙必利等，虽然对促进胃肠动力有较好疗效，但其副作用不可忽视，尤其是西沙必利因严重不良反应而临床应用受限。胃肠舒片具有促进胃肠动力作用，对胃轻瘫综合征、便秘、术后肠麻痹和肠粘连疗效显著，无明显毒副作用。与国内外同类药物比较，此药具有广阔的开发推广应用前景和较强的市场竞争力。

二、腹部手术制备动物模型，明确了胃肠舒片防治术后肠麻痹及肠粘连的作用及作用机制

腹部手术后创伤、疼痛和应用麻醉药，可使消化道功能障碍，消化道分泌和运动停止或延迟而造成患者肠麻痹，且易发生术后肠粘连。产生肠粘连的主要原因为手术创伤、应用麻醉药、浆膜损伤、缺血、炎症、异物残留和纤维蛋白沉积不能及时溶解等，多在术后48~72小时内形成。因此采用腹部手术制备术后肠麻痹和肠粘连动物模型，对研究胃肠舒片促胃肠动力的作用及作用机制具有重要的科学意义。研究发现，中药胃肠舒片具有显著促进腹部手术后肠麻痹恢复和防治肠粘连的作用。

研究成果：①胃肠舒对妇科手术后胃肠功能恢复的临床及实验研究 [J]. 中华现代临床医学杂志，2004，2（6）：872-873；②中药胃肠舒片防治肠粘连的实验研究 [J]. 滨州医学院学报，2008；31（3）：172-173。

与国内外同类技术比较：目前国内外采用腹部手术制备术后肠麻痹和肠粘连动物模型，研究中药复方防治术后肠麻痹及肠粘连的作用及作用机制少见报道，临床也未见到防治术后肠麻痹和肠粘连的特效药物，因此本研究为腹部手术后肠麻痹及肠粘连提供了防治新途径，为中药胃肠动力药研究提供了新思

路，具有重要的理论意义。

三、从整体上系统研究胃肠舒片促进全胃肠动力的作用及作用机制

阿托品是胆碱能受体阻断剂，能阻断内脏平滑肌上的 M 受体，对抗乙酰胆碱和其他拟胆碱药的毒蕈碱样作用，松弛内脏平滑肌，解除平滑肌痉挛，其中以对胃肠平滑肌痉挛的缓解效果最好。因此采用小鼠腹腔注射阿托品后，可造成胃肠平滑肌松弛，胃肠运动减弱而导致胃肠动力障碍。盐酸左旋精氨酸在体内一氧化氮合酶（NOS）的作用下，由还原型辅酶Ⅱ（NADPH）提供电子，由黄素单核苷酸（FMN）、黄素腺嘌呤二核苷酸（FAD）、四氢生物蝶呤（TPT）和铁传递电子，与分子氧反应生成中间体对羟基 –L– 精氨酸，最终形成一氧化氮（NO）和瓜氨酸，而 NO 是胃肠道抑制性神经递质，在整个消化道介导平滑肌的松弛效应。胃动素（MTL）是促进胃肠动力的活性物质，P 物质（SP）是兴奋性运动神经元递质，均能促进胃动力。胃动素与胃肠平滑肌细胞上受体结合后，可引起平滑肌细胞内环磷酸鸟苷（cGMP）浓度增加，使细胞内 Ca^{2+} 从微粒体释放出来，细胞内 Ca^{2+} 浓度增加后可引起平滑肌收缩。P 物质既是胃肠激素，也是神经递质，广泛地分布于肠神经系统和整个胃肠道，对胃肠道的纵肌和环肌均有双重收缩效应，可刺激几乎所有的消化道平滑肌收缩。生长抑素（SS）的主要生理作用是抑制胃肠运动。胃动素、P 物质和生长抑素均为胃肠道激素。因此分别采用阿托品及盐酸左旋精氨酸复制胃肠动力障碍动物模型，对研究胃肠舒片促胃肠动力的作用及作用机制，具有重要的科学意义。

研究发现，胃肠舒片能显著促进胃排空和肠推进运动，提高血浆胃动素、P 物质含量。提示中药胃肠舒片是全胃肠动力药，推测其促胃肠动力的作用机制可能是：①通过对抗阿托品对 M 受体的拮抗作用而促进胃肠动力；②通过恢复胃肠激素之间协调平衡而促进胃肠动力；③血浆胃动素和 P 物质含量升高并与相应受体结合，使胃肠平滑肌细胞内 Ca^{2+} 浓度增加而促进胃肠动力。

研究成果：①胃肠舒片的药理与毒理试验研究 [J]. 时珍国医国药，2007；

18（10）：2460-2461；②中药胃肠舒片对胃肠动力障碍小鼠胃排空及肠推进影响的实验研究 [J]. 辽宁中医杂志 2010；37（4）：751-752；③中药胃肠舒对阿托品致胃肠动力障碍小鼠胃肠运动的影响 [J]. 时珍国医国药，2010；21（2）：264-265；④胃肠舒对盐酸左旋精氨酸致大鼠胃肠动力障碍的影响 [J]. 中国实验方剂学杂志，2010；16（8）：106-108；⑤中药胃肠舒片对胃肠动力障碍大鼠血浆胃动素、P 物质和生长抑素的影响 [J]. 滨州医学院学报，2011；34（1）：1-3。

与国内外同类技术比较：目前国内从整体研究促胃肠动力的作用机制以单味药多见，而中药复方制剂少见，国外未见。与国内外同类技术比较，本研究采用多种胃肠动力障碍动物模型，从整体上系统研究了中药复方胃肠舒片促全胃肠动力的作用及作用机制，较单味药在应用上更切合临床实际，具有一定的创新性。

四、从分子水平研究胃肠舒片促胃肠动力的作用及作用机制

食积是导致胃肠动力障碍的主要原因之一。乙酰胆碱（ACh）作用于平滑肌 M 受体，可开放质膜上 L 型 Ca^{2+} 通道，使 Ca^{2+} 内流而加强胃肠平滑肌收缩。NO 是胃肠道抑制性神经递质，在整个消化道介导平滑肌的松弛效应。ACh 和 NO 之间在调节胃肠动能时存在着精细的平衡，当失去平衡，可引起线粒体跨膜电位和腺苷三磷酸（ATP）的变化，导致胃肠运动功能障碍。SP 与其相应受体结合可升高细胞内 Ca^{2+} 浓度，Ca^{2+} 信号系统引发一系列生理功能，使胃肠平滑肌收缩。因此采用食积法复制胃肠动力障碍动物模型，研究胃肠舒片对胃肠道神经递质的影响，对探讨胃肠舒片促胃肠动力的作用及作用机制，具有重要的科学意义。

研究发现，中药胃肠舒片与西沙必利相似，均能显著增加胃窦及空肠组织中乙酰胆碱酯酶（AChE）、NOS、SP 含量和 ACh、NO、SP 神经元。推测中药胃肠舒片促进胃肠动力的作用机制可能是：①通过 NO 介导加强胃肠舒张，反射性引起 ACh 释放增加，使二者恢复精细的协调平衡，从而增加胃肠平滑肌细胞线粒体跨膜电位和 ATP 生成，改善胃肠平滑肌细胞的动能而促进胃肠动

力；②通过胃肠道 ACh 及 SP 释放增加，并与相应受体结合，升高胞内 Ca^{2+} 浓度，Ca^{2+} 信号系统引发一系列生理功能而促进胃肠动力。

研究成果：①胃肠舒对胃肠功能障碍大鼠 AChE 及 NO 的影响 [J]. 中华中医药杂志，2010；25（8）：1307-1310；②胃肠舒片对胃肠功能障碍大鼠乙酰胆碱及 P 物质的影响 [J]. 中国中医急症，2010；19（1）：96-98。

与国内外同类技术比较：目前国内从分子水平研究促胃肠动力的作用机制以单味药多见，而中药复方制剂少见，国外未见。与国内外同类技术比较，本研究从分子水平研究中药复方胃肠舒片促胃肠动力的作用机制，较单味药在应用上更切合临床实际，具有一定的创新性。

五、从细胞、基因水平研究中药胃肠舒片促胃肠动力的作用及作用机制

胃肠平滑肌细胞线粒体是真核细胞能量转换的主要场所，是细胞生成 ATP 的主要地点。线粒体基质的三羧酸循环酶系通过底物脱氢氧化生成还原型辅酶Ⅰ（NADH），NADH 通过线粒体内膜呼吸链氧化，与此同时，导致跨膜质子移位形成跨膜质子梯度或跨膜电位，线粒体内膜上的 ATP 合成酶利用跨膜电位合成 ATP，合成的 ATP 通过线粒体内膜腺苷二磷酸（ADP）/ATP 载体与细胞质中 ADP 交换进入细胞质，参与细胞的各种需能过程。因此线粒体跨膜电位和 ATP 的变化直接影响细胞的动能，继而会影响相应组织的运动能力，通常线粒体跨膜电位和 ATP 水平的升高表明线粒体功能增强，能量供应充足，动能增加，细胞或组织运动能力加强。目前已知离子通道的信号传递是细胞外信号调控胃肠道平滑肌细胞活动的一个重要途径，有赖于 Ca^{2+}、Na^+、K^+、Cl^- 等多种离子的存在，其中 Ca^{2+} 是胃肠平滑肌的兴奋 - 收缩耦联者，当胞质内 Ca^{2+} 浓度至一定水平时，即使没有膜电位变化，也可触发胃肠平滑肌收缩。L 型 Ca^{2+} 通道是 Ca^{2+} 进入胃肠细胞的主要通道，因此研究调控离子通道类药物将是今后研究胃肠动力类药的新方向。胃肠平滑肌细胞胞质游离 Ca^{2+} 在平滑肌细胞收缩与舒张过程中起着重要的"第二信使"作用。一般认为，平滑肌收缩和舒张活动与胞内 Ca^{2+} 浓度变化密切相关，高浓度 Ca^{2+} 引起平滑肌收缩，低浓度 Ca^{2+} 引

起平滑肌舒张。NO 参与机体多个器官的病理生理过程。NO 能使平滑肌细胞膜超极化，产生抑制性接头电位（IJPs），减少环形肌和纵形肌自发性电节律；NO 与胞内鸟苷酸环化酶（GC）结合生成 cGMP，改变膜通道，从而改变 cAMP 含量，减少钙离子内向电流，促进钙离子外流，使平滑肌松弛；NO 可以发挥调质作用，通过抑制 ACh 和胃动素释放，而发挥其舒张平滑肌作用。NOS 是生成 NO 的唯一限速酶。目前发现 NOS 分为 3 种异构型，即神经型一氧化氮合酶（nNOS）、内皮型一氧化氮合酶（eNOS）及诱导型一氧化氮合酶，eNOS 基因定位于 4 号染色体，含有 26 个外显子，转录长度 3953bp。eNOS 在胃肠道主要分布在血管内皮组织和肠神经系统。eNOS 具有 Ca^{2+}/CaM 依赖性，正常时该酶处于无活性的静止状态，当 Ca^{2+} 由细胞外内流达到一定程度时，使 CaM 结合 eNOS，eNOS 即处于激活状态，引起 NO 的释放。其作用机制主要是通过结合胞质内可溶性鸟苷酸环化酶（sCG）血红素基序上，使酶发生变构效应而被激活，催化 Mg^{2+}–GTP（鸟苷三磷酸）生成 cGMP，cGMP 进一步激活 GPK，GPK 阻止 Ca^{2+} 内流或促进 Ca^{2+} 跨膜转运出细胞，也可选择性抑制肌浆网释放 Ca^{2+} 或促进 Ca 泵将 Ca^{2+} 泵回到肌浆网引起胞质内 Ca^{2+} 降低，使平滑肌舒张。因此研究胃肠舒片对胃肠平滑肌细胞内 ATP 生成、线粒体跨膜电位、Ca^{2+} 浓度、NO 释放和 eNOS mRNA 表达水平的变化，对探讨胃肠舒片促胃肠动力作用及作用机制，具有重要的科学意义。

研究发现，胃肠舒片能显著提高胃肠平滑肌细胞内 ATP 生成、线粒体跨膜电位和 Ca^{2+} 浓度，降低胃肠平滑肌细胞 NO 释放的荧光强度和 eNOS mRNA 表达水平。推测中药胃肠舒片促胃肠动力的作用机制可能是：①通过胃肠平滑肌细胞线粒体跨膜电位和 ATP 增加而加强细胞 / 组织的动能，从而促进胃肠动力；②通过增高胃肠平滑肌细胞内 Ca^{2+} 浓度而促进胃肠动力；③通过基因途径减少了 eNOS mRNA 转录，或抑制了 eNOS 基因表达，从而抑制了细胞内 NO 的释放，细胞内 NO 生成减少进而抑制相关酶的活化，拮抗 cGMP 的生成，从而使胞内 Ca^{2+} 增多，Ca^{2+} 信号系统引发一系列生理功能而促进胃肠动力。

研究成果：① The effects of Weichagshu tablet on intracellular Ca^{2+} concentration in cultured rat gastrointestinal smooth muscle cells J Physiol Biochem（2011）67：

265-273；②中药胃肠舒对胃肠平滑肌细胞 ATP 生成的影响 [J]. 世界华人消化杂志 2007；15（30）：3159-3162；③胃肠舒片对大白鼠胃肠平滑肌细胞线粒体跨膜电位的影响 [J]. 滨州医学院学报 2007，30（5）：321-324；④胃肠舒对大鼠胃肠平滑肌细胞钙离子浓度影响 [J]. 滨州医学院学报，2008，31（1）：1-4；⑤胃肠舒对胃肠平滑肌细胞一氧化氮释放的影响 [J]. 中国实验方剂学杂志，2011；17（2）：121-124；⑥胃肠舒对胃肠平滑肌细胞内皮型一氧化氮合酶 mRNA 表达的影响 [J]. 中华中医药杂志，2011；26（9）：2087-2090。

与国内外同类技术比较：目前国内从细胞和基因水平研究中药复方促胃肠动力的作用机制比较少见，国外未见。与国内外同类技术比较，本研究从细胞和基因水平研究中药复方胃肠舒片促胃肠动力的作用机制，具有一定的创新性。

六、胃肠舒片 11 种主要化学成分含量的测定

本研究建立高效液相色谱法（HPLC），测定了胃肠舒片中总芍药苷、甘草苷、甘草酸、总蒽醌等 11 种主要化学成分的含量。研究结果表明，胃肠舒片中总芍药苷、甘草苷、甘草酸、总蒽醌等 11 种化学成分含量的测定，为胃肠舒片的质量标准和质量控制提供了可靠依据。

研究成果：Quantitative Analysis and Chromatographic Fingerprinting of WeiChangShu Tablet Using High-Performance Liquid Chromatography Combined with Chemometric Methods，Chromatographia，2018.07，81（9）：1293-1304.

与国内外同类技术比较：目前国内外对促胃肠动力的中药复方以复方中的每味物的多种成分确定质量标准少见，即便是其他中药复方也多为复方中一味或几味药物中的一种或几种成分确定质量标准，而对复方中每味药物中的多种成分确定质量标准比较少见。与国内外同类技术比较，本研究测定了中药复方胃肠舒片中每味物的多种成分的含量，对确定中药复方胃肠舒片的质量标准提供了可靠依据，具有一定的创新性。

七、胃肠舒片多组分组合药代动力学

本研究明确了胃肠舒片药效物质多组分组合药代动力学，对胃肠舒片治疗

胃肠动力障碍性疾病的服药量和服药次数，具有重要的指导作用和理论意义。

研究成果： A comparative pharmacokinetic study of three flavonoids and three anthraquinones in normal and gastrointestinal motility disorders rat plasma after the oral administration of Wei-Chang-Shu tablet using high-performance liquid chromatography-tandem mass spectrometry，RESEARC H ARTIC LE，2017.11，31（e3997）：1-8.

与国内外同类技术比较： 目前中药复方药代动力学研究多数以其中一种或几种成分表示整个复方代谢过程，这不能体现整个复方药代动力学。与国内外同类技术比较，本研究明确了胃肠舒片多组分组合药代动力学，摆脱了以一种或几种成分表示整个复方的药代动力学，具有一定的创新性。

八、与国内外同类技术综合比较

国内外未见与中药胃肠舒片相同药物的组方。国内有通过检测 MTL、SP 和 SS 的水平，探讨大黄对胃肠蠕动影响及相关机制的文献。国内外未见与本研究相同的通过同时观察 MTL、SP、SS、ACh、NO、SP，以及胃肠平滑肌细胞 ATP、线粒体跨膜电位、Ca^{2+} 浓度、NO 释放、eNOS mRNA 表达，对胃肠舒片（白芍、大黄、甘草）促胃肠动力作用机制进行系统研究的文献报道。本研究采用分子生物学、细胞生物学的技术方法，从分子、细胞和基因水平对胃肠舒片对胃肠激素 MTL、SP、SS，胃肠道神经递质 ACh、NO、SP，以及胃肠平滑肌细胞 ATP、线粒体跨膜电位、Ca^{2+} 浓度、NO 释放、eNOS mRNA 表达等，多层次深入系统研究了中药胃肠舒片促胃肠动力的作用机制，与国内外同类技术比较具有一定的创新性。

九、效益及市场竞争力

胃轻瘫综合征、便秘、腹部手术后肠麻痹和肠粘连等胃肠动力障碍性疾病，是临床常见病、多发病，目前尚无特效药物，尤其是缺乏治疗腹部手术后肠麻痹和肠粘连的特效药物。西药西沙必利虽然有较好的促胃肠动力作用，但因严重不良反应而临床应用受限，胃肠舒片促胃肠动力作用与西沙比利相似，而对治疗腹部手术后肠麻痹和肠粘连是西沙比利所不具备的，且无明显毒副作用，具有广阔的临床推广应用前景和较强的市场竞争力，可产生良好的社会效益和经济效益。

十、胃肠舒片科技查新报告结论及专家鉴定意见

胃肠舒片促胃肠动力作用机制研究经山东省医药卫生科技信息研究所科技查新，并经山东省教育厅组织专家会议鉴定，其结论如下。

查新报告结论：胃肠舒片促胃肠动力作用机制的研究经山东省医药卫生科技信息研究所科技查新结论如下：①课题鉴定前检索，国内外未见与中药胃肠舒片相同药物的组方；②国内有通过检测 MTL、SP 和 SS 的水平，探讨大黄对胃肠蠕动影响及相关机制的文献，国外未见；③国内外未见与本课题相同的通过同时观察 MTL、SP、SS、Ach、NO、SP，以及胃肠平滑肌细胞 ATP、线粒体跨膜电位、Ca^{2+} 浓度、NO 释放、eNOS mRNA 表达，对胃肠舒片（白芍、大黄、甘草）促胃肠动力作用机制进行系统研究的文献报道。

专家鉴定意见：胃肠舒片促胃肠动力作用机制的研究经山东省教育厅组织专家会议鉴定，专家鉴定意见如下：①对中药胃肠舒片采用分子生物学、细胞生物学的技术方法，从分子、细胞和基因水平多层次深入系统研究，明确了药效作用特点；②胃肠舒片对胃肠动力障碍性疾病疗效好，且无明显毒副作用，具有广阔的开发推广应用前景；③该项目对中药胃肠舒片促胃肠动力的作用及作用机制的研究，为腹部手术后肠麻痹及肠粘连等胃肠动力障碍性疾病提供了防治新途径，为中药胃肠动力药研究提供了新思路，具有重要理论意义；④鉴定委员会认为，该研究成果达到同类研究的国际先进水平。

胃肠舒片促胃肠动力作用机制的研究，荣获山东省科技进步三等奖。

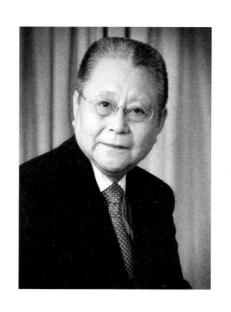

传承、创新与发展

北京中医药大学东直门医院
儿科主任医师、教授、博士生导师

徐荣谦

徐荣谦，男，1950 出生于中医世家。现为北京中医药大学东直门医院儿科主任医师、教授、博士生导师。国家级第五批师承制指导老师，北京市第四批师承制指导老师，北京中医药传承"双百工程"指导老师，"小儿王"刘弼臣教授的开山大弟子，"臣字门学术流派"第六代嫡系传人，医名"徐济臣"；北京市"中医儿科学"精品课程学科带头人，教育部精品课程"中医儿科学"学科带头人，国家二级重点学科"中医儿科学"的学科带头人，第三批北京同仁堂"中医大师"；中国中医药研究促进会小儿推拿与外治分会名誉会长，中华中医药学会少儿推拿传承发展共同体名誉主席，全国中医药高等教育学会儿科教育研究会理事长，中国中医药研究促进会综合儿科分会会长，中国中医药研究促进会中医儿科医师合作共同体工作委员会主席，中国医药卫生文化协会中医儿科文化分会会长。从医 60 余载，悬壶 49 载，专业中医儿科 44 年。

学医之路

　　1950 年，我出生于吉林省蛟河市，祖籍山东，清朝初年迁移到辽宁盖州。父亲徐绍恩为当地名医，曾在盖平中医传习所学习，一生推崇《医宗金鉴》，对我的从医生涯有很大影响。我是家中长子，有三个姐姐，备受家庭重视，1958 年父亲开始带徒，名叫徐中青（1958 年至 1960 年跟师），父亲希望我能继承家学，成为一名中医师，因此我每天跟着旁听，耳濡目染。我的医学基础其实从 1958 年就开始了。父亲常说："学医必先知药，行医应熟知药性。"首先我开始背诵的是《药性歌括四百味》。1966 年至 1969 年，我跟随父亲在家系统地学习了中医，系统学习及背诵了《汤头歌诀》《濒湖脉学》《中医学概论》等，后来又诵读《伤寒论》。后来，在河南大队卫生所培训后成为卫生员，"一根针、一把草"为人们解疾苦。

　　1972 年，我被推荐参加蛟河首届赤脚医生学习班，先在中国人民志愿军康复医院（现吉林省第二结核病医院）学习半年，后在新站镇中心医院实习半年余。毕业后回到河南大队卫生所成为一名赤脚医生。每天以针灸、肌内注射（打针）为主，背着红色药箱悬壶于家乡。1974 年初，我被派往 8192 国防工地，任民工二连卫生员。1974 年考到北京中医药大学，学习了 3 年 8 个月，于 1978 年 3 月毕业后分配至北京中医院大学东直门医院工作至今，从事中医事业 60 余年，专业儿科 43 年。自 1978 年 3 月参加工作第一年就进入了教研室，当年 8 月，通过选拔以考试前 10 名的优异成绩，参加北京中医药大学为期 1 年的基础理论培训班，与第一届"西学中"研究生班一同学习，系统地学习了生理、病理、生化、解剖等西医基础知识，并参加了中医四大经典学习。这段时间的学习对我之后的行医之路影响非常大。1979 年结业后，又重新回到东直门医院儿科工作。

　　1985 年晋升为主治医师，1986 年 2 月国家中医药管理局在广州中医药大学开设了全国中医儿科师资进修班，我系统地学习了中医儿科与教学法等课程，为以后的中医儿科临床工作与教学工作打下了坚实的理论基础。

1990 年，我有幸被选为刘弼臣教授的学术继承人，为首届第一批全国老中医药专家经验继承的学术继承人。1995 年 7 月 4 日，在人民大会堂举行出师仪式。在跟刘弼臣教授学习期间，我总结了刘老从肺论治的医疗特色，并于 1994 年在《黑龙江中医药》发表了第一篇论文《从肺论治小儿肾病综合征 22 例临床疗效分析》，荣获国家师承有奖论文、中华中医药继承办二等奖，而后又系统总结了刘老从肺论治多动症、脾胃系统疾病等经验，跟师 5 年中发表论文 30 余篇，1993 年晋升为副主任医师，1994 年晋升副教授。2001 年晋升为主任医师、教授。

从医 60 余年，专业中医儿科 43 年，我一直从事中医儿科临床、科研、教育工作。2005 年北京中医药大学名医工程启动，在全校选拔正高十大名医参加名医工程项目。在全国游学学习，我先后拜四川的王静安（火毒学说，善小儿推拿）、吉林长春的王烈（在长春中医药大学以治喘为著，哮喘分为苗期、根期、发作期）、山东的张奇文（温补学说，用鹿茸治疗鼻炎为一大特色）为师，学习 3 年。

作为拥有近 300 年传承历史的"臣字门学派"的第六代嫡系传人，我积极挖掘整理刘弼臣老师的学术思想，充分利用现代化科技手段，使之系统化、规范化。同时，我作为课题负责人，参与了国家"十五"攻关项目"基于信息挖掘技术的名老中医临床诊疗经验及传承方法研究（名老中医学术思想，经验传承研究）——刘弼臣学术思想、经验传承研究"，国家"十一五"科技支撑项目课题"刘弼臣治疗小儿抽动秽语综合征临床经验研究"。2008 年，担任国家公益项目课题"过敏性紫癜解毒凉血化瘀方案评价研究"得分课题负责人。2011 年，主持教育部高等教育博士点课题"加味芎蝎散对咳嗽变异性哮喘大鼠凋亡相关因子干预的研究"。主编高校教材 3 部，发表 50 余篇介绍刘弼臣老师学术思想和临床经验的文章，使"少阳学说"和"调肺学派"的学术思想发扬光大。作为硕士研究生导师、博士研究生导师、博士后合作导师，已培养出中医儿科专业硕士 20 余人和博士 6 人，以及外国留学生和我国台港澳学生访问学者等数人。作为第五批全国老中医药专家传承指导老师，培养国家级、北京市级、通州区级学术继承人 6 人，积极进行名师带徒、流派传承工作的提升再造。我认为成熟发展的学术流派至少要有它独特的学术经验和技术，要有自身突出的学术观点、学术思想和学说，故流派的继承实际上是一个广泛、深刻、全面、系统的传承过程。除了一般意义的传承之外，应该包括流派的学术思想、学术经验、学术成就、学术特点的系统总结，流派传承脉络的梳理，流派相关文物、文献资料的收集，流派优势病种的研究，流派传承人和主要传承人的确定，流派人才队伍的建设，流派基地的建设，使各中医流派能够薪火传递，可持续发展。推动新时期中医学术流派的发展，不再是简单的师徒传承，而应该把学历教育与师带徒有机结合起来，是院校教育、毕业后教育、继续教育的延续，作为一种模式贯穿整个中医药教育的全过程，采取"多元并举、体系完整"地传承中医。"臣字门"学术流派第一至五代的师承模式，均为弟子跟师临床、耳提面命、传道解惑的一对一或一对二的授业模式，表现为严格意义上的师徒关系。第五代刘弼臣，14 岁拜入"臣字门学术流派"第四代传人，儿科名医孙谨臣先生为师，17 岁出师后，被老师孙瑾臣送入当时很有影响的上海复兴中医专科学校学习，曾聆听张赞臣、陈存仁、程门誉、钱今阳等名医授课，深得真传。这也是"臣字门"学术流派传承的一个转折点，在传统师承模式的基础上，师徒关系逐渐由研究者与助手之间的关系和师生关系所取代，这种关系又大多最终转变为同事关系，一人从多师的现象也逐渐增多。"臣字门"学术流派的第五、六代传人沿袭了家传 – 院校教育 – 师承的中医成才成家的优才模式。"臣字门"学术流派第七代传人的传承模式打破了既往一对一的师徒授业经典模式，克服了传统师承模式难以大规模培养中医药人才的现状，截至目前，共收徒 122 人，弟子分布区域广泛，全方位覆盖。第七代传人来自我国各省（除西藏、青海等少数省份外）及自治区、直辖市以及部分海外华人，门派依托现代互联网、大数据科技优势。这是一种教育形式的进化，通过线上、线下的多种方式，采取师徒互动、授课、问答、学术会议、座谈会等形式，在传统中医口心相传、跟师临证基础上，结合现代中医师承教育的理念和知识，运用现代科技手段，打破地域、时间的限制，集合众智，突出个体学习，丰富了师承的内容，实现了多元化的跟师学习的模式，繁荣了"臣字门"

学术流派的中医药思想，是对传统师承模式的大胆创新，是一种符合大众化教育的继承创新模式。

主要学术特点

（一）理论创新

1.首创婴儿"元阳论"

所谓的"元阳"即"纯阳"。"纯阳"首见于《颅囟经》卷上《脉法》，书中云："凡孩子三岁以下，呼为纯阳，元气未散。""元阳"是指 3 岁以内小儿源自父母先天的"元阳之气"，故也称 3 岁以内小儿为"元阳体质"。"元阳"是指具有"生命力"精华凝练的"种子"，发育成下一代"生命"初期"芽儿"阶段，是 3 岁以内孩童"元阳体质"的核心。

2.首创人体"正常体态"的"三阳学说"，完善了"少阳学说"

阳气是维系人体生命的根本，起主导作用，与居于从属地位的"阴"共同构成人体动态的阴阳平衡，也构成了小儿"少阳体态"的"阳生阴长"基本体质特点。故《素问·宝命全形论》指出："人生有形，不离阴阳。"在人的一生中，人体阴阳平衡的状况有着显著的阶段性，而能够划分人体阴阳平衡阶段性的物质就是天癸。儿童不同于成人的最显著区别是其犹如草木之嫩芽，一方面，朝气蓬勃，处于不断的生长发育中；另一方面，无论是阳气还是阴液均处于稚嫩状态，显得弱小，但是阴阳二气相比，阳气始终处于主导地位。小儿初生即开始了自身独立的阴阳平衡，但儿童期间阴阳平衡处于不稳定状态。随着阳气的生发，旧的阴阳平衡被打破，伴随着阴液的补充，又形成了新的阴阳平衡。儿童这种阴阳平衡不断地更迭与替换，构成了儿童期间身体不断生长发育的规律性。女性 14~49 岁、男性 16~64 岁是人体肾气由强盛到衰老前的顶峰阶段，是人的一生中身体最为强壮的阶段，也是人的一生中事业最为辉煌的阶段，故可称为"黄金阶段"。青壮年时期是人体阴阳平衡最好的时期，是人生最为辉煌的阶段，所谓"如日中天"正是这个阶段的真实写照。"太阳体态"

阶段的特点是阴阳平衡处于稳定的状态，可高度概括为"阴平阳秘"四个字。诚如《素问·生气通天论》所云："阴平阳秘，精神乃治。"人体天癸消失殆尽，肾气衰微的老年阶段，阴阳平衡又处于不稳定状态，身体衰老的突出表现在阳气的逐渐衰减上。随着阳气式微，旧的阴阳平衡被打破，紧接着阴液衰减，又形成了新的阴阳平衡。老年人这种阴阳平衡的更迭和替换处于下降状态，正好与儿童正好相反。彰显老年人"夕阳体态"的特点是"阳衰阴消"。"少阳体态""太阳体态""夕阳体态"合并称为"三阳学说"。

3. 首创儿童三种体态与"儿童体质学说"

儿童的身体状况分为健康、亚健康和疾病 3 种状态。健康儿童属于平和体质，阴阳处于相对平衡状态，儿童亚健康体态的突出特点就是一个字"偏"，它既不同于健康儿童的平和体质，也不同于疾病状态的证候，可分 8 种类型。8 种亚健康体质与健康儿童平和体质，共 9 种体质，基本反映了儿童的体质状态。儿童体质辨识的重点是辨清亚健康儿童体质，与疾病状态的证候彻底分开。从"治未病"的高度认识儿童体质，通过"纠偏"及合理的调理，亚健康状态的儿童是可以恢复到健康儿童状态的。儿童体质学说是依据《内经》、钱乙的《小儿药证直诀》、中医基础理论和继承后世医家儿科泰斗刘弼臣教授"调肺学派"等的完整体系，所形成的中医儿科"少阳学派"和"少阳学说"理论体系。

儿童不是成人的缩影，小儿"体禀少阳"，有其自身体质特点。小儿者，一阳也。俗语云"一阳复始，万象更新"。阴者，与阳相伴，依阳而生，伴阳而长。独阳不生，孤阴不长。阴阳互根，相互依存，互相为用。儿之初生，阳之始生，阴随而长，阳生阴长，构成小儿时期身体生长发育的体态特点。基于儿童"少阳体态"的特点，依据五脏证治的流派辨证思想，总结出儿童的 9 种体质特点。

（1）平和质：表现为气血调和，体形匀称，体型健硕，发育正常，面色红润，毛发光泽，目光有神，呼吸和畅，唇色红润，精力充沛，心情愉悦，精力充沛，活泼好动，睡眠安稳，二便通畅。

（2）偏肺虚质：表现为面色偏白而欠泽，落魄失貌，声音较低微，气息偏弱，皮肤容易出汗或干燥，鼻孔偏燥或偶有鼻塞流涕，偶有鼻出血、夜眠打鼾，时感咽喉不适或干痒，胸廓偏平，易反复感冒，时有轻咳，舌质淡，舌苔白，指纹浮红，脉象多浮。

（3）偏脾虚质：表现为面色微黄少泽，失意倦怠，形体偏瘦，肌肉松弛，性情喜静，容易疲乏，懒于运动，口水较多，食欲稍差，偏食，大便偏溏，唇色、舌质、爪甲偏淡，舌体胖嫩，时有地图舌，指纹淡滞，脉象浮缓。

（4）偏肾虚质：表现为面色偏黑而少光泽，志短、骨细而软，身材偏小，毛发少泽，记忆力较差，气息低怯，腿脚偏软，不能久行，喜让人抱，小便偏多，大便偏干，舌胖嫩，指纹色淡或暗，脉沉迟。

（5）偏肝亢质：表现为面色泛青少泽，丢魂失貌，脾气暴躁，性情偏激，任性冲动，固执己见，夜卧欠安，时感口苦，偶有惊惕，或有磨牙，头屑偏多，头发油腻，面红目赤，大便色青，舌质偏青，舌苔薄黄，脉象偏弦，指纹色青。

（6）偏阳热质：表现为面色红赤，性情亢奋，易于激动，活泼多动，嬉笑话多，喜冷恶热，口渴喜饮，鼻干咽燥，口唇红赤，心烦意乱，时有梦话，夜卧不安，扬手踯足，小便短黄，大便偏干，吐舌弄舌，舌质干红，苔黄厚腻，脉数，指纹色紫。

（7）偏阴虚质：表现为形体偏瘦，头发干枯少光泽，眼睛干涩，鼻腔微干，口唇偏干，口燥咽干，渴喜冷饮，时有盗汗，心烦多梦，性情急躁，活泼好动，皮肤干燥，手足心热，小便短黄，大便偏干，午后两颧潮红，舌质红，少津少苔，指纹偏紫，脉象细数。

（8）偏怯弱质：表现为面色多变而少泽，性格内向，懦弱谨慎，缺乏自信，胆小易惊，睡中哭闹，梦中易惊，敏感多疑，畏缩不前，遇事优柔寡断，鼻周泛青，指纹青紫，舌淡苔白，脉多弦细。

（9）特敏质：表现为胎禀不足，素体虚弱，形体瘦弱，面色虚浮少泽，食欲不振，筋骨痿软，容易感冒或皮肤瘙痒，皮肤一抓就红且易出现抓痕，反复皮疹，时打喷嚏，鼻塞流涕，时轻时重，每遇花粉等特殊物质则症状突然加重，甚则危及生命。

4. 首创"湿毒论"用于指导儿童新型冠状病毒肺炎的防治

湿瘟疫毒简称"湿毒"，属瘟疫的一种。湿为阴邪，具有阴寒的属性。毒为阳邪，具有阳热的性质。湿与毒相混，如油和面，胶结一起，故湿毒具有阴寒与毒热并存的双重特性。湿毒比湿热更烈，乃"天地之间别有的一种戾气"，为瘟疫中的一种，具有传染性。而湿热为普通邪气，虽然黏腻难除，但无传染性，区分二者不难。若儿童、成人感受的湿毒为同一种，则成人与儿童症状相似。

湿毒为瘟疫的一种，人若感染之，本应高热，为什么感染初期往往无热，或仅有低热。这是由于具有阳热之性的疫邪与具有阴寒之性的湿邪混合后，制约了湿瘟疫毒的火热之性，湿毒既保留了具有传染的性质，又具有阴寒的特性。因此，人感染后，初期无热，或仅有低热，即便极期，往往热度也不是很高，常表现为身体困倦，周身酸懒，头重如裹，呕恶纳差，胸脘痞闷，大便不调、黏腻不爽。同时，湿毒具有湿热的特性。湿毒犯肺后，可遵循湿热的传变规律，上蒙下流。湿毒上蒙，清窍被蒙，则见头重、头痛、困睡多眠；下流则见小便黄赤、大便黏腻不爽。脾喜燥恶湿，湿易困脾，则身体酸沉多困。湿毒易犯心营，则心胸烦闷不舒、心慌气短，甚者入营，可见嗜睡昏厥。

总之，湿毒侵入，主要犯肺，阻塞气道肺络，宣肃失司，故咳嗽痰黏难咯。湿毒亦可损心、犯脾、侵肝、袭肾，上蒙下流。儿童由于阳气偏盛，因此化热发热较成人明显，但是小儿体质单纯，基础疾病较少，故症状相对较轻，重症病例较少。湿毒性质黏腻，如油和面，一旦染上，则黏腻难祛，潜伏期长，康复起来较缓慢。这就是我们将新型冠状病毒定为湿毒的原因。

5. 首创神、魂、意、魄、志临证辨治思路

以五脏证治为根本，在继承从肺论治的基础上，突出神、魂、意、魄、志论治与从胆论治相结合，温病卫气营血辨证论治与伤寒六经辨证论治相结合，内外兼治相结合的临床医疗特色，初步形成了中医儿科"少阳学派"的理论体系。小儿的神、魂、意、魄、志是形成小儿体质的核心，主导小儿基本生命活动与精神活动，且其与胆关系密切。神、魂、意、魄、志受到损伤常常会波及胆，胆受损伤也必将损及神、魂、意、魄、志，彼此相互关联、影响。若神、

魂、意、魄、志与胆气健壮，则小儿表现为健康体态的平和体质；若受到轻度损伤时，则表现为亚健康体态的偏颇体质；若损伤严重，则表现为疾病体态。故《灵枢·本神》云："怵惕思虑者则伤神，神伤则恐惧流淫而不止。因悲哀动中者，竭绝而失生。喜乐者，神惮散而不藏。愁忧者，气闭塞而不行。盛怒者，迷惑而不治。恐惧者，神荡惮而不收。"对于小儿亚健康体态的偏颇体质，采用温胆与调理小儿神、魂、意、魄、志相结合的方法，往往会收到事半功倍的效果，使小儿迅速康复到健康体态的平和体质。对于小儿疾病体态，采取温胆与神、魂、意、魄、志及其他传统辨证论治相结合的辨证论治方法，往往会明显提高临床疗效，使疾病状态儿童早日恢复到亚健康体态或健康体态。因此，神、魂、意、魄、志的辨证论治方法既是古老的辨证论治理念，也是一种全新的有待进一步开发利用、发扬光大的辨证论治体系。其用于调理小儿亚健康体态的偏颇体质和辨治小儿疾病体态的各种疾病，均有良好的临床疗效，应予广泛推广应用，从而使古老的神、魂、意、魄、志的临证辨证论治理念焕发青春，造福广大的儿童与其他人群。

6. 首创"调志论"，创新解读《素问·四气调神大论》养生观

四季养生的要点归根结底，就是要调好"志"，通过生志、长志、收志、藏志，达到调志的目的。春季养生的核心是"以使志生"；夏季养生的核心是"使志无怒"；秋季养生的核心是"使志安宁"；冬季养生的核心是"使志若伏若匿"。人体要随四季变换、气候改变，通过调整好生活作息规律，通过调志达到调神的目的。只有调好"志"，使精神愉悦，才能增强体质，夏能耐热，冬能耐寒，使人体能够适应四时气候变化，保持身体健康、少生病或不生病的健康体态。此为《素问·四气调神大论》四季养生的核心思想。《黄帝内经》的这种养生调摄思想，不但适用于成人，同样也适用于儿童。

7. 合创《徐氏小儿按摩经》与"洗髓操"的康体理论

徐氏摩按法，提出了"轻摩以调其五脏六腑，重按以理其肌肉筋脉"的按摩理论。平喘摩按法是轻摩于穴位，通过皮部、经络调节患儿的营卫气血、脏腑功能，达到调和脏腑功能，恢复小儿阴阳平衡目的的方法，在治疗哮喘上有其独特的优势和特点。徐氏摩按法与康体"洗髓操"相配合，可强身健体，疏

通经络。

操作步骤：第一步，双手下垂，双腿并拢，调整好呼吸。第二步，双手上举，掌心向前，头身向后仰，随即头身向前下俯，双手尽量向足背下垂。如此反复数次，量力而行。第三步，双手上举，掌心相对，头身先向左侧弯，然后再向右侧弯。如此反复数次，量力而行。第四步，双手前置下垂，如柳枝被风吹拂，轻松左右摇摆。此操老少皆宜，反复十数次，可作为调理动作练习。

（二）医疗特色

擅长治疗小儿肺系之过敏性鼻炎、腺样体肥大、慢性咳嗽、反复感冒、哮喘、儿童闭塞性细支气管炎、小儿肺炎，脾胃系之厌食、腹泻、重症肌无力，心系之病毒性心肌炎、紫癜，肝系之儿童多动症、抽动障碍、睡惊症、紧张状态、自闭症、焦虑症、癫痫、睑板腺囊肿，肾系疾患之小儿肾炎、肾病、小儿生长发育迟缓等病证。

1. 加味芎蝎散治疗咳嗽变异性哮喘

首提"肺风咳嗽证"，认为其病因病机为外感风邪，内犯于肺，风盛生痰，形成风痰，黏阻气道，闭阻于肺，导致肺失宣肃，形成肺风咳嗽。胶痰内伏是其主要的病理基础，感受风邪是其发病的主要诱因，风痰阻肺是其主要病理机制。治宜祛风化痰（原方来源于宋代陈文中的《小儿病源方论》），方中川芎活血行气，全蝎搜风通络以散肺风，共为君药；桃仁、当归活血祛瘀，为臣药；芦根清肺矫味，白前与五味子止咳，为佐药；细辛、荜茇、半夏温肺化痰，为佐使之药。全方共奏活血祛风止咳之效。正所谓"治风先治血，血行风自灭；止咳先祛痰，痰去咳自止"。

2. 小儿闭塞性细支气管炎

小儿闭塞性细支气管炎属于中医儿科临床疑难杂症，根据其发病的主要症状，属于中医学"喘证、马脾风、肺胀"等范畴。本病病因分为内因和外因，内因责之于小儿肺、脾、肾三脏不足，正气虚损，肌松骨弱；外因责之于外感邪气，外邪侵袭肺卫皮毛，耗伤正气，引动肺络伏痰发病。小儿正气不足，痰饮留伏是本病的病理基础。其治疗原则为辛开苦降，方选小苦辛汤和五虎汤加减而成加味小苦辛汤，以调畅气机、清热涤痰、止咳平喘，使正气得复，邪气渐去，肺之宣肃功能恢复正常，则其病可愈。方中炙麻黄味辛、微苦，性温，为肺经专药，善开泄腠理而发越阳气，具有发汗解表、宣肺平喘之功，为君药；杏仁味苦，性微温，归肺、大肠经，具有止咳平喘、润肠通便作用，与麻黄相配伍，一宣一降，可增宣降肺气、止咳平喘之功；细辛辛温香燥，通达内外，外助麻黄解表宣肺，内能与干姜、半夏温散水饮，燥湿化痰；杏仁、干姜、半夏、细辛共助麻黄舒肺郁、宣气机、化痰平喘，为臣药；生石膏辛甘大寒，用量大于麻黄，可使麻黄宣通肺气而不助热，且兼有透热生津之功效；黄芩、黄连味苦性寒，清热燥湿，泻重伤二焦之实热，又能兼制干姜、半夏温燥助热，共为佐药。本方辛温苦降，寒热并用，宣降相施，共奏调畅气机、清热涤痰、止咳平喘之功，体现了"治痰贵在治气，气顺则痰饮自消；止咳先祛痰，痰去咳自止"之意。

3.儿童腺样体肥大

儿童腺样体肥大应归属于丹溪"痰夹瘀血，遂成窠囊"之说"痰证"范畴，是气滞和痰阻相互为患，基本病机为邪羁、气滞、血瘀、痰结。"痰之所生，非独脾也，其他脏腑功能失调亦可生痰"，而"肺主一身之气，气为血帅，血为气母，气行则血行，气滞则血瘀，气滞血瘀皆可生痰为患"。邪气内羁，患儿一身之气机失于平衡，升降浮沉失调，气血运行不畅，痰瘀伴生，上郁于鼻腔，郁结成囊，导致腺样体肥大。故治疗应用清腺方加减以祛邪、理气、化瘀、祛痰、散结。方中蒲公英、金银花清热解毒驱邪，为君药；炙麻黄、莪术宣肺理气、化瘀消积，为臣药；川贝母、山慈菇化痰散结，桂枝祛湿化饮散结，共为佐药；炒栀子祛邪清鼻，炙麻黄宣肺通鼻窍，共为使药。

4.小儿抽动症

小儿体禀少阳，具有"肝常有余，脾常不足"的生理特点，本病病变部位在肝，与脾、肾关系密切，病机风扰痰动，属本虚标实，以脾虚或肾虚为本，风痰阻络为标。"诸风掉眩皆属于肝""抽动责之于风，秽语责之于痰"，故治疗以息风化痰为大法，善用虫蛇类药息风止抽动，如全蝎、蜈蚣、蕲蛇、乌梢蛇、白花蛇等；善用金礞石、青礞石、清半夏、天竺黄、胆南星等化痰除怪声，配合钩藤、络石藤、石楠藤等藤类药物以增强息风效果；病程日久，伴有脾虚肝亢者，亦扶土抑木，息风止抽，方用白术散加味；风、痰在本病的发生过程中占有非常重要的地位，既是病理产物，也是致病因素，对于顽固性的抽动可选用青礞石去老痰；临床观察发现抽动症反复发作多与感冒、精神刺激、食用海鲜等发物、劳累等引发肝肺升降失调、风痰横窜经络有关，此时恢复肝肺平衡、息风化痰成为其治疗关键，采用从肺论治与从肝论治相结合，通过祛邪调肺，平肝息风，使"龙虎回环"、气血调和，达到治疗目的。

5. 从胆论治夜惊病

夜惊在古代文献中的记载多见于小儿"夜啼""客忤"的范畴。夜啼是儿科的常见疾病，一般认为多属脾寒、气滞，心热、惊恐所致，隋朝巢元方在《诸病源候论》中正式提出了"夜啼"这一病名，并提出夜啼的病因为"小儿夜啼者，脏冷故也"。因胆主十一脏腑，若胆气虚寒，可波及心、肝、脾、肺、肾等脏器。所谓的"胆寒证"是源于孙思邈在《千金方》中提出的"大病后，虚烦不得眠，此胆寒故也"。惊恐伤神为小儿夜惊发病的外因，而胆虚神怯为夜惊患儿常见的发病内因。胆者，中正之官，决断出焉，故以柴芩温胆汤为主方治疗小儿夜惊，从调胆入手，壮其胆气，以达到和解少阳、温胆宁神、安五脏的功效。在临床中用方遣药时常加入蝉蜕、钩藤、酸枣仁。蝉蜕味甘、性寒，入肺、肝经，可疏散风热，祛风解痉；钩藤味甘、性微寒，入肝、心包二经，可息风止痉，清热平肝；酸枣仁味甘、性平，入心、脾、肝、胆经，可宁心安神，养肝敛汗。诸药合用，未有多余滥用之弊，共奏和解少阳、温胆宁神之效。

6. 清肝健脾治疗睑板腺囊肿

睑板腺囊肿为小儿常见的眼部疾病，又称霰粒肿，中医称之为胞生痰核，又名"疣病""脾生痰核"，是指胞睑内生硬核，触之不痛，皮色如常的眼病。西医治疗本病以手术刮除为主。本病与肝关系最为密切。小儿体禀少阳，生理处于"肝常有余"的状态。目为肝之窍，若家长娇宠过度，则会造成小儿情绪急躁、易激惹，导致肝疏泄功能失常，少阳枢机不利，气郁化火，肝经有热，循经上犯，熏灼目胞，则胞络瘀阻、凝结成核。故治以清肝泻火、散霰消肿、健脾化痰，临床用药以薏仁、蒲公英、川贝母、菊花、桑叶、密蒙花、木贼草、桂枝、莪术、穿山甲、煅牡蛎、芦根为基本方。本方重用蕤仁，专入肝经，为清肝明目之要药，用于治疗各种火热性眼疾，疗效突出，为君药。本方通过清肝健脾，改善机体内环境，从而防止本病的反复发作，但若治疗不及时或不恰当亦可对小儿眼部外观或视力产生影响，因此还应积极治疗。纯中药治疗本病安全性高，在临床实践中也收到了良好的效果，能避免患儿手术的风险，为小儿睑板腺囊肿的保守治疗提供了新思路。

7. 徐氏小儿摩按法的主要特色之一是"摩挲"

"摩"是抚摸，"挲"是用手轻轻按着，一下一下地移动。"摩挲"是用手轻轻触及皮肤移动。摩挲手法适用范围广，可以应用的部位很多。此法在总结前人的基础上，突出"轻摩"为主，提出"重按理其筋膜肌肉，轻按调其五脏六腑"。人体脏腑、皮肉、筋骨、四肢百骸的生理功能是以气血为物质基础的，而气血是通过经络运行转输于全身各组织、脏器的，用轻摩手法于体表一定部位或穴位，可通过经络的传导起到调整气血与脏腑的作用，发挥人体的调节功能，使气血运行通畅、脏腑调和、阴阳平衡，以达到防治疾病和康复机体的作用。摩挲手法突出轻柔、快速的特点。轻，是指手刚刚接触到皮肤；柔，是指手在皮肤表面轻轻摩挲。手在皮肤摩挲的速度为 100~150 次 / 分钟。本法是一种治疗儿童哮喘的非药物疗法，对于缓解儿童支气管哮喘急性发作、增强体质、减少发作频率和时间、减少发作次数，疗效肯定，能极大缓解患儿及家长痛苦，减少家庭、社会负担。

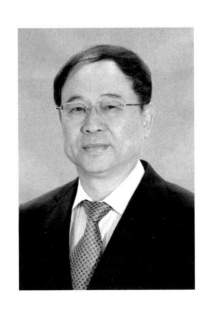

奉献儿科　　无怨无悔

山西省中医院主任医师，硕士、
传承博士生导师

宋明锁

宋明锁，男，1954 年出生，河南林州市人。山西省名医，山西省优秀专家，山西省中医院主任医师（原儿科主任），第五、六批全国老中医药专家学术经验继承工作指导老师，传承博士生导师，中国中西医结合学会理事，山西省中西医结合学会副理事长、秘书长，中国中西医结合学会儿科专业委员会常委，中华中医药学会儿科专业委员会常委，山西省中医药学会儿科专业委员会主任委员。从医 40 余年，把全部精力投身于中医儿科的临证实践中。在长期的临证过程中，逐步形成了"治热病重气分，疗杂病调脾胃"的学术风格。先后参编《医苑英华》《甲子回眸》《中医肠疗》等著作；撰著《宋明锁儿科临证汇讲》《宋明锁儿科临证汇讲（增订版）》《宋明锁小儿脾胃病学》等学术专著。

医家简介

学医之路

1954 年 7 月，我出生于山西省太原市，1976 年毕业于山西中医学校（现山西中医药大学），从事中医临床、教学、科研工作 40 余年。我从业经历的绝大部分时间奉献给了中医儿科事业，由于几十年如一日的坚持临证、不断实践，整日与儿科临床打交道，很少有机会排除干扰，总结自己的学医之路。也就是在最近十余年，我把很大一部分精力投入到术业传承、带教学生之后，才逐渐对我的学医之路展开了认真的回忆和思索。时光荏苒，岁月如歌，我曾经感慨"风风雨雨岐黄路，痛并快乐四十年"。一路走来，有挫折、坎坷，更有收获、幸福，我矢志不渝地坚持走中医儿科临床之路无怨无悔，从临床中体会、从教学中感悟，精勤不倦收获良多。

一、少小结缘　独立选择

儿时的一次就医经历，让我与山西省中医院结下了不解之缘。1960 年，我不幸患上了急性肾炎，虽然家人找西医院积极治疗，但效果并不如人意，最后急性肾炎迁延成了慢性肾炎，遂就诊于山西省中医研究所（现山西省中医院）。当时为我诊脉看病的是中医内科的王雅轩医生，主治医生是黄文传，经过近半年的精心调护，我的慢性肾炎竟奇迹般痊愈了。

我从小喜欢读书，不论身处什么年代、从事什么工作、居于什么环境之下，自己热爱读书的习惯从未改变。这个从小养成的习惯，也让我受益终身。因为坚持读书学习，所以基础比较扎实。1974 年，国家有工农兵学员进校学习的机会，我有幸成为国家继续培养的对象。在面对太原理工大学、山西大学、同济大学等百年老校的选择时，单位领导王振之一句"不为良相则为良医"的话，触发了我对学习中医药专业的憧憬，也就是在那一刻，我决定投身中医药事业，并被单位推荐到山西中医药大学学习，从此步入了崭新的学医历程。

事实上，山西中医药大学是一所有着悠久历史的专业学校，20 世纪 70 年代中期拥有徐生旺、赵春娥、曹培琳等全省，乃至全国优秀教师。上学期间，我接触到了梦寐以求的中医经典，于是所有阅读过书籍的空白处都记满了心得体会。实习期间，医院虽小，但带教老师却是当时各大医院的高年资医生，而且基层危急重症比较多，因此有很多亲自动手的机会。特殊的年代提供了特殊的机缘，这些宝贵经历为我打下了全面的临床实践基础。

二、名师传承　受益终身

1976 年毕业时，因为当时专业技术人员断层现象比较严重，加上校领导韩忠先生专门为我写了推荐信，我顺利地进入太原市中医研究所（现太原市中医医院）内科工作。在这里，我结识了影响我一生的老师郝玉明先生。

郝玉明老师也是河南林州市人，1964 年毕业于山西医学院医疗系，其父亲是当地有名望的中医。在临床中，他能把中西医非常明确分开的同时，又可以做到取长补短、中西互通。郝先生善于独立思考，在实践中宏观辨证与微观辨病相结合，对消化系统疾病颇有研究，在治疗一些疑难杂病方面也常有奇效。从我进入医院的第一天，就开始了跟随郝先生的住院医生活。

1982 年，在国家大力发展中医、西医、中西医结合三支力量，支持中医复兴的背景下，我被单位领导选调至儿科，并有幸跟随"山西小儿王"张刚老先生抄方学习。张老出身贫寒，16 岁进清徐崇德堂药店学徒，并跟从当地名医李华池先生习医。他聪明好学，善于总结，因此进步很快，20 世纪 40 年代初，他便悬壶于太原天中药房，并有机会与李翰卿、时逸人二老同堂坐诊。1959 年，张老被聘至太原市中医医院儿科工作。他为人正派，谦虚自爱，不骄不躁，平易近人，年近八旬时，每日应诊不下 60 人次，因其医德高尚，医术入神，深受各界好评，被誉为"儿科圣手""山西小儿王"。

张老临床经验丰富，对小儿肺炎喘嗽、腹泻、厌食、肾炎等多种疾病均有独特疗效。他一生总结有效方剂 60 余首，其中像肺炎Ⅱ号方、藿香乌梅汤、加味柴胡汤等 10 余首经典效方，在省内中医儿科界广为流传，堪称儿科之

"金方"。同时，工作期间先后在《山西医药杂志》发表《治疗小儿慢性消化不良的体会》《治疗小儿病杂谈》《调理脾胃在儿科常见病中的应用》等文。

在儿科疾病的诊断方面，张老尤重舌象，认为小儿言语不能通，就诊时容易哭闹叫扰，很难配合，脉象指纹常常失去真实性，故必须看舌象，因为舌象可以决定疾病之性质，"脏腑有病，必见于舌，脾胃有病在舌苔的表现上更为明显，所以尤必辨舌"。他还说："小儿可以通过握手分辨表里，手心热属有里热，手背热属于外感，但临床单纯手背热者甚少，说明小儿没有内热就不容易患外感，手心手背都热者为内热外感。"

在小儿用药原则上，张老倡导稳、准、狠的原则。在具体用药上，治疗实证时善用槟榔、大黄，张老认为如果会用大黄，中医可以解决很多急证、重症，大黄虽猛，但走而不守，无副作用，是治病之要药。这一点，也造就了我在治疗小儿热病过程中重视下法，敢用、会用、擅用大黄的直接原因。治疗虚证时善用乌梅、山药、北沙参，因为山药味甘性平，为滋补脾阴之佳品；乌梅味酸性平，敛肺涩肠，杀虫止痛，生津止渴；北沙参可以养阴清热。三药合用有养脾阴、益脾气作用，为儿科之良药。张刚先生的"调脾清热汤"治疗小儿脾阴不足、低热难已之证疗效确切。20 世纪 90 年代初期，我在此方基础上开发了院内制剂——厌食灵冲剂，之后更对此方不断完善，最终发展成为现在基本定型的调脾养阴汤。

通过不断的学习，我逐渐继承了张老的治学方法、学术思想、临床经验。同时，在这个时期又将阅读古籍的注意力转向了《医宗金鉴·幼科心法要诀》《小儿药证直诀》《幼科发挥》《片玉心书》《育婴家秘》等儿科专著。因为先后跟随两位中医临床名家侍诊学习，我从中汲取了无尽的知识和智慧，深切体会到，中医要发展，师承是关键。

三、吸纳各家学说精华

从 1978 年开始，我承担太原市西医学习中医班、中医学徒班及各类学习班中医基础理论、金匮要略、中医儿科学等课程的教学任务。为了更好地完成相关教学任务，我遍览群书，系统温习了中医经典及临床各家学说。

张仲景的"勤求古训，博采众方"的确是至理名言。仲景方中包含着若干首儿科方剂，如小儿疳虫蚀齿方、救小儿卒死而吐利不知是何病方等，但仲景之书更能启迪思维之处不在于此，而是即便治疗外感伤寒的《伤寒论》方剂中，也时时处处体现着注重脾胃的思想。因此，我在治疗小儿杂病时特别强调时时顾护小儿胃气，正气不足要从脾论治，临床获益良多，实由经典悟来。

宋代钱乙的《小儿药证直诀》继承《内经》《难经》、仲景等学术成就，确立了儿科五脏辨证纲领，善用清凉，注重脾肾，巧裁古方，勇创新方。金代李东垣强调人以胃气为本，认为脾胃是元气之本，为机体气机升降的枢纽，提出"内伤脾胃，百病由生"。

明代万全提出阴常不足，阳常有余，肝常有余，脾常不足，心常有余，肺常不足，肾常不足，即"三有余，四不足"的小儿生理病理学说，同时认为"脾胃壮实，四肢安宁，脾胃虚弱，百病蜂起。故调理脾胃者，医中之王道也；节戒饮食者，却病之良方也"。明代张介宾《景岳全书》中的"小儿则""麻疹论""痘疹诠"，认为小儿病证的病因较成人单纯，指出其病理特点为"脏气清灵，随拨随应，但能确得其本而撮取之，则一药可愈，非若男妇损伤，积痼痴顽者之比"。

清代叶天士的《温热论》建立了卫气营血温病辨治体系。《幼科要略》对小儿春、夏、秋三时温病，以及痧痘惊疳四大证的证因脉治详加阐述，丰富了温热学说的学术内容，此外，还强调小儿阳常有余、阴常不足的生理特点。清代杨栗山的《伤寒瘟疫条辨》将刘河间治疗热病"表里双解"的学术思想引入温病理论体系中，将"陪赈散"更名为"升降散"，提出升清降浊的理论。

近代医家江育仁提出了"从热、痰、风治疗暑温""脾健不在补贵在运"等学术观点。王伯岳先生指出，调脾胃须从脾胃的生理病理特点入手。小儿脾胃的调理需要特别注意祛邪（泻实）和扶正（补虚）的关系，只有做到攻不伤正、补不碍滞，才能真正起到理脾助运的目的。

1983 年《山西中医》创刊之际，总编崔天悦先生曾多次邀请我参与《山西中医》的筹建工作。崔天悦在主持《山西中医》工作之前，曾是《山西医药杂志》的资深编辑。因为工作上的联系，崔编辑在任职《山西医药杂志》期间，已与我相知相识。友朋之邀，盛情难却，我也有幸在《山西中医》起步初创阶段与诸位同仁度过紧张而有意义的1年多时间。为了得到全国中医药名家对《山西中医》创建的支持，我实地拜访了全国各地的名医耆宿。在这个过程中，我结识了许多临床大家、学术权威，他们严谨广博的学识素养、平易近人的处世风格给我留下了深刻的印象，如王伯岳、董德懋、耿鉴庭、刘渡舟、赵绍琴、方药中、王绵之、刘弼臣、刘介民（中国医学科学院阜外医院原中医科主任）等。这些德艺双馨的老学者、老专家，此后大都被聘为《山西中医》的顾问，有些专家还曾为《山西中医》杂志赐稿。应当说，当代各家学者的治学方法、学术风格和儒雅风度，自然而然也成为我成长路上无比珍贵的精神财富。

读书是我的生活习惯，博学、审问、慎思、明辨是我读书时坚持的一贯原则。虽然身为儿科医生，但我一直都是以全科医生的高度来要求自己。小儿不是成人的缩影，然而儿科所涉病种繁多，却是名副其实的"小全科"。唯有多读书、多临床，才能提高疗效，解除患儿病痛。拘泥于教材，教条于经典是不可行的。除了多读书，还要坚持勤实践，时时保持一种独立思考和临床验证的自觉和严谨，在读书、实践的过程中，也绝不能停歇思考的脚步。因为理论、实践是一个反复循环、不断提高的过程，要不断总结临床经验，包括失败的经验，从中取得教训。正反两方面的经验积累多了，临床水平自然就提高了，对理论知识的感受也就深刻了。如我在探索治疗小儿反复呼吸道感染的实践中，逐渐认识到患儿反复感染的根源是正气虚，而正气虚与脾胃功能失调有着密切的关系，所以提出了治疗反复呼吸道感染应以调脾扶正为主的学术观点。

四、重视传承　帮扶带教

我一直认为，只有一个人的成功不是真正的成功。要有一个学术团队，有共同的学术目标，共同取得学术进步，才是真正的事业成功。近些年，我在学术传帮带教工作上投入了很大的精力，我对于学问从不保守，临床上总是把自己的心得体会、经验方剂和盘托出。因此，跟随门诊抄方、侍诊，甚至是私淑学方的学生比比皆是，难以细述。

从 2012 年开始，我先后被评为第五、六批全国老中医药专家学术经验继承指导老师、硕士生导师、山西中医药大学傅山学院实验班导师、山西省医疗联合体指导老师。在学术团队组建渐趋完备的背景下，积极展开师生之间频繁高效的教学互动，不断地思考问题、提出问题、解决问题，这些学术思想的交流切磋，使我的学术理念得到了不断的完善和升华，并且取得了若干有意义的突破。如 2019 年 12 月 27 日获得的"胡黄连提取物香草酸的新用途"国家发明专利，就是在与学生切磋、探索、实践、实验的过程中产生的学术成果。

学术撷要

一、治发热重气分兼顾脾胃

发热是指体温高于正常标准的病证，可见于多种急慢性疾病。引起小儿发热的原因很多，根据感邪性质的不同，可分为外感和内伤两大类。小儿脏腑娇嫩，形气未充，卫外不固，抗病能力低下，相对于成人来说，易感受外邪，因此，外感是小儿发热最常见的原因。小儿脾常不足，肠胃脆薄，且乳食不知自节，若伤于乳食，致脾胃运化失司，升降不调而成积滞，积滞郁久化热，热蒸于内，则患儿可出现夜热、腹部灼热、手足心热等伤食发热的症状。脾胃为后天之本、气血生化之源，脾胃受损，生化乏源，则很容易引发气血阴阳失调，继而百病蜂起。因此，相对于气血虚损、阴阳不足来说，乳食所伤在内伤发热中更为常见。内伤、外感与发热等因素之间，常常互相影响，如乳食内停，积热不化，小儿抵抗力下降，则易感受外邪，从而引起发热。外感发热时，邪气困脾，影响脾胃运化，或治疗时用药太过苦寒致脾胃虚弱，则易饮食内停。因此，万全在《片玉心书·慈幼微心赋》中也指出："肠胃脆而多伤乳食，筋骨嫩而易感风寒，易虚易实兮，变如反掌。"由此可见，发热为小儿患病时的常见症状，且多为外感六淫或内伤饮食引发。

1. 治发热重气分证

小儿之疾，化热最速，其燎原之势，瞬息即成。气分证是温热病发展过程中的一个重要阶段，其病变部位广泛，涉及病种较多，可见于多种急性传染病和感染性疾病病程中，在儿科尤为多见，且往往病势较重，稍有不慎易造成流连不解或内传营血而出现凶险病变。《温病条辨·解儿难》中指出："邪之来也，势如奔马，其传变也，急如掣电。"因此，小儿温热病气分证阶段的治疗十分重要。从药物来看，清气之药力量强大，可直挫邪热；从体质上来说，机体正气尚存，借助药力可祛邪外出。此期一过，正气渐衰，再用清气之药，恐使正邪俱伤，故气分阶段是治疗温病小儿发热的关键时刻，对疾病的转归、预后有着至关重要的影响。

气分证是温病卫气营血辨证的重要阶段，其形成大致有以下几种情形：一是邪在卫分未解，化热入里，传入气分；二是温邪径入气分，如暑温初起，则可见阳明气分热盛；三是伏邪内郁自气分而发，如春温初起；四是温邪由营血分转出气分，趋向好转。气分证属邪气亢盛，正气奋起抗邪，正邪交争剧烈，呈现一派阳热亢盛之象，为里热实证，有一举祛邪外出之势，但由于病邪性质的不同、传入脏腑部位的不同、小儿体质因素的不同，且每多夹杂痰饮、食滞等为患，故气分证表现往往复杂多样。儿科常见热在气分证的辨治如下。

（1）邪热壅肺证：为儿科最为常见的气分证之一，其发病多因小儿患外感卫分表证不解，内传入里，邪热壅遏肺金所致。主要临床表现为高热汗出，咳嗽喘促，痰黄黏稠，面赤唇红，烦躁口渴，大便秘结，舌质红，苔黄，脉数而有力，乳婴儿指纹色紫，多达气关。本证可见于小儿肺炎喘嗽等肺部感染性疾患。治法以清热宣肺、开闭定喘、化痰止咳为主，方用清肺定喘汤（组成：生石膏、炙麻黄、杏仁、桑白皮、黄芩、连翘、苏子、胆南星、天竺黄、大黄、枳壳、焦槟榔、炒莱菔子、地龙、僵蚕、甘草）加减治疗。方中炙麻黄、杏仁、生石膏、甘草即《伤寒论》宣肺开闭以治喘的麻杏石甘汤原方。此方对邪热壅肺证尚轻浅者足以应对，但对证情复杂、病势汹汹者力有未逮，故加僵蚕、地龙解痉平喘，川贝润肺止咳。而余药则是常用验方清肺化痰汤中的组成部分。其中桑白皮甘寒、性降，主入肺经，清泄肺热，化饮平喘；黄芩苦寒，善清肺泄热；连翘性味苦寒，清热解毒；胆南星、天竺黄清热豁痰，凉心镇惊；紫苏子味辛性温，质润不燥，利膈消痰降气。诸化痰之药合用，合进并击，祛除病邪。大黄通腑泄热，祛积消滞；枳壳理气宽中，化滞消胀；莱菔子消食除胀，降气化痰定喘；焦槟榔消积导滞，缓泻通便。四药合用，开通胃肠，畅中下二焦之积滞，以祛上焦之肺实郁热，体现"肺与大肠相表里"之中医学理论。甘草调和众药。全方共奏清肺化痰止咳、畅表通腑泻浊之功。诸药合用，痰热清、肺窍利、腠理开，则高热可散、咳喘可定。临证时大便干结者，重用大黄、枳壳，加瓜蒌；痰多壅盛者，加葶苈子；痰黄黏腻不易咯出者，加鲜竹沥、鱼腥草；高热或喘促明显者，加羚羊粉；肺胃热盛，咳甚则呕恶者，加栀子、香橼。

（2）热灼胸膈证：心居胸中，胃连膈间，胸膈有热则容易出现火热扰心和中焦积热的证候，表现为高热烦躁，哭闹不安，口渴唇红，齿龈红肿，咽喉溃烂，大便秘结数日不行，舌质红，苔黄厚。本证多见于急性上呼吸道感染，如急乳蛾（急性扁桃体炎）、喉痹，还可见于皮肤黏膜淋巴综合征、发颐（化脓性腮腺炎）、牙痛（牙周炎）、唇风（急性唇炎）及部分传染病，如烂喉痧（猩红热）、痄腮（流行性腮腺炎）、流行性脑脊髓膜炎等的某一阶段。由于病在中、上二焦，治疗当以凉膈通腑，清气泄热，方用凉膈清气液（组成：生石膏、黄芩、连翘、栀子、玄参、牡丹皮、赤芍、僵蚕、蝉蜕、大黄、枳壳、焦槟榔、炒莱菔子、甘草）加减。高热持续不退者，加羚羊角粉；大便秘结呈球状者，加玄明粉；咽喉、扁桃体化脓严重者，加桔梗、天竺黄、冬瓜仁；苔白腻者，加滑石；苔白厚者，加天竺黄、石菖蒲；齿龈红肿者，加黄连、生石膏；化脓性腮腺炎者，加冬瓜仁、鱼腥草；流行性腮腺炎者，加浙贝母；淋巴结肿大者，加猫爪草、夏枯草、牡蛎等。

（3）热入阳明证：阳明包括胃肠，位居中焦。温邪化热入里，由上焦肺卫胸膈向下顺传中焦。热入阳明，传里入胃，出现壮热面赤、汗多烦渴、喜冷饮，脉洪大者，属阳明热盛，此时用白虎汤加减微辛透泄，既可清热保津，又可使邪热从表外泄。如热邪由胃到肠，出现腹胀便秘、烦躁不安、舌干唇燥，属阳明热结，火热上炎，有燎原之势，即应通腑攻下使邪热下泄。从临床实践看，小儿温病单纯典型的阳明热盛（经证）与阳明热结（腑证）都比较少，而多数临床表现为经腑同病，此时常用验方调脾承气汤（组成：藿香、栀子、生石膏、黄连、牡丹皮、陈皮、苏子、枳壳、焦山楂、焦槟榔、大黄、甘草）加减，大便呈球状者可加玄明粉，以清脾通腑泄热，脏腑同清。

2.治发热兼顾脾胃

由于小儿脾常不足的生理特点，其消化系统未臻完善，脾胃运化功能尚未健全，但机体生长发育旺盛，对营养物质需求很大，加之寒暖不能自调，饮食不能自节，所以外易为六淫所侵，内易为饮食所伤，均能影响脾胃运化。在治疗时各种苦寒药物、抗生素的使用均可致使脾胃虚之又虚，因此治疗小儿外感六淫、内伤饮食所致的发热时，要特别注意小儿生理、病理特点，时时顾护脾胃，不可伤及后天之本而生后患。我从临床实践出发总结出表里双解、擅用下法、中病即止、病后调理等四个临证关键点，供大家参考。

（1）表里双解：近年来，生态环境破坏污染严重，全球气温普遍转暖；饮食污染严重，环境激素摄入过多；不少患儿家长缺少科学育儿知识，过多强调营养价值，饮食结构不合理，忽略了营养平衡，过食甘甜、厚味、煎炸之品，久而久之，小儿体内热毒蓄积过多，体质逐渐化热的趋势越来越明显。因此，很多小儿感受风寒后，常常在卫分阶段有短暂的风寒表证过程，大多很快就会化热入里进入气分，表现出阳热亢盛的里实热证。小儿时期由于脾胃功能不足，感受外邪后多兼夹积滞，更多的是先有积滞，抵抗力下降，感受外邪，因此治疗小儿外感发热时，要使用表里双解法，在解表的同时，兼顾乳食内停、积热不化的病理因素，辅以清里热、通腑实之法，特别是伴有高热者，往往能够取得很好的疗效，明显缩短病程。银黄双解汤（组成：金银花、黄芩、连翘、芦根、薄荷、牡丹皮、僵蚕、蝉蜕、大黄、枳壳、焦槟榔、炒莱菔子、甘草）是我自拟常用的表里双解方。该方是以银翘散合升降散为基础加减而来的。方中除金银花、连翘等辛凉解表之品外，加黄芩以清里热。针对小儿每以食滞后易外感，或外感多兼夹食滞，加枳壳、焦槟榔、炒莱菔子等消积化滞之品。另外如清肺化痰汤、凉膈清气液等方中都体现了表里双解之意。

（2）擅用下法：对于小儿发热者，尤其是高热时，不仅要使用清法，还要会用下法、消导法。特别是下法，根据具体病情、小儿年龄、体质来使用，临证时辨证准确，有的放矢，每获奇效。前人尝言"儿科不擅用下法难以治大证"，此语或有宽泛之嫌，但"儿科不擅用下法难以治热证"却是实在之言。泻下、通下可以是目的，但大多数情况只是一种手段。我认为下法需与其他手段配合使用，以达到祛除邪气的目的。如与祛湿利胆药同用，可以治疗黄疸病；与解表药同用，则是表里双解之法；与清热药同用，则是清下之法。用下法的目的是祛邪，邪去即正安，故祛邪即扶正。

下法的使用，主要体现在用下法以去积、以撤热、以和之。①下法以去积：《素问·痹论》云："饮食自倍，肠胃乃伤。"而小儿饮食往往不能自节，陈复正在《幼幼集成》中指出："若饮食失节，寒温不调，以致脾胃受伤，则水反为湿，谷反为滞。"因此，小儿内易为饮食所伤，感受外邪时，也多夹痰夹滞。另外，饮食积滞不仅仅是一个疾病，还是其他疾病重要的病理因素，而且积滞日久，往往会产生化热的倾向，使病情急剧恶化，继而引发呕吐、腹泻、厌食、疳证等。因此，治疗积滞，且有化热之势时，不仅用消食导滞之法，还常用下法以去积。②下法以撤热：小儿积滞日久化热，热邪弥漫，很容易变生他症，而在外感热病中，也需要给邪以出路。这种情形选用下法以撤热时，不必拘泥肠中是否有燥屎，只要大便不溏泄者即可。这种处理方式非但不会产生引邪入里之弊，反而会缩短病程、增强疗效，很快热退病愈。③下法以和之：下法在儿科临床中使用的范围，不仅仅局限在温热病中，诸如梦魇、癫痫、夜啼、口吃、呕恶、唇炎、风湿热、手足口病、川崎病、过敏性紫癜、厌食等，兼有痰瘀宿食或有热邪弥漫者，合理使用下法，以调和脾胃、调和气血、调和阴阳，也都可以取得满意的疗效。

（3）中病即止：虽然下法在儿科中应用范围极广，但也存在停用、慎用和忌用的一般性原则。临床过程中，一定要时时谨记使用下法中病即止的原则。对于素日体虚的患儿，一定要注意把握分寸，攻下适度，气虚者兼以益气，阴虚者顾护津液，兼有食积者佐以消食化积药，如焦山楂、炒莱菔子等。尤其是从未服药的乳婴儿，对于药物的敏感性极高，治疗时不可过用苦寒，否则病证容易由实证转为虚证，阳证转为阴证。对于体质较壮实的患儿，在通腑泄热时，也要以"中病即止"为原则，凡用药后大便2~3次即可。然而这种度的把握，有时候只可意会难以言传，只有多临床、多实践才能做到心识锱铢、恰到好处。孙思邈在《备急千金要方》中说："有热不可大攻之，热去即寒起。"这可能说的就是这个意思。儿科用药第一重要的就是安全。因此，在选用泻下药时也一定要谨慎，多留意药物现代研究中关于中药毒副作用的报道。从安全角度考虑，尽量避开有可能给患儿带来不良影响的药味，如番泻叶、芦荟以及重金属成分类中药，临床中尽量不选用。

（4）病后调理：热为阳邪，极易伤阴，小儿脾常不足，往往病后脾胃功能失调，加之退热之品多为苦寒，此时脾胃都有不同程度的受损，所以热退邪祛即须调理其脾胃，使后天得以迅速恢复。此时要灵活应用调脾八方，可在调脾益气汤、调脾和中汤、调脾养阴汤等方中略加祛邪之品，使生化之源不竭，抗病能力增强，扶正不留邪，祛邪不伤正，邪去正安，免生后患。

二、治疗杂病以脾胃为枢纽

脾胃学说，是历代医家长期发展的结果。脾胃属土，位处中焦，为水谷之海、气血生化之源。同时它是全身气机升降的枢纽，是维持人体生命活动的重要器官。明代著名医家张景岳曾言："脾属土，土是万物之本，故运行水谷，化津液，灌溉于肝、心、肺、肾诸脏，故为后天之本。"

1. 小儿杂病从脾论治学术思想的理论基础

对于小儿来说，不但由于其脾胃薄脆、乳食易伤，更兼其自控力弱、父母娇纵，是以小儿脾胃疾病视大人为多。而且还应意识到小儿脾胃失调受到影响的不仅仅是消化系统，还会波及肺、心、肝、肾四脏，这一点在儿科尤为突出，正所谓"脾胃不和，百病蜂起"。

在喂养过程中，稍有不慎，就容易损伤小儿脾胃，导致小儿脾失健运，胃不受纳。继而出现一些相应的病变，如腹泻、厌食、恶心、呕吐、腹痛等，如若未予重视，久而久之，脾胃受伤，不能化生气血、难以营养其他脏腑，就会引起其他脏腑的病变。长期的气血不足，就会影响小儿的生长发育，导致正气不足，抗病能力减弱，进而引起反复呼吸道感染、咳嗽、哮喘、过敏性疾病等疾病。此即钱乙所谓"脾胃虚衰，四肢不举，诸邪遂生"。金元时期脾胃大家李东垣也提出了"内伤脾胃，百病由生"的思想。钱乙在《小儿药证直诀》中所立各方中也体现了重脾胃的思想，处处顾及脾阳胃阴。清代万全也提出了"小儿脾胃壮实，四肢安宁。脾胃虚弱，百病蜂起。故调理脾胃者，医中之王道也"。因此，脾胃在小儿的生长发育过程中的重要性是不言而喻的。

基于这一理论，在临床实践过程中，我通过调理脾胃，如运用虚者补之、实者泻之、热者清之、寒者温之等理论后，小儿脾胃的运化功能得以恢复，其抗病能力增强，其他一些问题都能够得到相应的解决。从脾论治不仅可以治疗脾胃本脏的病变，通过调节枢纽还可以治疗相关脏腑的病变，因此从脾论治的范围非常广泛。结合到儿科，从脾论治应用的范畴更加广大，如反复呼吸道感染、湿疹、遗尿、小儿抽动秽语综合征、水疝等杂病均可从脾论治而愈。因为调理脾胃可以使小儿发病减少、发育正常，所以说调理脾胃确实是治疗小儿疾病的王道之法。

2. 调脾和中汤是从脾论治杂病的和法方剂

调脾和中汤（组成：广藿香、栀子、竹茹、苍术、陈皮、苏子、枳壳、胡黄连、佛手、桃仁、鸡内金、炒麦芽、炒谷芽、焦槟榔、茯苓、甘草等）是我多年来总结运用于治疗小儿脾胃失调、虚实夹杂证的儿科和法方剂。方中广藿香芳香醒脾，为君药。苍术、茯苓、鸡内金运脾健脾，扶助正气，以补其虚；栀子、竹茹、胡黄连清热化痰，兼除疳热，以泻其实；麦芽、谷芽、焦槟榔焦香入脾，磨脾消食，以调其中。以上三组药，针对本证脾胃失调、本虚标实之关键所设，并照顾到了小儿易积易滞的病理生理特点，使脾胃虚实各有所主，共为臣药。本方以调脾为主，唯苏子、陈皮兼降胃气，表畅里和，则运化复健；桃仁、枳壳、佛手活血行气，则病久入络可医。以上五药共为佐药，辅助臣药。甘草调和诸药，是为使药。全方共奏脾胃相洽、阴阳和谐、斡旋无滞、陈去新生之效，故是儿科和法的代表方剂。本方在儿科内伤杂病方面的用途不仅限于调理脾胃，除了腹痛、腹泻、厌食、呕恶、便秘、脱肛等脾胃疾病可用本方加减治疗外，还可用于反复呼吸道感染、咳嗽变异性哮喘、鼻后滴漏综合征、鼻炎、咽炎等肺系疾病，贫血、癫痫、夜啼、注意力缺陷多动症等心系疾病，新生儿黄疸、小儿抽动秽语综合征等肝系疾病，遗尿、水疝等肾系疾病的治疗。

"调脾和中汤"是具备一定特质的，它既具备调节脏腑虚实的功能，同时又充分考虑到了小儿的病理生理特点。从宏观角度看，它属于和法中调和法之调和脏腑的范畴，具体而言，它是"调和脾胃"的方剂。从微观角度看，调脾和中汤又区别于仲景三泻心汤辛开苦降、畅通气机的和调之法。它充分照顾到了小儿脾胃失调易夹积、夹惊、夹滞、夹痰的病理生理特点。全方微苦回甘，补泻同施，略加补益之药，可治以虚为主的虚实夹杂证；略加泻实之药，可治以实为主的虚实夹杂证。施用之度，唯在用者临机权衡，但施用的平台和工具此方已经完整提供。此方临证运用效佳，受到医院重视，正在进行新药开发。

3.调脾八方标志着从脾论治杂病渐臻完善

（1）调脾益气汤：由广藿香、葛根、党参、白术、茯苓、木香、鸡内金、桃仁、枳壳、炒麦芽、炒谷芽、陈皮、甘草组成，具有健脾益气、和胃消食之功。主治小儿脾虚之证，症见厌食纳呆，面色萎黄，气池色青、色粉，形体消瘦，动则汗出，腹胀不舒，大便溏薄，或夹不消化残渣，舌淡体胖，苔薄白或水滑者。多用于厌食症、反复呼吸道感染、营养不良、佝偻病、贫血、慢性腹泻等。

加减：动辄汗出易感者，加黄芪、防风；发育迟缓者，加紫河车、山萸肉；汗多易惊者，加地骨皮，严重者可再加牡蛎；舌质偏红，苔少或微剥脱者，加石斛、麦冬；气池色紫、山根色青日久者，加䗪虫；舌苔厚，口中有味者，属脾虚夹滞，加栀子、竹茹；腹胀有痰者，加香橼、佛手；腹痛者，加白芍，可养血柔肝、缓急止痛；便稀者，加焦山楂；反复呼吸道感染者，加炙黄芪、防风；发育迟缓者，加紫河车、山萸肉；咽中有痰、量多难排者，加清半夏、桔梗。

（2）调脾养阴汤：由藿香、乌梅、陈皮、太子参、石斛、麦冬、胡黄连、佛手、桃仁、鸡内金、枳壳、炒麦芽、生山药、生白术、甘草组成，具有调脾养阴、益气生津之功。主治小儿气阴不足，尤其是脾阴不足之证，症见形体消瘦，面色不华，手足心热，眠少易醒，夜卧盗汗，舌质嫩红，舌苔花剥等。多用于厌食症、消化不良、反复呼吸道感染、热病伤阴、传染病恢复期等。

加减：兼有胃阴不足者，加沙参；兼有肾阴不足者，加山萸肉；唇舌淡白，乏力明显，脾气虚明显者，易太子参为党参，再加炙黄芪；脾虚湿盛者，加薏苡仁；倦怠乏力、气虚明显者，加黄芪；口中异味者，加栀子、竹茹；干哕恶心、烦躁易惊者，易胡黄连为黄连；口舌生疮者，可加生地黄、牡丹皮、山萸肉。

（3）调脾固肾汤：由黄芪、白术、党参、陈皮、升麻、柴胡、桑螵蛸、益智仁、郁金、石菖蒲、桃仁、枳壳、山萸肉、山药、鸡内金、乌梅、甘草组成，具有补脾益肾、醒脑开窍、固泉缩尿之功。主治小儿脾肾不足之遗尿症、脑瘫、五迟五软等。

加减：舌质偏红者，加栀子、竹茹；肾虚明显者，加五味子、金樱子、女贞子；脑瘫患儿兼见遗尿者，可将党参易为西洋参，酌加紫河车等味；阴虚明显者，加沙参、麦冬、石斛等养阴之品。腿软、立迟、行迟者，加怀牛膝、肉苁蓉、龟甲；语迟者，加远志。

（4）调脾和中汤：由广藿香、栀子、竹茹、苍术、茯苓、陈皮、苏子、枳壳、胡黄连、佛手、桃仁、鸡内金、炒麦芽、炒谷芽、焦槟榔、甘草组成，具有运脾和中、清疳消积之功。主治脾胃失调，虚中夹实证，症见纳呆消瘦，面色不华，气池色青，口中气热，或有异味，舌质红、苔白厚或白腻，脉弱或滑。多用于厌食症、反复呼吸道感染、遗尿、哮喘缓解期等儿科杂病。

加减：面色发黄发黑、气池色紫者，加土鳖虫1~2克；舌苔厚腻者，加天竺黄、石菖蒲；便秘者，加大黄或熟大黄；腹痛明显者，加木香2~3克；恶心者，去胡黄连，加黄连3~6克；遗尿者，加郁金、石菖蒲、柴胡。

（5）调脾散结汤：由藿香、栀子、竹茹、苍术、薏苡仁、茯苓、陈皮、苏子、枳壳、胡黄连、佛手、桃仁、鸡内金、炒麦芽、焦槟榔、天竺黄、石菖蒲、浙贝母、夏枯草、䗪虫、赤芍、木香、甘草组成，具有调脾和中、软坚散结之功。主治腹腔肠系膜淋巴结炎之腹痛，脐周为著，亦可用于颈部、颌下慢性淋巴肿大证属脾胃失和型等。

加减：腹痛明显者，加延胡索；有积液者，加薏苡仁、滑石、白茅根；恶心者，去胡黄连，加黄连；淋巴结肿大明显者，加猫爪草、穿山甲。

（6）香葛启钥饮：由广藿香、葛根、苍术、茯苓、焦山楂、炒麦芽、白芍、木香、陈皮、黄连、甘草组成，具有运脾化湿、和中止泻之功。主治小儿脾虚湿盛之泄泻。

加减：不思饮食，大便酸馊，或如败卵，属食积明显者，重用焦山楂、炒麦芽；伴鼻塞流清涕，大便清稀多泡沫，兼外感风寒者，加苏叶、防风；伴发热，泻下急迫，肛门潮红灼痛，属湿热盛者，倍黄连，加黄芩、滑石；食少神疲，乏力倦怠，食入即便，舌淡苔白，属脾虚甚者，去黄连，加党参、炒山药，气虚甚伴有寒象者，加干姜1克。属久泻者，加乌梅、芡实；兼腹胀呕恶明显者，加砂仁。

（7）调脾泻心汤：由藿香、栀子、生石膏、黄连、牡丹皮、陈皮、白茅根、枳壳、焦山楂、淡竹叶、大黄、甘草组成，具有清心泻脾之功。主治小儿心脾积热所引起的多种口腔疾病，如口疮、燕口疮、鹅口疮、牙龈肿痛，软腭、上腭、口腔黏膜溃烂等。

加减：湿热重，尿少苔腻者，加滑石；舌红苔少血热者，加生地黄；心烦者，加灯心草。

（8）调脾承气汤：由藿香、栀子、生石膏、黄连、牡丹皮、陈皮、苏子、枳壳、焦山楂、焦槟榔、大黄、甘草组成，具清脾泄热之功。可用于治疗小儿呕吐、便秘、黄疸等与脾胃消化道密切相关的疾病；脾胃积热引起的上呼吸道感染，如咽炎、扁桃体炎、扁桃体化脓、食积咳嗽等；湿疹、紫癜、风湿热，一些眼科病变如睑板腺囊肿、睑腺炎等。

加减：扁桃体化脓，体温在39℃以上者，加羚羊角，也可加僵蚕、蝉蜕合升降散；咽痛明显者，加玄参；大便干、呈球状，3~4日不便者，加玄明粉；脓苔较重者，加桔梗、冬瓜仁；食积咳嗽者，加杏仁、橘络、葶苈子、冬瓜仁、鱼腥草等；紫癜者，加水牛角或羚羊角，再加紫草、茜草、生地黄；新生儿黄疸属病理性者，排除胆管畸形等严重病变，可加茵陈、通草、白茅根，也可加柴胡1克；睑腺炎者，加菊花、牡丹皮、羚羊角或玳瑁（先煎）；婴幼儿湿疹者，加薏苡仁、土茯苓、地肤子。

调脾八方是我在多年的临床实践过程中总结出来的，用于治疗小儿脾胃失调的系列方。如能辨证准确，灵活运用，适当加减，的确可以解决绝大多数与脾胃本脏相关的儿科疾病。本脏病变如果不能及时治疗，就会由量变导致质变，引发其他脏腑的病变。调脾八方以构筑百病之基，所谓执简驭繁、明辨虚实，当以平为期。灵活掌握以上调脾八方，就可以实现小儿杂病从脾胃论治。如果辨证准确，选方合理，加减适度，绝大多数的非脾胃系统的儿科杂病也可以通过调脾八方的合理应用得到解决。临证中，我通过以证带病、病证结合、灵活加减的方式，将调脾八方应用得得心应手，游刃有余。

调脾八方已经为"从脾胃论治小儿杂病"搭建好了一个良好的应用平台，如果能够做到举一反三、融会贯通，一定能在治疗小儿杂病方面如鱼得水，进退自如，而它的核心灵魂还是"识证用药"四字。

三、中西医结合扬长补短

我在临床中绝大多数情况下是用中医药解决问题的，从不放松自己对中医经典著作的学习与思考。同时为了临床的需要，我对西医学知识和儿科新进展保持着持续的关注研究和跟踪学习状态。所谓中西医结合，貌似老生常谈，但在有些人眼里这似乎是个"禁区"，好像强调中西医结合就是要丢掉中医。其实不然，中西医各有所长，也各有所短。

1.中西医结合的初步认识

第七届全国人民代表大会批准的《国民经济和社会发展十年规划和第八个五年计划纲要》明确提出："预防为主，依靠科技进步，动员全社会参与，中西医并重，为人民健康服务。"这一提法，将之前的"团结中西医"变成了"中西医并重"。应当说，时至今日在诊断、治疗的技术手段，药物的标准化和现代化生产等技术层面的问题上，中医、西医正在走向理解和融合。中西医从"对立"需要团结，转变为互相认知的加深，客观上需要以"中西医并重"作为我国中医、西医关系的基本定位。虽然，学者们对于中西医结合定义的内涵和外延仍有不同意见，短期内无法统一，但我认为只要把政策法规层面"中西医并重"的表述落实到技术层面，人们就有可能从宏观笼统的概念层次上，对中西医结合有所领会。既然提倡"中西医并重"就是强调不论西医还是中医，都要知己知彼，扬长避短，为着共同的目标相向而行，为中国乃至世界人民的健康服务。

要想把中医学到位，首先要打破西医固有的条条框框。以脏腑而言，中医脏腑的概念远远大于西医脏器的概念。中医强调功能作用，西医强调解剖形质，二者可以互参，但不可以互代。1978年至1979年，我在太原市中医医院工作时，内科住院部有一位肝硬化患者，由我主治。这位患者的西医诊断是"肝硬化"，因出血行脾切除术后找中医治疗。我开始接手治疗时，从西医"肝硬化"的病名考虑用活血化瘀之法治疗，当时使用的方子是桃红四物汤与丹参饮的合方加减，患者每月查一次肝功能，其肝功能指标一次不如一次。郝玉明老师曾指导看病时，改换中医思路，严格中医辨证施治。依据患者舌体胖大、面黄乏力等明显症状和体征，辨证为脾虚血瘀，改用健脾益气为主，佐以活血化瘀之法治疗，结果这位患者的肝功能指标一次比一次好转。无脾之人可用健脾之法取效，正是这一经历让我深刻地意识到，中医、西医的概念、术语是不同的，不能生硬地对号入座。既然理论层次的中西医结合尚待商榷，人们是不是可以另辟蹊径，走一条重视临床的中西医结合之路呢？实践证明，这是可行的。

2.临床层次的中西医结合

从对患儿生命、健康高度负责的角度出发，我们看到一种疾病，首先要分析这种病中医是否能治？中医的优势在哪里？临证处方是否需要配合西药？

2007年朋友介绍一位外地的患儿来诊，这位患儿是山西清徐人，女，约7岁。主诉是厌食，倦怠乏力。除此之外，并无明显不适表现。家长认为孩子不爱吃饭是消化不良引起的，在当地也间断调理过3~5个月，虽然不见明显好转，却也没当回事。我看到患儿时，见其面色苍白、精神不佳，遂坚决主张患儿查血常规，结果显示全血指标低下，进一步检查确诊为"白血病"。能够见微知著，意识到某些大病的早期表现极有可能是感冒、厌食、乏力等常见症状是非常重要的。否则，预后不良的重病、大病，就有可能误诊、漏诊，这对于患儿来说，后果不堪设想。

我还经手治疗过 1 例线粒体肌病脑病伴乳酸中毒及中风样发作（MELAS）的患儿。这位患儿的家长也是一名医生，平素与我比较熟悉。在我调治过一段时间后，感到患儿的病情并不一般，便主张家长带到北京进一步确诊治疗。最终在北京的医院诊断为 MELAS。她的症状并不典型，我明确告知其家长，这个病目前没有特效药物，预后不良。MELAS 多由线粒体 DNA 突变所致，表现为母系遗传，常见突变 A3243G 约占 80%。患儿表现为无明显诱因的惊厥发作、厌食、恶心呕吐，有时头痛、消瘦等。本病婴儿期正常，3~11 岁起病，预后不良。类似这样的患儿，是现阶段中医无法治愈的疾病，要有一定的西医学知识，意识到其难度，理解其机制，为中医积极参与治疗打下基础。对于中医没有优势，但西医可以治疗的疾病，要放手让西医治疗。如先天性胆道闭锁导致的黄疸，常规的新生儿 B 超检查即可判断，像这样的患儿建议及时手术治疗，以免贻误病情。

如果中医、西医都可以治，中医有明确的优势则要用中医治疗。实践证明，中医、中药在某些优势病种中的实践可以打破西医的固有观念，并且和西医学最新的科学认知有所契合。比如，中医药对于为数不少的儿童发热性疾病有很好的疗效，较常见的是急乳蛾（急性扁桃体炎），在我治疗的患儿中大多数不用抗生素。这与 10 余年前，西医临床过程中普遍使用抗生素甚至激素治疗本病形成了鲜明的对比。

随着时代的前进，中药的现代药理、药效学研究成果层出不穷。在临床过程中，我主张在中医辨证、辨病的基础上，积极主动、合理合法地对新的研究成果加以实践、拓展。我认为，符合中医理法方药的实践是负责任的探索；违背中医理法方药、摒弃传统七情合和、四气五味理论的实践是不可取的。反之，符合传统中医理法的实践，即使现代药理药效学实验暂时无法解释，也要坚定信念，坚持"临床疗效是检验真理的唯一标准"。举例而言，我在临床应用 10 余年的调脾承气汤治疗脾胃积热型化脓性扁桃体炎疗效确切，但针对引起本病最常见的金黄色葡萄球菌、溶血性链球菌等的体外抑杀菌试验却为阴性。这提示，中医治病得效的机制不一定必须归属为对病原微生物的抑杀。

此外，中医药也应该积极参与疑难大病的治疗。在我的儿科门诊上，也曾经诊治过为数不少的棘手病例，如新生儿肝炎综合征、脑炎等，经过坚持治疗，也都取得了令人满意的疗效。这说明人们对中医的潜力尚未完全认知，实践学习、再实践再学习，是中医在迎接挑战、解决问题的过程中不断探索、不断前进的阶梯。

3. 科研层次的中西医结合

1976年，我正式参加中医工作，便有幸参与了太原市中医医院脾胃科郝玉明主任主持的相关科研工作。不论是当年在郝老师领导下进行的有关慢性肝炎、梅核气、十二指肠溃疡等的科研工作，还是之后自己主持的关于小儿发热、厌食、腹泻、乳蛾等科研课题，都是紧紧围绕临床实践问题而展开的。在科研工作的展开过程中，基于对临床疗效的自信，我们尽量选用最为严苛的标准和最新的指标进行衡量和评价。近年来，我渐次展开了香葛启钥饮、凉膈清气液、调脾承气汤的药效学考察，已经取得了阶段性成果。

在腹泻的相关试验中，我们发现，香葛启钥饮可明显减少造模后大鼠腹泻次数，提示本方对大黄所致大鼠腹泻、番泻叶所致小鼠腹泻有明显的抑制作用。香葛启钥饮对体外细菌生长的抑制作用体现在对大肠埃希菌、金黄色葡萄球菌、铜绿假单胞菌、福氏志贺菌、沙门氏菌、粪肠球菌有抑制作用；体外培养抑菌圈试验结果显示：香葛启钥饮对肠炎沙门氏菌极敏，大肠埃希菌、福氏志贺菌、铜绿假单胞菌高敏，对金黄色葡萄球菌、粪肠球菌中敏。上述工作从实验室研究的角度，再次证实了香葛启钥饮的客观药效。

在退热的相关试验中，我们发现，凉膈清气液对小鼠致死性金黄色葡萄球菌感染的死亡具有保护作用，对细菌内毒素及化学性致热大鼠有明显退热作用，退热作用快，且明显对抗二甲苯致炎、增强胃肠推进功能，药物吸收快、肠道内保留时间长，促进有效成分迅速释出，同时肠道局部给药可避免食物、上消化道酸碱度和酶对药物的影响，保持药物性能，使药物吸收更为完全，且避免口服苦寒中药伤脾败胃之弊，应用安全、简便，无创伤。这是对凉膈清气灌肠液退热作用机制的全面审视，充分运用了现代科技手段。我们认为上述工作，坚持了中医为本，也是较为成功的科研层次上中西医结合的范例。

　　通过总结 40 余年来跟师学习、临床工作的心得体会，我越来越深切地认识到，要发展中医，临床实践是基础，理论突破是关键，传承工作是捷径。因为有时贤明医的带领入门，我上手学习、步入临床的过程相对顺利。但真正在临床实践上有所领悟、有所发现，是在积累了成千上万案例后才得以实现的。而能够在理论上有所突破、有所建树，又是在勤求古训、博览群书的基础上实现的。因此，我的成长之路再一次证实了，在实践中不断累积、不断重复，勇于思考、勇于突破，是发现问题、解决问题最基本的方法之一。

　　南宋著名的爱国诗人陆游曾说："纸上得来终觉浅，绝知此事要躬行。"我从这句话中获益颇深，也寄望习医诸君，共事斯语。

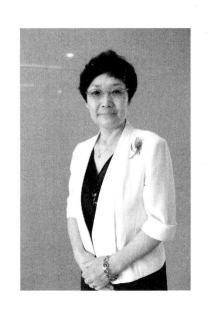

肿瘤治疗中西并重
顾护正气贯穿始终

河南中医药大学校长、博士生导师

郑玉玲

郑玉玲，女，1955 年出生。医学博士，博士生导师，主任医师，二级教授；第二批国家中医临床研究基地食管癌重点病种负责人，第六批全国老中医药专家学术经验继承工作指导老师，国家中医药优秀人才指导老师、岐黄学者，教育部高等学校中西医结合专业指导委员会委员，享受国务院特殊津贴专家；任中国中医肿瘤专业委员会副主任委员、河南省中医肿瘤专业委员会主任委员等职；曾先后获得全国卫生系统先进工作者、全国三八红旗手、有突出贡献的中青年中医专家、河南省优秀专家等荣誉称号。长期从事中西医结合对恶性肿瘤的医疗、教学和科研工作。

在长期的临证中逐步形成以中医思维为根，顾护正气为本，攻补兼施为纲，综合辨治为目等独具特色的学术思想，以此指导临床，获得确切的疗效。在教学方面，重视人才培养和团队建设，培养博士后、博士等研究生78 名，其中多位已经成长为名中医和优秀的中医教授。在科研方面，主要研究消化系统肿瘤，尤其对食管癌的基础和临床研究较为深入，发表肿瘤相关文章 96 篇，学术专著 6 部，先后获得省部级二等奖 3 项。

学术观点

我在多年治疗肿瘤的实践中，一方面不断学习和继承历代医家对肿瘤治疗的宝贵经验，一方面不断总结，在此过程中逐步积累了一些心得体会，渐渐形成了个人的诊治特色，即在肿瘤治疗过程中应坚持"中医思维，贯彻始终""顾护正气，尤重脾肾""中西结合，优势互补""综合施治，多法并举"的学术观点。

一、中医思维，贯彻始终

借助现代科技的进步，肿瘤的基础与临床研究都取得了快速发展，因而现代中医肿瘤临床医生在诊治过程中，学习并掌握西医学的新理论、新知识是十分必要的。同时根据所诊治患者的不同病期，适时选用西医学的新方法、新技术也是必需的。但是如果因此而弱化甚至丢弃按照中医药思维方法诊治肿瘤的能力，则是丢掉了自己的优势和特色，缩小了临床治疗思路和手段。

目前，医学界绝大多数专家认为，中西医在肿瘤治疗中各具特色和优势，如果能够熟练掌握中西医对肿瘤治疗的理论和方法，互相取长补短，并灵活应用于临床，将会显著提高治疗效果。经过多年的实践，中西医结合治疗肿瘤的优势和疗效在临床上得到了充分的验证，这也是中西医肿瘤临床工作者共同努力的结果。

在用中医药方法诊治肿瘤时，我的深切体会是，必须要坚持中医思维。中医思维是指在临证中要运用中医的整体观念和基本理论，对肿瘤进行理、法、方、药一体化的诊疗全过程。

中医学认为，恶性肿瘤的形成和发展极其复杂，是由多种因素长期作用于机体，导致身体内环境紊乱、脏腑功能失调，在体内出现的一种新的病理产物而发生的。因此，恶性肿瘤是一类全身性疾病在局部的表现，在辨治肿瘤时应更多关注全身气血和脏腑功能的调理。

1.体质与肿瘤

中医学认为，体质禀受于先天，受后天影响，是人体在生长、发育过程中所形成的与自然、社会环境相适应的形态结构、生理功能和心理因素综合的相对稳定的固有特征。它所产生的影响具体表现为功能、代谢以及对外界刺激反应等方面的个体差异性，对某些病因和疾病的易感性，以及疾病传变转归中的某种倾向性。中医病因学对这一现象早有充分认识，针对某种体质容易感受相应毒邪的特点提出了"同气相求"之说。如《灵枢·五变》有载"五脏皆柔弱者，善病消瘅""小骨柔弱者，善病寒热""粗理而肉不坚者，善病痹"等，这些都是对体质因素导致不同疾病的阐述。肿瘤的发生与体质因素也密切相关，特别是先天禀赋不足、后天失养者，极易外感六淫、疠气、邪毒，内伤七情、饮食、劳逸，导致脏腑组织及经络紊乱，出现气滞血瘀、痰凝毒聚，最终导致癌的发生。如隋代巢元方的《诸病源候论》有云："黑痣者，风邪搏于血气变化生也，夫人血气充盛，则皮肤润悦，不生疵瘕，若虚损，则黑痣变生。"《景岳全书》记载："噎膈反胃名虽不同，然病出一体，多由气血虚弱而成。"以上皆说明由于机体禀赋不足，体质偏颇，复加外感内伤，而最终发生癌肿。

可见，体质的偏颇在恶性肿瘤的发生、发展过程中起非常重要的作用。通过辨证审因、采集症状、综合分析，得出患者机体偏颇之脏腑，可为患者的治疗提供方向性依据，纠正其偏颇体质，杜绝恶性肿瘤的继发性发展，也可预防治疗过程中使用化疗药物或放射疗法等造成对机体的"同气相求"式的损伤，防止病邪的传变。

至虚之处，便是容邪之处，通过体质偏颇的辨识，了解何处为至虚之处，便可进行针对性地纠正。"见肝之病，知肝传脾，当先实脾"是体质偏颇而致传变的实例，通过实脾，可防止因肝伤脾。同样，恶性肿瘤所伤之脏腑，大多会依照脏腑的五行生克制化规律，或脏腑之间的表里络属关系，通过经络相互传变，如胃癌易转移至肝、肺，大肠癌易转移至肝、肺，前列腺癌易转移至骨，乳腺癌易转移至肝、骨、脑，肺腺癌易转移至骨、脑、肾上腺等。这些均可通过实其易传之脏腑，纠正其脏腑偏颇而加以防范。

2. 外感毒邪与肿瘤

外感毒邪是肿瘤发病的主要因素之一。现代中医学将各种有毒的能促进人体正常组织恶性增生的特殊致癌因子统称为癌毒。癌毒既可以通过口鼻、皮毛由外而入，也可以由人的脏腑组织代谢异常生成，如工业废气、汽车尾气、燃烧废气、化学毒气、致病菌、粉尘及电离辐射等。癌毒进入机体，长期积聚体内，可导致癌肿的发生。这类毒邪有别于六淫邪气，久居或长期工作在空气质量低劣环境者，可归为"风毒"范畴；久居寒湿之地者，则易感寒毒、湿毒；久处湿热瘴疫之地者，则多感湿毒、热毒和疫毒；久受电离辐射的影响或久服某些热性药物，则可归于"热毒"的范畴。

3. 情志与肿瘤

中医学认为，七情太过或不及，都能直接引起体内气血运行失常及脏腑功能失调。尤其在当今经济社会环境下，人们的生活压力和心理欲望越来越大，一旦所愿不遂，即易产生不良情绪，久之则气滞血瘀，复感外在毒邪，变生肿瘤。《灵枢·百病始生》云："内伤于忧怒……而积聚成矣。"明代王肯堂的《医学津梁》曰："要皆忧郁不开，思虑太过，忿怒不伸，或惊恐时值，变故屡遭……以致内气并结于上焦，而噎膈之症始成矣。"明代陈实功的《外科正宗》指出："忧郁伤肝，思虑伤脾，积想在心，所愿不得志者，致经络痞涩，聚结成核。"《医宗金鉴》中谓"失荣证"由"忧思恚怒，气郁血逆，与火凝结而成。"这些均明确指出了肿瘤的发生与情志关系非常密切。

4. 饮食与肿瘤

饮食因素包括饮食不节、饮食不洁、饮食偏嗜等。过量食用油炸、烧烤、腌制及霉变食物，损伤脾胃气阴，造成气血亏虚，容易导致消化系统的癌症。另外，暴食暴饮、饮食不规律，易致脾胃功能失调；过量食用辛辣味厚之物，误食不卫生或腐败变质的食物，易致湿毒蓄积于体内，从而形成癌毒。宋代严用和的《济生方》云："过餐五味、鱼腥、乳酪，强食生冷果菜，停蓄胃脘，遂成宿滞……久则积聚，结为癥瘕。"明代叶文龄的《医学统旨》云："酒面炙煿、黏滑难化之物，滞于中宫，损伤脾胃，渐成痞满吞酸，甚则为噎膈反胃。"清代何梦瑶的《医碥》中有"好热饮者，多患膈症""酒客多噎膈，好热酒者尤多"等记载。

5.劳逸与肿瘤

劳逸因素包括过度劳累和过度安逸两个方面。过度劳累包括劳力过度、劳神过度和房劳过度，劳力耗气、劳神伤心脾、房劳耗精伤肾。过度安逸可使气血运行不畅，筋骨柔脆，脾胃呆滞，体弱神倦。过劳和过逸均可致正气虚弱，正不胜邪，则易导致肿瘤等疾病发生。

6.放、化疗损伤正气与肿瘤

放、化疗是西医学治疗恶性肿瘤的主要手段，对肿瘤局部的疗效是肯定的，但放、化疗对机体的损伤也是不容忽视的。两者在治疗局部肿瘤的同时对身体产生了新的伤害，中医学认为其具有邪毒的特性。放疗所用的射线和部分化疗药物具有热的特性，可归为中医"热毒"范畴，如静脉滴注一些化疗药物后，可出现局部红肿热痛、口渴、大便干等症状；在对鼻咽癌、食管癌以及纵隔、肺等部位肿瘤的放疗过程中，会出现口咽干燥、咽痛，甚至难于下咽，胸部热痛、局部红肿等热毒直中、热灼津伤表现。有些化疗药物应用后，患者会出现严重的恶心呕吐、腹痛腹泻，可归属于中医"湿毒"范畴。而有些化疗药，其毒更甚，不但损伤脾胃，造成脾胃虚弱，使人食欲下降，而且可直接伤及肝肾，造成肝肾精血亏虚，出现腰膝酸软、身困乏力、精神萎靡不振等症状。由此可见放、化疗对人体的损害是全方位的，短时间内即可使人体脏腑功能紊乱，气血损伤，阴虚精亏，进一步导致脏腑失养而受损。因此，放、化疗既是治疗手段，也是致病因素，应予高度重视，加强防护。而中医药在防治放、化疗副作用方面有较好的疗效，理应充分发挥。

7.对肿瘤病机的认识

中医学认为，体质因素、外感邪毒、情志不调、饮食失节等病因作用于人体，导致脏腑功能紊乱，气血津液运行失常，进而出现气滞、血瘀、水湿、痰聚等病理产物。这些病理产物随气机升降，流注于人体脏腑、经络而发为肿瘤，既是病理产物，又成为新的致病因素。在此过程中，体质及外感内伤邪毒不同，所引发的肿瘤也有区别。先天禀赋不足或异常，外感邪毒后的发病年龄多在青少年，如多发骨肉瘤、白血病、畸胎瘤等；外感邪毒从口鼻皮肤而入，可直接影响肺的宣发肃降，致痰瘀互结于上焦，故好发肺癌、鼻咽癌、胸腺瘤、皮肤癌等；饮食失节，邪毒直中，直接损害肝、脾、肠胃，导致肝郁气滞，胃失和降，脾失健运，出现水湿结聚、气滞痰凝、痰瘀互结、湿热流注，可导致口腔癌、食管癌、胃癌、肝癌、胰腺癌、结直肠癌等的发生。情志失调是肿瘤发生的催化剂，长期的精神压抑会使多脏腑功能紊乱，气机升降失序，更易受外邪侵袭而发为肿瘤，如肝癌、乳腺癌、甲状腺癌、卵巢癌等。在肿瘤发生发展过程中，人体的正气、脏腑功能经历了紊乱、虚弱、衰退的过程；病邪也从痰气凝结发展到痰瘀互结，最终发展到顽痰死血的阶段。因此临证时，应以中医基本理论为指导分析肿瘤的病因病机，掌握其病位、病性及病期、病势，重在从引发瘤体的本质辨治，而不能只关注瘤体本身。这是中医学认识和治疗肿瘤与西医学在思维模式上的不同。

二、顾护正气，尤重脾肾

1. 强调扶正固本

中医学的正气是指气、血、精、神、津、液和五脏六腑，包括奇恒之腑、十二正经及奇经八脉等的正常功能活动，它禀赋于先天，充养于后天。正气具有维护自身生理平衡与稳定、对外界环境调节适应、增强抗病能力和患病后自我修复等功能。当人体出现先天禀赋不足或异常，或后天外感六淫、内伤七情、饮食劳倦等因素，致使人体脏腑功能紊乱，经络运行障碍，气血津液输布失常，则百病丛生。此时脏腑、经络处于紊乱状态，邪入未深，尚易纠治。而若失治、误治，则病邪留着不去，脏腑功能从紊乱到损伤，气滞、血瘀、痰湿等病理产物结聚于体内，久之成瘤。肿瘤在生长过程中，以消耗人体气血津液，损害脏腑经络为自身快速成长的物质条件，而正气虚弱后，对肿瘤的发展则无力制约，因而各种肿瘤最后均以正气衰竭、邪毒炽盛而告终。鉴于此，在肿瘤治疗的全过程中，顾护正气为其根本，而其中尤以顾护好先天肾气和后天脾胃之气最为重要，脾肾之强弱直接影响着肿瘤患者的生存质量和生存时间。

根据多年的体会，在制订肿瘤治疗方案时，我主张尽量采取中西医结合的方法，应将顾护正气放在和消除瘤体一样重要的位置，甚至把顾护正气放在首位。如肿瘤患者需要手术时，要考虑到切除肿瘤时造成的机体创伤和脏腑功能紊乱，故在手术前后需根据切除的部位及伤及的脏腑，辨证服用扶正固本、调理脏腑的方药，这样可以明显减轻手术并发症和后遗症，提高手术的治疗效果。

2. 重视热毒损伤

在患者需要放疗时，应考虑到放射线与"热毒"相类，射线直中体内，在消除肿瘤的同时也会直接耗伤人体的气阴。因而在放疗过程中，要加强对人体正气，尤其是津液的防护，服用一些养阴益气、清热解毒的方药，可以使患者顺利完成治疗，起到很好的增效减毒作用。

3. 防治化疗伤脏

在患者需要化疗时，要考虑到化疗药物对人体的损害，尤其对肝肾、脾胃、骨髓的伤害，如果是青少年肿瘤患者，还要考虑到化疗对生殖系统的损伤等。因此，在化疗过程中，应根据患者的具体情况及时选用益气养血、护肝解毒、健脾和胃、补肾护骨等扶正的方法。此时以顾护正气为要，切忌再用软坚散结、活血化瘀、清热解毒等祛邪的药物。

对因身体或年龄原因无法选择西医学治疗手段的患者，则应根据其不同情况制定治疗方案，把扶正祛邪贯彻始终。如在治疗中、晚期食管癌时，我提出从虚、从痰论治，胃癌从虚、从寒热错杂论治，肝癌从脾从瘀论治等。在此基础上创制的地黄管食通口服液、胃爱舒颗粒、肠达顺灌肠液、芪瑞扶正胶囊等制剂均是扶正祛邪并用，或以扶正为主。总之，在肿瘤的治疗中留得一分正气，便有一分生机。顾护正气可以说是肿瘤治疗的"第一要务"。

三、中西结合，优势互补

"勤求古训，博采众方"是医圣张仲景《伤寒杂病论》中的经典名句。这八个字，字字珠玑，放之四海而皆准，充分体现了医圣对后学的谆谆教诲，它对所有从事医学研究、医学临床的人均有引领和指导意义。"勤求古训"是指任何学科，都首先要注重传承。历代先贤在长期对疾病的诊疗中总结了宝贵的经验和教训，后学者应当从历代研究和传统古训等历史文献中汲取营养。"博采众方"是对医学者的一个更高要求，即在深入研究学习先贤知识的同时还要紧跟医学时代的步伐，博采现代科技进步的成果，兼收并蓄地合理应用科技成就，唯其如此才能创新发展，不断前进。

目前，中西医在肿瘤诊治中各具的优势和不足已经成为众多肿瘤临床医生的共识。中医学认为，肿瘤的形成是内外诸多因素长期作用于人体，造成脏腑功能紊乱，经络气血运行不畅，导致气滞、痰湿、瘀血等病理产物结聚在某个部位的结果。故肿瘤是全身性疾病在局部的表现，治疗时更应重视全身的调解。从临床疗效上看，中医药在缓解肿瘤患者的症状、提高生活质量等方面有明显的疗效，但短期内对局部瘤体的消除和缩小的疗效不理想。

西医学对肿瘤的研究治疗是在不断发展的，其对肿瘤局部的消除和控制疗效是显而易见的。但不论手术、化疗、放疗还是靶向化疗、免疫治疗等方法，在控制肿瘤发展的同时均会对身体有明显的伤害，甚至致残或危及肿瘤患者的生命。很多肿瘤患者对西医学手段能在短时间内消除或缩小瘤灶非常赞同，但对其治疗后的副作用望而生畏。

中西医治疗肿瘤可谓是特色鲜明，各具优势。临证时如何有机结合两者的优势，在不损害人体正气的情况下，最大限度消除或控制肿瘤生长，是目前中西医肿瘤临床工作者共同面对的课题。据此我认为，在给每一位肿瘤患者制定治疗方案时，应根据患者的体质和病期，尽量采取中医药整体调治与瘤体局部综合微创的方法结合，以达到既能有效消除瘤体，又能保护患者正气不被损伤的目的。

四、综合施治，多法并举

经过历代中外医家的不懈努力，近年来，恶性肿瘤基础研究取得了长足的进展，临床诊治水平也有显著的提升，更让人欢欣鼓舞的是，部分肿瘤患者有望进入慢性疾病的行列而长期生存。但是我们还应该清醒地认识到，恶性肿瘤仍然是人们需要引起高度重视的疾病。根据 2019 年 1 月我国癌症中心发布的恶性肿瘤发病率和死亡率可知，恶性肿瘤发病率仍呈持续上升趋势，其死亡率占我国居民全部死因的 23.91%。每年恶性肿瘤所致的医疗花费超过 2200 亿人民币。肺癌、肝癌、结直肠癌、女性乳腺癌等依次是我国主要的恶性肿瘤。肺癌位居男性发病的第一位，乳腺癌为女性发病首位。"

在常见的恶性肿瘤中，原位或早期无症状经体检发现肿瘤的患者属少数，出现明显症状及典型体征到医院诊治的中、晚期患者占大多数。对于这部分肿瘤患者，单一治疗手段效果不理想，需采取综合治疗手段方能奏效。在这一阶段，医生和患者往往把主要精力和财力用在了局部肿瘤的消除上，如手术、放疗和化疗，而对患者的全身状况重视不够，以致肿瘤局部虽然可能被一时切除或缩小，但患者的体质每况愈下，甚至一蹶不振，很难修复。因而我认为，对肿瘤的治疗应以患者为中心，而不应以瘤体为中心。不论任何治疗手段，只要超过人体生理功能所能忍受的限度，都应特别审慎。在肿瘤治疗的全过程中，要顾护人体的正气，发挥中西医结合的优势，最大限度地保护脏腑器官。同时治疗时不能单纯依赖药物治疗，还应重视患者心理、饮食、睡眠及锻炼的指导，这些措施对治疗效果都能产生重要影响。

医案举例

1. 豆根管食通和半夏厚朴汤加味治疗晚期食管癌合并肺气肿

患者李某，男，1950年3月出生，家住洛阳市洛宁县。

2015年7月初，患者在吃饭时突然出现吞咽受阻，进食不顺，吞咽时伴有疼痛感。至洛阳某医院就诊，查胃镜并取活检后，确诊为食管鳞状细胞癌。医生建议手术治疗，但由于其身体素质差，既往有支气管哮喘、慢性支气管炎、肺气肿等病史，与家人商量后，决定不做手术，只行放、化疗。治疗期间，因放、化疗副作用较大，其体质越来越差，最终只能停止放、化疗，寻求中医药治疗。

初诊（2015年8月16日）： 患者进食哽噎，有时胸部疼痛，打嗝憋胀，活动后胸闷气喘，偶有咳嗽，大便稀，日3~5次，不成形；舌紫暗，苔黄腐，脉滑数。

诊断：食管鳞状细胞癌合并支气管哮喘、肺气肿。

辨证：气滞湿阻，痰热蕴结。

治法：理气解郁，化痰散结。

方药：豆根管食通汤合半夏厚朴汤加味。山豆根 4 克，凤仙花子 3 克，黄药子 6 克，三七 9 克，沉香（后下）3 克，清半夏 15 克，胆南星 12 克，郁金 15 克，川厚朴 15 克，茯苓 30 克，紫苏子 15 克，冬凌草 15 克，皂角刺 15 克，炙麻黄 10 克，柴胡 6 克，炒白术 30 克，砂仁 12 克，焦山楂、炒麦芽、焦神曲各 15 克。15 剂，水煎服，每剂药头煎、二煎共取药汁 400 毫升，混合后分 2 次服，上午 10 点、下午 4 点服药，每日 1 剂。

二诊（2016 年 3 月 27 日）：患者服用上述中药后，胸闷、气喘咳嗽等症状明显好转。进食哽噎有缓解，但还是时常发生，咳嗽，咯白黏痰，伴咽痛、口淡、食之无味，舌淡暗，苔白厚腻，脉滑。上方加桔梗 9 克、川牛膝 15 克。30 剂，煎服法同前。

三诊（2016 年 8 月 28 日）：患者胸闷气喘基本消失，咳嗽咯痰稍有好转，进食哽噎减轻，有时痰多，伴有口干、口苦、咽痛、恶心，舌质淡，苔白，脉沉。服用中药 2 个月后，其体质明显改善。建议患者可以配合再行局部放疗。上方去山豆根、凤仙花子、黄药子、皂角刺、川牛膝，加麦冬 15 克，30 剂。

四诊（2016 年 9 月 25 日）：患者边服中药，边进行了 15 次局部放疗，放疗反应较小。经过中西医结合治疗，患者进食哽噎症状明显减轻，咳嗽咯痰好转，但时有呼吸困难，口苦，咽干，舌暗，苔薄白，脉沉细。上方加炙白果 10 克、款冬花 15 克、桑白皮 15 克。取 60 剂。

五诊（2016 年 12 月 11 日）：患者在服药期间顺利完成放疗，饮食正常，无哽噎感，但活动后胸闷，阵发性咳嗽，咯白痰，口苦，咽干，乏力，舌淡苔腻，脉沉。调整方药为桔梗 12 克，前胡 15 克，百部 15 克，炙紫菀 12 克，紫苏子 12 克，清半夏 12 克，炙麻黄 12 克，五味子 12 克，紫苏叶 12 克，地龙 12 克，蝉蜕 12 克，炙枇杷 15 克，焦山楂、炒麦芽、焦神曲各 15 克。60 剂，煎服法同前。另开冬凌草 600 克，每日 20 克泡茶饮。

六诊（2017 年 2 月 26 日）：患者仍有咳嗽，咳白痰，间断心慌胸闷，口苦，咽干，舌淡，苔黄厚，脉沉。调整方药为清半夏 15 克，川厚朴 15 克，茯苓 30 克，紫苏子 15 克，白芥子 15 克，莱菔子 15 克，桔梗 9 克，川牛膝 30 克，冬凌草 15 克，制胆南星 12 克，郁金 15 克，皂角刺 15 克，柴胡 6 克，生白术 30 克，砂仁 12 克，炙麻黄 12 克，焦山楂、炒麦芽、焦神曲各 15 克，石菖蒲 15 克，远志 12 克。60 剂，煎服法同前。

七诊（2017 年 5 月 22 日）：患者心慌、口苦咽干等症状好转，有轻微咳嗽，进食无味，大便不尽、有下坠感，眠差，舌红，苔黄腻。上方加当归 30 克。60 剂，煎服法同前。

八诊（2017 年 10 月 22 日）：患者服用中药调理后，自感体质大有好转，不仅进食顺利，咳喘等症状也得到有效控制，偶尔会有咳嗽，伴少量黄痰，乏力、便溏、有下坠感，舌红，苔黄腻，脉沉。调整方药为清半夏 12 克，陈皮 12 克，茯苓 15 克，炙甘草 6 克，瓜蒌仁 12 克，炙杏仁 12 克，枳实 6 克，黄芩 6 克，炙麻黄 9 克，鱼腥草 15 克，黄芪 15 克，防风 6 克，炒白术 30 克，当归 30 克，冬凌草 12 克。60 剂。

辨治思路：这位患者因进食不顺、吞咽时伴有疼痛感而就诊。曾经胃镜检查并取病理后，明确诊断为食管鳞状细胞癌。因其年龄大，体质差，同时有支气管哮喘、慢性支气管炎、肺气肿等病史，手术风险较高，故而选择放、化疗。在放、化疗期间，因副作用大，其体质日益下降，遂停止放、化疗而寻求中医药结合治疗。

从患者初诊的情况看，其主要症状是进食不顺、哽噎、气喘等，且舌质紫暗，但并无涩脉，结合其化疗病史，以及脉滑数等，说明患者体内瘀象并不明显，其紫暗舌是由化疗所致，故辨证为痰气郁结，治疗宜理气降逆，化痰散结。患者除了进食哽噎，还伴有胸闷气喘、咳嗽等症状，结合其病史，提示其肺部病情也比较严重，属于多脏腑失调，虚实夹杂。故治疗上，不仅要治疗食管病变，还要兼顾肺系疾病。其咳喘的病机多属肺失肃降，肺气上逆所致，与噎膈之胃气不降相似，又因"肺以降为顺""胃以降为和"，因此，可以选择理气降逆、化痰散结法，以达宣降肺气、通降胃气的目的。

因此先选用豆根管食通合半夏厚朴汤加味治疗。豆根管食通是笔者的经验方。方中山豆根散结消肿，为君；制胆南星温化顽痰，凤仙花子软坚消瘀，黄药子解毒散结，半夏化痰降逆，沉香行气降逆，郁金活血止痛，共为臣药；

三七活瘀行气，为佐使药。全方共奏化痰活瘀、理气散结的功效。本方适用于痰气交阻，瘀血内结，或痰瘀互结的食管癌。因该患者还有咳嗽、胸闷、痰喘的症状，所以在豆根管食通的基础上合用半夏厚朴汤。

半夏厚朴汤出自《金匮要略》，具有行气散结、降逆化痰的功效。方中半夏化痰开结，下气降逆；厚朴辛以散结，苦以降逆，下气调中；茯苓健脾渗湿利水；紫苏子降气化痰。食管癌毒属于不易祛除的顽痰结聚，治疗时必须重用化痰散结的药物方可奏效，故又选用皂角刺、冬凌草以加强化痰散结祛邪之效；同时配伍炙麻黄以宣肺平喘，柴胡疏肝理气，白术、茯苓、砂仁、焦山楂、炒麦芽、焦神曲等益气健脾，补益正气，以达到"扶正祛邪"的目的。在整个治疗过程中，该患者不仅咳喘频发，同时又进行了15次放疗，因此，还要兼顾治疗放疗的副作用。放疗期间，恐放疗热毒伤阴，故重用麦冬等养阴润肺药，防止放疗期间邪毒直入损伤肺脏，导致放射性肺炎，加重胸闷咳喘等症状。

加减：当患者咳嗽咯痰加重，咯黄痰，属于八纲辨证中的热证时，可选用清气化痰丸加减以清肺化痰；当患者咯白黏痰，属于寒证时，可选用止嗽散加减以宣肺疏风止咳；当患者咽干、咽痛时，不仅用蝉蜕利咽开音、冬凌草解毒利咽，又重用桔梗，取桔梗汤之意，以宣肺利咽；当患者睡眠不好时，可用石菖蒲以豁痰醒神，改善睡眠；当患者便后伴有下坠感，在气血亏虚的基础上又伴有气陷时，可选用黄芪、白术、当归、柴胡等，取补中益气汤之意，以益气养血升阳，顾护正气，扶正固本。

目前这位患者的精神状态很好，不仅可以正常进食，而且咳嗽、气喘等症状也明显好转，体质基本恢复。应该说这位患者是中西医有机结合成功的案例。

2. 身痛逐瘀汤加味治疗肺腺癌骨转移疼痛

患者刘某，男，53岁，公务员。

2017年2月，患者无明显诱因突然感觉双侧臀部、骨盆以及腰部疼痛，自认为是劳累过度引起的，故没有重视。直到2017年3月，上述疼痛症状加重，已严重影响日常生活，于是至河南省某医院就诊。经胸部核磁检查后，报告提示右肺结节影，T5、T10椎体异常密度影，考虑转移瘤。医生怀疑是肺癌，并伴有骨转移，建议住院治疗。为了明确肺部结节的性质，故行肺结节穿刺活检术，术后病理确诊为"右肺腺癌"。患者不愿接受手术治疗，故在医生的建议下先进行化疗，再进行放疗。其化疗反应非常严重，后开始放疗，其间，没有肺部症状，双侧臀部、骨盆及腰部疼痛未见减轻，经常因疼痛严重影响睡眠，故来寻求中医药治疗。

初诊（2017年7月2日）：患者化疗已结束，放疗也接近尾声。双侧臀部、骨盆及腰部等多处部位疼痛，经常影响睡眠，身体消瘦，特别乏力，食欲很差，情绪低落，舌质暗，脉涩。

诊断：右侧肺腺癌伴多处骨转移。

辨证：气滞血瘀，痰瘀互结。

治法：活血祛瘀，化痰散结，行气通络。

方药：身痛逐瘀汤加味。桃仁9克，红花12克，川芎12克，熟地黄15克，当归30克，赤芍、白芍各15克，秦艽12克，羌活12克，独活12克，地龙12克，香附15克，没药12克，五灵脂12克，透骨草15克，骨碎补30克，补骨脂15克，桑寄生30克，郁金15克，莪术15克，清半夏12克，浙贝母30克。15剂，头煎、二煎共取中药汁400毫升，混合后分两次服，于上午10点和下午4点服药。

二诊（2017年9月17日）：患者服用上方后，身体疼痛症状好转，乏力减轻，心情、食欲均好转，但晚上还会因疼痛影响睡眠。上方加石菖蒲15克、炒酸枣仁30克。15剂，煎服法同前。

三诊（2017年10月15日）：患者服用二诊方药后，身体疼痛症状进一步减轻，晚上睡觉时感觉不到明显疼痛了，精神、饮食基本恢复正常。10月10日复查时，发现谷丙转氨酶85U/L（偏高），偶有咳嗽，咽中有黏痰，舌苔稍黄腻。上方加瓜蒌9克、柴胡9克。15剂。

辨证思路：肺癌骨转移属肺癌晚期。西医治疗主要以化疗、放疗以及双膦酸盐药物等治疗为主，虽然有一定的疗效，但也不可避免地伴随着不良反应和毒副作用。因此，在治疗肺癌骨转移出现疼痛时，需要以改善临床症状、缓解疼痛、减少放疗和化疗不良反应、提高患者生活质量为治疗目的，多学科综合治疗。患者的疼痛症状得到有效缓解后，精神状态自然就会有很大改观，不仅可以增强患者的治疗信念，还能增强患者的体质，进而促进康复。这位患者最初因双侧臀部、骨盆以及腰部疼痛就诊。在完善核磁及穿刺活检等检查后，最终确诊为右肺腺癌伴骨部转移。虽然进行了积极有效的放、化疗，但其全身多处疼痛的症状没有缓解，故而寻求中医中药的治疗。

从初诊的情况看，患者的主要症状是身体多处疼痛，并且已经影响睡眠和饮食，体质迅速下降，属于重度癌痛。治疗的当务之急是缓解患者的疼痛症状。骨转移属于一种继发性骨肿瘤，一般属中医学"骨瘤"等范畴。其病因病机错综复杂，多因外感内伤日久，脏腑功能失调，痰瘀内生，瘀毒侵犯，留滞于骨所致。临床表现以疼痛为主要症状，且疼痛较重。根据该患者的疼痛部位、疼痛特点和舌质、脉象等症状，中医辨证为气滞血瘀，痰瘀互结。治宜活血祛瘀，化痰散结，行气止痛，选用身痛逐瘀汤加减治疗。

身痛逐瘀汤出自清代王清任的《医林改错》，是治疗瘀血阻滞所致身体疼痛的经典方。方中桃仁、红花、当归、川芎活血化瘀，养血补血。桃仁配伍红花，可使祛瘀之效倍增，用于全身各部位的瘀血及所致的疼痛；桃仁配伍当归，不仅可增强活血化瘀之效，且祛瘀不伤血，补虚不留瘀；当归配伍川芎，不仅活血、养血、行血并举，而且润燥相济。四药合用，使瘀去邪除而不伤正。白芍养血和营，赤芍活血行滞，两药相配，一敛一散，共奏养血活血、柔肝止痛之效。熟地黄补肾养阴；牛膝、五灵脂、地龙行血舒络，通痹止痛；香附行气活血；秦艽、羌活、独活通络宣痹止痛；桑寄生补肝肾，强筋骨。诸药合用，则气机畅瘀血除，痹阻通疼痛止。

中医学认为，肾藏精，精能生髓，滋养骨骼，故临床上治疗骨部转移瘤，常选用补肾入骨的中药，如透骨草、骨碎补、补骨脂等益精生髓、强筋壮骨的药物，实践证明其能显著增强治疗效果。同时根据患者的临床症状，加郁金、莪术、半夏、浙贝母等化痰散结，解毒消瘤；加石菖蒲、酸枣仁开心窍益心智，宁心安神，改善睡眠质量；针对咳嗽，咽中黏痰，舌苔稍黄腻，加柴胡、瓜蒌以理气清肺化痰。

患者经过服用上述方药调理后，身体疼痛逐渐缓解，由疼痛而引发的诸多不适症状也消失，精神、饮食、睡眠恢复正常。

3. 黑锡丹加减治疗晚期肺癌喘脱欲绝证

患者葛某，男，1945 年 6 月出生，河南漯河人。

2014 年 10 月，患者因颈、肩部疼痛至医院行胸部 CT 检查，提示：①左肺上叶及近左肺门占位，考虑肺癌；②纵隔、腹膜后多发肿大淋巴结，考虑转移；③两肺多发结节，考虑转移；④右肺上叶肺大泡；⑤双侧胸腔积液，心包积液；⑥右侧胸膜增厚；⑦右肾囊肿。查 ECT 示：颈椎、左锁骨骨质代谢活跃，怀疑骨部转移。行肺穿刺活检术后确诊为肺腺癌。因其病情较重，已失去手术治疗机会，所以只能采用化疗的方法。化疗 2 次后，反应较大，故在当地一直进行中药治疗，病情基本稳定，生活质量日渐改善。2017 年 11 月初，患者因受凉后出现咳嗽，伴发热、胸闷、气喘，以"肺癌合并肺炎"为诊断收入当地医院治疗。经抗感染治疗后，发热症状缓解，但胸闷、气喘严重，呼吸困难，不能活动，稍一活动就大口喘气，心慌明显，头上出汗，遂来就诊。

初诊（2017 年 11 月 12 日）：患者坐轮椅而来，气喘严重，说一句话要停顿多次，气短接续不上，睡觉时端坐不能平卧，平躺后喘促加重，因喘促严重而影响饮食、睡眠，舌淡暗，少津，脉沉微。

诊断：左肺腺癌伴心包积液、淋巴结转移、骨转移。

辨证：肺肾虚衰，肾不纳气。

治法：温肾纳气，消痰定喘。

方药：黑锡丹加减。制附子 6 克，肉桂 6 克，肉豆蔻 6 克，阳起石 9 克，木香 3 克，沉香 3 克，小茴香 3 克，胡芦巴 12 克，金铃子 12 克，补骨脂 12 克，百合 30 克，麦冬 30 克，五味子 12 克。7 剂，水煎服，每日 1 剂。

二诊（2017 年 11 月 19 日）：患者服上方后，喘促气短等症状明显减轻，能躺下睡觉，睡眠改善，食欲增加，但近来出现下肢水肿。上方加猪苓 30 克、泽泻 12 克、葶苈子 12 克、防己 15 克。15 剂，水煎服，每日 1 剂。

三诊（2017 年 12 月 3 日）：患者喘促症状明显好转，已经不用坐轮椅，可以在屋里自由活动，精神好转，下肢水肿也明显减轻，饮食、睡眠均有改善。上方加莪术 15 克、郁金 15 克、川贝母 12 克。30 剂，煎服法同前。

辨证思路：这位患者久病迁延不愈，肺部痰瘀互结，日久不解，耗损气血，致机体正气大虚。久则肺肾两虚，肾失固摄，气浮于上出现喘脱危证。正如《证治准绳·喘》所说："肺虚则少气而喘。"又因肺之气阴亏耗，不能下荫于肾，肾之真元伤损，根本不固，故气失摄纳，上出于肺，出多入少，逆气上奔而为喘，《医贯·喘》也论："真元耗损，喘出于肾气之上奔……乃气不归元也。"久病则肺虚及肾，肾阳衰弱，水无所主，干肺凌心，肺气上逆，心阳不镇而加重喘促。其病位在肺，与肾关系密切。患者开始以肺气虚为主，日久致肾阳虚衰，无力纳气，气浮于上。治宜补肺温肾，纳气归肾，敛肺定喘，选用黑锡加减以温肾定喘，纳气归肾。方中附子、肉桂温肾助阳，引火归原，使虚阳复归于肾中；阳起石、补骨脂、胡芦巴温命门，除冷气，以接纳下归之虚阳；茴香、沉香、肉豆蔻温中调气，降逆除痰，又兼能暖肾；但又恐诸药温燥太过，故用一味苦寒之川楝子，既能兼制诸药，又有疏利肝气之用。上方加补骨脂以补肾壮阳，纳气平喘；加百合、麦冬既能润肺生津，又能兼制附子、肉桂的温燥之性；加五味子上能收敛肺气而止咳，下滋肾阴而固摄。此配伍药证相符，患者服后获得明显的效果。

在以后的复诊中，根据患者出现下肢水肿的症状，加猪苓、泽泻，这两味药均入肾和膀胱经，有显著的渗湿利水道的功能；加葶苈子既能泻肺平喘，又能利水消肿，还有明显的强心作用；加防己以加强利水消肿的功效。患者服后很快水利肿消。待患者气喘，水肿症状缓解，病情趋于稳定后，加莪术、川贝母、郁金化痰散结、理气消瘀之品，以消除肺部痰瘀互结的病机，巩固疗效。

黑锡丹出自宋代《太平惠民和剂局方》，适用于"脾元久冷，上实下虚，胸中痰饮，或上攻头目，彻痛目瞪昏眩；及奔豚气上冲，胸腹连两胁，膨胀刺痛不可忍，气欲绝者；及阴阳气上下不升降，饮食不进，面黄羸瘦，肢体浮肿，五种水气，脚气上攻；及牙龈肿痛，满口生疮，齿欲落者；兼治脾寒心痛，冷汗不止；或卒暴中风，痰潮上膈，言语艰涩，神昏气乱，喉中痰响，状似瘫痪，曾用风药吊吐不出者……或触冒寒邪，霍乱吐泻，手足逆冷，唇口青黑；及男子阳事痿怯，脚膝酸软，行步乏力，脐腹虚鸣，大便久滑；及妇人血海久冷，白带自下，岁久无子，血气攻注头面四肢；并宜服之；兼疗胸膈烦壅，痰饮虚喘，百药不愈者"（《增广太平惠民合剂局方》）以及"真元虚惫，阳气不固，阴气逆冲，三焦不和，冷气刺痛，饮食无味，腰背沉重，膀胱久冷，夜多小便……及阴证阴毒，不省人事"者（《医门法律》）。

我在临证时常用此方加减治疗晚期肺癌出现的喘脱欲绝证，绝大多数均能收到很好的效果。

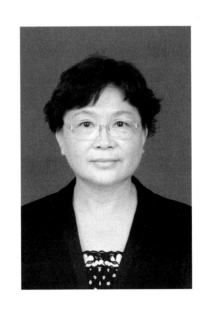

明德惟馨传中医经典
守正创新承儿科医道

广西中医药大学儿科教授、
硕士研究生导师

王力宁

王力宁，女，汉族，1956 年出生，辽宁绥中人。广西中医药大学儿科教授、硕士研究生导师，广西首批名中医，第六批全国老中医药专家学术经验继承工作指导老师；国家中医药管理局"十二五"重点学科建设项目学科带头人，国家临床重点中医专科儿科学术带头人，国家中医药管理局重点专科儿科学术带头人；中国民族医药学会儿科分会副会长，中华中医药学会儿科流派传承创新共同体副主席，世界中医药学会联合会儿童保健与健康教育分会副会长，中国中药协会儿童健康与药物研究专业委员会常务委员与儿童保健学组副组长，中华中医儿科肺炎联盟委员，广西中医药学会儿科分会名誉主任委员，国家卫健委儿童用药安全委员会委员；《中医儿科杂志》《中国中西医结合儿科学》杂志常务编委。

从事中医临床、教学、科研工作近 40 年，擅长小儿哮喘、反复呼吸道感染、肺炎及特禀质相关疾病的中医药防治。先后主持承担并完成国家自然科学基金课题、省部级科研课题 10 余项，取得省级科技进步奖 5 项、广西医药卫生适宜技术推广奖 5 项。发表学术论文 70 余篇，主编、副主编、参编中医院校教材与中医书籍 10 余部，培养硕士研究生 30 余名。

医家简介

我幸运的中医之路——良师引路

学中医并不是我最初的志愿，1977 年我参加了恢复高考的第一次考试，因为填写了"服从分配"志愿被广西中医药大学（原广西中医学院）录取，开始了中医医疗专业学习，并与中医事业结缘。在校学习期间，我们非常有幸得到了林沛湘、班秀文、秦家泰等老前辈们的亲自授课，老教授们对中医的自信与坚定以及严谨的治学态度深深感动着我们，从此我下定决心要学好中医，做一辈子中医。在校学习期间，我非常珍惜各种学习与实践的机会，实习期间中午从来没有休息过，不当班的中午基本都在中药房捡药，从中不仅掌握了大部分中草药的知识，也学习了不少老师的处方经验。

1982 年 12 月，我大学毕业后留在广西中医药大学儿科任教，并同时在第一附属医院儿科从事临床工作。到儿科报到的第一天，我遇到了今后从事中医儿科事业的第一任启蒙老师——玉振熹老师，至今玉老师跟我的第一次对话仍然让我印象非常深刻。玉老师问我的第一句话是"你愿不愿从事儿科工作"，我回答愿意，然后又问我知道小儿有什么特点吗，我凭着在校理论学习的印象回答"稚阴稚阳、纯阳"。接着玉老师没有再问什么，但给了我一个任务，即到病案室查病历，分析近年来儿科呼吸道疾病住院患者的中医证候特点。一上班就有工作任务，我有点小兴奋，工作热情非常高，于是自己列了一个调查简表，一有空就往病案室跑，收集查找相关病历。当时没有电子病历，完全靠手写，经过不到 1 个月的努力，我收集了近 3 年的儿科呼吸系疾病的中医证候。当我把"中医证候以热证占 90%，其中风热占 80%"的结果报告给玉老师时，玉老师又提出问题："这个结果说明了什么？"我回答道："小儿阴常不足，感邪后易于化热，临床上以热证为多见。"玉老师满意地说："写篇心得吧，小儿热病多见之我见。"这件事对我的启发很大，我认识到中医学是一门实践性非常强的科学，必须多临证、勤思考，这也为我今后的中医临床思维与临床科研奠定了基础。

　　1986 年经由玉振熹老师的推荐，我到成都中医药大学参加了全国中医儿科师资班的进修学习，在学习班上系统学习了中医儿科学的基础知识与中医经典。记忆中学习班上肖正安老师讲授了中医儿科学基础与《小儿药证直诀》《幼科发挥》等儿科名著，以及当中医儿科教师教书育人的基本要求；苏树蓉老师以肺炎喘嗽为例讲授了以病机确病，不同的疾病有不同的病机，故需辨病与辨证结合；胡天成老师讲授了内经、伤寒、温病经方在儿科的应用；吴康衡老师用阳和汤治疗结核性脑膜炎的典型案例说明什么叫中西医结合等。可以说在成都学习期间是我中医经典学习与儿科理论提升的重要阶段，我非常感激当时玉老师给了我这次学习的机会，也非常庆幸有机会能在肖正安、苏树蓉、胡天成、吴康衡老师的指导下学习成长。自从成都学习后，我不仅在中医经典与中医儿科理论上有了新的感悟，在以后的儿科临床运用上也多有心得，亲自体验到了中医治疗小儿肺炎、肾病、肾炎、紫癜、哮喘等疾病的疗效与优势，更坚定了坚守中医儿科事业的信心，在中医儿科临床、教学、科研工作方面取得了较大的进步。

　　1995 年以来，我先后担任广西中医药大学第一附属医院儿科副主任、儿科主任。2002 年我成为广西中医药大学儿科学科带头人、硕士研究生导师，2003 年被评为首批广西名中医。2003 年由于医院发展工作需要，将我调到医院科技部工作，当时心里非常纠结，最后医院答应可以满足本人坚持儿科临床、教学与科研工作的要求，在医院科技部兼职 6 年期间，我没有一天耽误儿科工作，并先后带领儿科团队申报获批为国家中医药管理局"十一五"重点专科、国家中医药管理局"十二五"重点学科、国家临床重点中医专科。在重点中医专科建设过程中，我们大力引进开展中医特色优势项目，围绕中医优势病种与临床问题开展中医临床科研，儿科的中医临床与科研水平得到显著提高，人员队伍素质不断提升，学科与专科综合实力与社会影响力也显著提高，为所在专科 2018 年评为国家区域诊疗中心奠定了良好的基础。广西中医药大学增设的中医儿科专业也在 2019 年获批准招生。

　　随着儿科的不断发展与社会对中医儿科的需要，我的中医疗效也逐渐得到患者与家长的信任与认可。2012 年我被评为二级教授，2013 年广西壮族自治区中医药管理局批准建立王力宁广西名老中医学术传承工作室，2017年被评为第六批全国老中医药专家学术经验继承工作指导老师。可以说在中医儿科事业的路上，我深知我们走的每一步都有前辈做榜样与指导，有了传承工作室，我就开始思考中医儿科的传承问题。10多年来，广西中医儿科得到了社会的认可，但中医儿科的队伍中问题还是比较多的，一些医生虽然坚守了儿科，但所开的中医处方并没有儿科特点，特别是基层中医儿科基础非常薄弱，每当看到基层患者因一些很普通的疾病而从基层赶至南宁就诊，我就感到中医儿科的普及任务紧迫，中医儿科事业的传承永远在路上。因此于2018年4月，我决定拜师学习，并有幸得到了王烈教授的纳允收为弟子。由于南北地域的差距，跟师面诊的时间非常有限，所以大多数通过研读老师的书籍与日常通话请教学习老师的诊疗经验。王老治学严谨，信念坚定，临证善辨敏捷思悟，用药处方执简驭繁，总是充满激情地为病患服务。记得2018年端午节假期，我本以为老师在放假休息，借此机会可以电话请教一些问题，可是王老回应说："今天周一，是患者看医生的日子，怎能放假！"听了老师的话，我真的很惭愧，这就是弟子与师傅的差距，老师近90岁高龄仍处处为患者着想，坚持出诊并站立接诊，这就是榜样的力量。

可以说，我的中医之路是幸运的。一路走来，有玉振熹老师给我的临床科研的启发，帮助我今后在儿科的医、教、研工作中培养了善于思考的能力；成都中医药大学进修学习使我得到了中医经典与中医儿科基础与临床的系统学习，为日后的临床与教学工作奠定了良好的基础；有幸成为国医大师王烈教授的门徒弟子，更有了对中医儿科事业的坚守与奉献的榜样。

我的40年中医儿科之路
多临证、勤思考，以临床问题开展临床科研

在近40余年的中医儿科临床工作中，我坚持多临床、勤思考，围绕中医儿科临床问题开展临床科研，在儿科病证诊疗与用药方面积累了丰富的临床经

验，并形成了独特的学术特色与诊疗优势。

一、"温肺化痰－化痰养阴－滋阴补肾"的分期序贯治疗小儿哮喘

中医学关于哮喘的记载有着两千多年的历史，在防治哮喘方面积累了丰富的经验，较西医学更早地认识到哮喘缓解期存在"正虚痰伏"的根源，这比西医学的"哮喘缓解期仍然存在气道的慢性炎症"而需抗感染治疗的认识要早数百年。中医学主张对哮喘的治疗不仅是发作期以治标，更重要的是缓解期的扶正固本。对于哮喘的诱发因素，除过敏原诱发外，中医学非常强调感受外邪引动伏痰的作用，而小儿群体，生理上肺、脾、肾三脏不足，不仅存在痰易成而不易去的特点，也常因正气不足，外邪易犯引动伏痰而发作。依据小儿的生理病理特点、哮喘的发病机制及其病理演变的证候规律、中医辨证论治的原则与临床经验总结，我在 2010 年提出小儿哮喘"温肺化痰－化痰养阴－滋阴补肾"的分期序贯治疗思路。

1. 哮喘急性发作期（发作期）

哮喘发作期特点有三：一是常在秋季入冬时节易于发作；二是常因气候转冷或感寒而作；三是多于半夜、凌晨阳气相对不足时发作或加剧。故其病性之本在于寒，正如《景岳全书·喘促》所说："喘有夙根，遇寒即发。"冬季寒邪当令，外感寒邪深入肺俞而伏于肺，多由感受风寒、过食生冷、劳倦等诱因触发，气道受阻，痰气相击，肺失宣降，故发哮喘。因此，寒证居多，发作期属实证，病位在肺，治疗上采用温肺化饮法，正如《金匮要略》指出："病痰饮者，当以温药和之。"汉代张仲景《伤寒论》的小青龙汤，具有温肺化饮、解表散寒、止咳平喘功效，是传统中医治疗哮喘最具代表性的方剂。我在长期的临床实践中结合小儿哮喘人群的特点，运用温肺化痰的麻杏二陈汤（组成：炙麻黄、杏仁、射干、僵蚕、莱菔子、细辛、陈皮、法半夏、云茯苓、甘草）治疗哮喘与咳嗽变异性哮喘取得了良好的临床疗效。方中炙麻黄宣肺平喘，杏仁肃肺止咳，射干、僵蚕解痉平喘，莱菔子降气平喘，使气喘得平、咳嗽得止；细辛温肺化饮；陈皮、法半夏、云茯苓燥湿化痰，使痰饮得化。诸药同用，以

达温肺化痰、止咳平喘之效。且其药效平和，口感适中，易于患儿接受，有效提高了患儿治疗的依从性。

2. 慢性持续期（缓解期）

哮喘缓解期处于正气虚而邪未尽阶段，往往表现为哮平喘止，但余痰未尽或入夜咳喘，此期用《景岳全书》的金水六君煎加减。《景岳全书》认为："痰涎本皆血气，若化失其正，则脏腑病，津液败，而血气即成痰涎。"其又云："若外感风寒，咳嗽多痰，喘急而阴虚血气不足，痰有不活，气有不充，则托逆无力，邪不易解。"故在治疗上创补气滋阴、金水互生、燥湿祛痰、虚实同治的金水六君煎。

3. 缓解期（稳定期）

哮喘稳定期即所谓"真正治疗的祛除夙根阶段"，其治疗重在固气抑痰，杜绝生痰。治疗哮喘应重视缓解期的治疗，传统的中医治疗哮喘缓解期的方法多从温补脾肾着手，然而小儿群体有阴常不足、阳常有余的体质特点，加之近20多年来在全球大力推广应用 GINA 方案（全球哮喘防治的创议）以来，部分哮喘患儿吸入糖皮质激素后可产生多毛、多语、多动、多汗、面红等温阳效应，故单纯的温补脾肾方法不能体现中医辨证施治的原则。我在临床上运用以六味地黄丸为主的滋阴补肾法进行辨证施治，不仅改善了哮喘的发作状态，调整了哮喘儿童的机体免疫力，提高了抗病能力，还减少了糖皮质激素的吸入量，减轻或消除哮喘患儿长期使用糖皮质激素所产生的毒副作用。

总的来说，哮喘急性发作期（发作期）应辨明诱发原因，合理择方选药，治宜温肺化痰，选用麻杏二陈汤为主方；慢性持续期（缓解期）应分清标本虚实，重在扶正固本，治宜化痰养阴，选用金水六君煎为主方；缓解期（稳定期）应分辨体质偏颇，科学因人施养，治宜滋阴补肾，选用六味地黄丸为主方。我在临床上根据哮喘患者所处的不同阶段，给予分期辨证治疗有效减少了哮喘的复发，延长了缓解期，大多已数年未再发作。同时还通过了两项国家自然科学基金课题的验证，对哮喘分期序贯治疗提供了理论依据。

二、针对"痰、寒、虚"的病证特点，善用温肺化痰法则辨治特禀质咳嗽

咳嗽是儿科临床最常见的疾病与证候，大多患儿的咳嗽以外感为主，且以风热为多见，然而在临证时我们发现有相当一部分患儿，在辨证准确的前提下，如小儿外感风热咳嗽选用桑菊饮加减或选用宣肺清热的中成药疗效不明显，或咳嗽反而加重。这部分患儿存在共同的特点，即有下眼睑瘀黑征与既往过敏性疾病史或家族史。经体质辨识，这部分患儿属于特禀体质（过敏性体质）。因此我把这一类以咳嗽为主诉且体质属特禀质的患儿定义为特禀质咳嗽。

特禀质咳嗽大都有共同的特点，即常由外感六淫诱发而迁延难愈；多于半夜、凌晨阳气相对不足时发作或加剧；常因气候转冷或感寒而咳；多发于秋季入冬时节；病程相对较长且易反复；大多存在气道高反应性，容易患咳嗽。从诱因、加重因素、时间规律即遇寒后咳、活动后咳、晨起及夜晚咳声多重浊等，提示病性偏寒，虚证居多，并有伏痰。小儿特禀质咳嗽对不同治疗的效应特点为抗过敏药、激素对特禀体质小儿咳嗽有一定疗效，符合过敏性疾病的特点；抗生素疗效并不确切，说明与细菌感染关系不大；升提类中药疗效欠佳，并且可能导致咳嗽加剧，说明内有宿痰，不宜妄用升提中药以引痰上逆。

基于体质因素的辨证，我在临证时尤其重视对小儿咳嗽的体质辨识，属于特禀质咳嗽者用温肺化痰的麻杏二陈汤为主方，根据风寒、风热与内伤脏腑进行化裁，鼻塞、喷嚏频繁者加白芷、辛夷花；兼感风热者加鱼腥草、瓜蒌皮；兼阴虚表现者加麦冬；气虚者加黄芪、白术。根据特禀质咳嗽的临床特征，我们开展了特禀质咳嗽的相关流行病学调查研究，同时进行了临床对照研究，发现辨证治疗与辨证合辨体质治疗有不同疗效，形成了特禀质咳嗽的证治规律，并将其列为广西民族医药适宜技术推广项目，对麻杏二陈汤也按照中药新药院内制剂做了临床前研究，取得了医院制剂批文。此项研究获广西医药卫生适宜技术推广二等奖 2 项。

三、因质调养小儿复感，未病先防寓调为治

小儿反复呼吸道感染是指在单位时间内上、下呼吸道感染反复发作超过一定次数的一种临床综合征，是儿科临床常见病、多发病，以反复患病、病程较长为特点。该病不仅会影响小儿身心健康，对家庭和社会也会造成一定的负担。反复呼吸道感染以小儿肺常不足、卫外不固为本，但小儿脾常不足，易受各种因素影响导致脾胃功能受损，影响气血化生，故小儿反复呼吸道感染不仅病位在肺，且必须重视脾胃功能的调理。自 1995 年以来，我开始了对小儿反复呼吸道感染的多方面研究，以培土生金为原则，以健脾益气为主要治法，先后研制了用于小儿反复呼吸道感染的系列院内制剂，即健脾益气合剂（抗复感Ⅰ号）、养阴益气合剂（抗复感Ⅱ号）及健脾平肝合剂（抗复感Ⅲ号），分别用于肺脾气虚、气阴两虚与脾虚肝旺的反复呼吸道感染。

对于小儿反复呼吸道感染的预防，重在提前干预及体质的调养。反复呼吸道感染不仅因反复感染病程长影响生活质量，还会引发许多痼疾，如哮喘、抽动症、过敏性紫癜肾炎、血小板减少症等疾病的复发，故临证时对所有患儿都应注重在治疗原发病的基础上，给予防复感的干预序贯治疗。如外感的患儿在解表阶段注意勿发汗太过以免伤耗气阴，汗后注意及时给予养阴益气以善其后；对于已接受西医抗生素治疗的患儿，及时给予中医健脾益气以扶助正气。近年来由西医院与基层医院转来求治中医治疗的反复呼吸道感染患儿越来越多，我们没有盲目给予补益中药，而是针对患儿的特点指导家长如何进行防护与预防。调理反复呼吸道感染，强调辨病调理，需先辨病，干预宜早，防患未然。固本施护，重在脾肺，调护指导，细参五候，即观察面部气色、食欲情况、汗出情况、大便情况、睡眠状态。寓调为治，治调宜彰，如急性感染期的调理，避免过用苦寒伤正的药物加重患儿体虚；非感染期的调理，要分辨肺脾气虚、营卫失调、脾肾两虚、肺脾阴虚，合理选用中药外敷、推拿、艾灸调理。这也体现了中医治未病理念在小儿反复呼吸道感染防治中的运用，深得患儿家长的欢迎。

这 20 多年来，我致力于小儿反复呼吸道感染的临床研究，先后完成院内

制剂系列抗复感合剂的研发、系列抗复感合剂防治小儿反复呼吸道感染的临床研究、小儿反复呼吸道感染中医证候量表的建立与评价，并形成《RRTI 中医证候定量诊断技术》，被列为第一批广西基层常见病多发病中医药适宜技术推广项目；完成了小儿反复呼吸道感染中医诊疗指南、抗复感颗粒临床前研究、纳气敷脐散治疗小儿反复呼吸道感染的证候疗效相关性研究、小儿反复呼吸道感染中医治疗优化方案临床研究、壮药防病香囊对小儿反复呼吸道感染易感人群干预效果研究、中医民族医防治小儿反复呼吸道感染特色诊疗方案研究等，先后获广西科技进步三等奖 2 项，广西医药卫生适宜技术推广一等奖 1 项、二等奖 2 项。

四、临证强调辨病结合辨证，有针对性地合理治疗

中医学认为，"病"与"证"是密切相关的不同概念。病是对疾病全过程的特点与发展变化规律所做的概括，证是对疾病当前阶段的病位、病性等所做的结论。在儿科临床上，虽然同样是风热证，但病不同其治疗大法则有区别，如风热感冒以风热袭表为主，治疗以辛凉解表为主，以银翘散为代表方；肺炎喘嗽以肺气闭塞为主要病机，治疗以宣肺开闭为主要治法，麻杏石甘汤是首选代表方，同时针对肺气闭塞将影响心血瘀阻，需要合并使用活血化瘀药物，在辨证用药的基础上结合运用中医药物贴敷、背部拍震方法等内外合治疗法，有利于促进肺部炎症的吸收，缩短病程。针对中医扶正祛邪的原则，在肺炎的病程中注重尽早适时介入中医扶正疗法，依据不同情况选择健脾益气合剂与"纳脐敷脐疗法"可有效减少肠道菌群失调，降低肺炎病后对反复呼吸道感染的易感性，促进病后体质的快速恢复。又如小儿泄泻，临床以大便次数增多、粪质稀薄为主要特点，其基本病机在于脾虚湿滞，治疗用钱乙的白术散为基本方，实证者去党参，伤食者合用焦三仙，湿热者加用金银花、黄芩、薏苡仁，寒湿泻者加苏叶、神曲。如此辨病与辨证结合，处方就不会庞杂且治疗会更有针对性。

五、重视小儿体质与用药特点，推崇中药复方煮散的应用。

当下儿科临床应用中药的处方存在着一些问题，有不少临床医生强调目前中药因种种因素需要加大处方用量，也有一些医生常自诩擅用中医经方，但所开出处方药味往往是经方原方的两倍或更多。然而对于小儿而言，其区别于成人最显著的体质特点在于脏腑娇嫩、稚阴稚阳，加之病因单纯，只要辨证准确，用药更应体现"处方平和、味少量轻"，正如张景岳所言"小儿脏气清灵，随拨随应，但能确得其本而摄取之，则一药可愈"。因此对于小儿处方，我们非常强调要重视小儿的体质与用药特点，由于小儿阴常不足，温热药的使用尤其应谨慎。

几年前我曾在门诊遇到一名 3 岁多的女孩患者，家长代诉近 2 周来患儿性格改变，躁动不安，心烦不寐，口渴不饮，无发热，大便 3 天不解，小便黄少，平素性情乖巧，查体见患儿舌质红绛无苔，手足无脱屑，反复追问病史无长期发热、消瘦、汗出的病史，1 个月前曾咳嗽咳痰半个月，2 周前用中药治疗咳嗽已好转。家长随即从口袋掏出一张处方，我看了处方后似乎明白了该患儿这 2 周性情变化的原因。其处方药味共 15 味，其中含附子、肉桂、细辛、干姜等温热药，还不乏厚朴、半夏等温燥药，根据处方分析，患儿是因温阳太过所致的寒从热化，阴津受伤，热扰神明。随后我给该患儿开了养阴生津、安神定志的处方。3 天后患儿复诊，已解硬便 1 次，躁动表现有所缓解，舌苔隐约可见，余症依然，按前法守方 7 剂。1 周后复诊，各项症状消失，性情恢复常态。该患儿的用药经过就是没有考虑小儿的体质特点而过用温燥所致。对于小儿，用药温燥比用寒凉的危害更大，正所谓"一星之火可烧万顷之山，但一杯之水难救车薪之火"。

因此，治疗小儿疾病在选择药物上要考虑其体质特点，在保证临床疗效的同时应用尽可能小的剂量，在辨证辨病的前提下应尽可能选择有针对性的药物处方。若处方庞杂，则不仅治疗缺乏针对性，甚至一些药物功效的相互影响会产生"一加负一等于零"的效果。因而我的儿科处方一般药味不超过 12 味药，在安全有效的基础上注重药物的口感与小儿服药的依从性。针对目前中药处方越开越大、小儿喂药困难、煎煮不便影响患儿用药依从性的矛盾，近10多年来我一直致力于开展中药复方煮散在儿科的科学应用研究。所谓煮散是将粗大的中药饮片经粉碎加工成粗颗粒，从而保证了中药处方可随证加减复方同煎的特色。同时，由于中药颗粒变小，煎煮时与水的接触面增加，药味容易析出，所以可以减少药物剂量与缩短煎煮时间。在《伤寒论》及许多中医传统医籍中就有不少关于以煮散形式用药的记载，如对用于儿科常见的肺系急症病证的代表方麻杏石甘汤、银翘散、麻杏二陈汤等常用处方进行煮散量效与时效等多方面影响因素的正交试验，可以得出中药煮散的在用药量、浸泡与煎煮时间等方面的最佳调配方案，从而在减少中药药量、药费、煎煮时间等方面发挥了重要作用，同时也有效解决了小儿喂药困难与煎煮中药缓不济急的矛盾。

此外，我还重视中医特色外治技术在儿科临床的应用，通过临床科研对临床使用多年的经验外治方进行临床验证，研制了"平喘咳外敷散"，用于穴位贴敷治疗哮喘与久咳；"纳气敷脐疗法"，用于改善小儿气虚与气阴两虚体质偏颇状态，降低反复呼吸道感染的易感性与感染后脾虚综合征的发生；芳香化浊、醒脾开胃、祛邪辟秽的"壮药防病香囊"，对防治小儿反复呼吸道感染取得了满意的疗效。

（王广青、刘含整理）

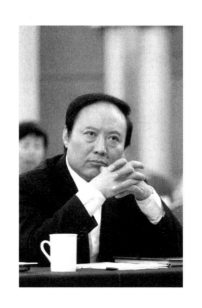

中医养生与慢病康复

山东省滨州市政协原主席

孙承志

孙承志，男，1956年出生，山东省寿光市人。1974年以来，先后在山东省寿光县（现寿光市）委，昌潍地委，潍坊市委、市政府，泰安市委、市政府，滨州市委、市政府、市政协工作。1986年至1988年在山东中医药大学高级职称班、成人教育专业进修3年。1992年与潍坊市政协原副主席的张奇文教授共同创办了潍坊本草阁大药房，原卫生部部长崔月犁给予了充分肯定，并鼓励继续把中医药这项大事业推向前进。国务院原副总理谷牧亲临本草阁视察，并亲自题词给予鼓励。2016年以来，先后任山东省孙子研究会副会长，中国孙子兵法研究会常务理事，中国健康文化大会秘书长，中国健康管理协会健康文化工作委员会执行主任，中华医学会科普分会顾问，中国民族卫生协会中医康复医学培训基地高级顾问。先后获复旦大学博士、北京大学EMBA学位。2017年被第一届中国健康文化大会评选为首届中国健康文化大使，2018年获全球华人影响力大会推选的中国改革开放"40年40人"健康产业特别贡献奖，"中国改革开放40周年大健康杰出人物"等荣誉称号。先后出版《哲学教程》《中华第一山：泰山》《泰山天下安》《泰山养生缘》《黄河养生宝典》《中华养生典籍》《中华养生宝典》《中华长寿秘典》《泰山健康长寿秘典》《泰山健康秘典》《中医养生与慢病康复》《六呼吸健身法》等。

自新型冠状病毒肺炎肆虐全球以来，给人们的生产和生活造成了极大的伤害，面对"如何预防和减少肺间质纤维化的发生"这一重大课题，帮助更多患者提升免疫力，预防和减轻肺炎后肺间质纤维化对今后生活的影响，笔者几十年来，带着"不为良相，便为良医"的情怀，向中医界老前辈请教，向专家学者问道，推出了以预防为主，特别是以中老年人的身心健康为重点的《泰山健康长寿秘典》，即天人合一健身法，并将其中的六呼吸健身法捐赠给了中国、英国、法国、意大利等国家和地区，深受广大中老年，特别是肺炎患者的欢迎。天人合一健身法，是一部以中国传统医学养生理论与实践为基础，秉承中华养生智慧和中医养生精髓，利用大自然的博大与神奇，挖掘人体自身能量与奥秘，结合科学有效的健身方法创编而成的综合养生保健方法。该方法从解读人们的活动规律和生活方式入手，遵循方便、易行、科学、安全的原则，以达到心态平衡、合理饮食、适量运动、健康睡眠的目的。有专家教授称这套非药物健身法，对预防肺炎和呼吸道疾病有明显的作用，对新型冠状病毒肺炎患者的身体康复也大有好处。该方法采用呼吸净化、穴位按揉、疏通经络的原理，通过最简便的自助调理，使全身血液、骨骼、肌肉、韧带、关节和大脑活动起来，激活人体神经细胞，促进血液循环，平衡阴阳，增强新陈代谢，提高免疫功能，实现以预防为主，以不得病、少得病为重点的最终目的。

三六九健身法
（三按揉、六呼吸、九拍打）

一、三按揉

按揉头部（上）、按揉双手（中）、按揉下肢（下）。

预备： 早晨醒来，喝一杯温开水，排空大、小便，选择空气流通处，或点一支檀香净化空气，着宽松衣裤，坐卧或站立均可。

主要作用：按揉头部，能通苍天之神力（天），具有疏通百脉、缓解压力、放松心神的作用。按揉双手，能化日月之阴阳（人），既能保证其灵巧与强健，又能运行经络气血，沟通身体外部，平衡体内阴阳。按揉下肢，能接大地之精气（地），既能促进下肢血液循环，缓解下肢疾患，又能疏通脉络，激活五输穴（井、荥、输、经、合）。

练习要点：双手拇指或多指贴于体表，按揉指定穴位，力量均衡，动作柔和，内外协调。自上而下的顺序为：叩齿，按耳身，双手按压耳朵根；揉印堂，摸前额，双手推至迎香穴；按睛明，点攒竹，搓热劳宫熨双目；左五指、右五指，双手交替按后溪；按合谷，点三间，神门过后是内关；左膝眼，右膝眼，膝眼向下是陵泉；膝阳关连膝关节，膝关节内侧是血海；一涌泉，二商丘（太溪），三阴交下是复溜；四太冲，五大都（太白），内庭对面是丘墟。

练习口诀：先按头（"一二三"：一按揉耳朵，二按揉鼻子，三按揉眼睛）；再按手（"四五六"：手腕四穴，五个手指，手掌六穴）；最后按揉脚趾（"七八九"：膝关节处七穴，足部八穴，拍两足底各九十九次）。

（一）按揉头部

寓意：通苍天之神力（天）。

预备：摒除杂念，全身放松，口唇微闭，心神合一（意念：想自己最高兴的事），闭目，然后上下牙齿有节奏地互相叩击，开始叩击20~30次，逐渐叩击50~100次，也可根据本人的健康情况量力而行。

1. 按揉耳朵

（1）按揉耳根：两手中指和示指（又称"食指"）在耳垂两边上下揉按，3~5个节拍。

（2）按揉耳身（耳郭）：用两手中指和食指按揉耳身，3~5个节拍。

2. 按揉鼻子

（1）两手中指点揉鼻梁上的印堂穴，2~3个节拍。

（2）两手食指再按揉鼻翼两侧的迎香穴，2~3个节拍。沿鼻两侧上下搓揉2~3个节拍。

3.按揉眼睛

（1）按揉眼眶：两手食指、中指、无名指同时按揉眼睛上面的攒竹、鱼腰、丝竹空穴，2~3个节拍。

（2）按揉眼带：两手食指、中指、无名指同时按揉眼睛下边的睛明、承泣、球后穴，2~3个节拍。

（3）熨目：两手手心搓热后，捂住双眼8~10秒（意念：眼睛、眼睛，又清又明）。

（4）鼓目：用食指、中指、无名指轻压眼球，10~15秒后松开，2~3次。

（二）按揉双手

寓意： 化日月之阴阳（人）。

1.按揉手腕四个穴位

（1）用拇指按揉神门穴，2~3个节拍。

（2）用拇指按揉内关穴，2~3个节拍。

（3）用中指按揉外关穴，2~3个节拍。

（4）用拇指按揉太渊穴，2~3个节拍。

2.分别按揉两手的五指

（1）用两手拇指和食指分别按揉10个手指，各2个节拍。

（2）用两手拇指指尖分别用力按压两手5个手指的指尖，各2个节拍。

3.按揉三间、合谷、大鱼际、劳宫、少府、后溪穴

（1）用两手拇指分别按揉两手拇指下的三间穴，3~5个节拍。

（2）用两手拇指和食指按揉两手合谷穴，3~5个节拍。

（3）用两手拇指按揉大鱼际穴，2~3个节拍。

（4）用两手拇指按揉劳宫穴，2~3个节拍。

（5）用两手拇指按揉少府穴，3~5个节拍。

（6）用两手拇指按揉后溪穴，3~5个节拍。

（三）按揉下肢

寓意： 接大地之精气（地）。

1. 按揉内膝眼、外膝眼、血海、膝阳关、阴陵泉、阳陵泉、足三里穴

（1）用两手拇指、食指、中指和无名指同时按揉两侧膝关节周边的内膝眼、外膝眼、血海、膝阳关穴（意念：关节、关节，灵活、灵活），5~7 个节拍。之后，两手劳宫顺时针按揉两侧膝关节 2 个节拍，再逆时针按揉 2 个节拍。

（2）用两手的拇指、无名指和中指同时按揉两侧膝关节左下侧的阴陵泉、右下侧的阳陵泉及其下面的足三里（意念：血流、血流，舒畅、舒畅），3~5 个节拍。

2. 按揉涌泉、复溜、太溪、太冲、太白、三阴交、内庭、丘墟穴

（1）将右脚压在左腿的膝关节上，左手拇指按揉右足底的涌泉，右手拇指按揉右足的复溜（足踝内侧向上 2 指处），3~5 个节拍（意念：涌泉咕嘟，滋润脏腑）。

（2）左手中指按揉右足的太冲穴（足背侧，第 1、2 趾跖骨结合部之前凹陷处），右手拇指按揉右脚的太溪穴（内踝后的凹陷处），3~5 个节拍（意念：涌泉咕嘟，滋润脏腑）。

（3）用左手的四指按揉足趾跟部和太白穴（足大趾内侧凹陷处），右手拇指按揉右腿的三阴交穴（脚踝内侧向上 3、4 指之间），3~5 个节拍（意念：涌泉咕嘟，滋润脏腑）。

（4）左手中指按揉右足的内庭穴（足背第 2、3 趾间），右手中指按揉足背的丘墟穴（足外踝前下方），3~5 个节拍（意念：丘墟轻清，头脑清醒）。

（5）两腿交替，动作（意念）同上。之后，分别用 5 个手指指腹对准 5 个足趾指腹按揉 3~5 个节拍。

3. 拍足底

两手（劳宫穴）分别拍打足底（涌泉穴）各 99 次。男士先拍右足，女士先拍左足，之后双手交换拍打。最后两手搓劳宫结束。

二、六呼吸

一呼吸高天，二呼吸大地，三呼吸太阳，四呼吸月亮，五呼吸泰山，六呼

吸黄河。

预备：选一个弹性垫子，两足开立与肩同宽，站在垫子上，放松腰部，自然下蹲，2~5个节拍，下蹲时吸气，起身时呼气（老年人可借助桌椅等其他工具进行）。随后，两腿自然分立，手握哑铃（也可用两瓶矿泉水代替哑铃），先做扩胸运动2~5个节拍。再做双臂上下交叉运动3~6个节拍；最后，身体自然放松。

主要作用：一是通过增加呼吸频率与深度，扩大膈肌的活动范围，增强肺活量，提高肺功能。二是通过呼吸调节促进腹部肌肉紧松转换，增加胃肠蠕动，改善脾胃功能。三是通过深呼吸促进和改善血液循环，增强心肌功能，防止心力衰竭。四是通过增加呼吸频率与深度，有效改善气滞血瘀症状，促进实质器官组织的损伤修复。五是通过深呼吸调节大脑兴奋度，稳定情绪，激活大脑细胞，减缓脑部细胞老化。六是通过深呼吸提升血氧饱和量，促进二氧化碳等代谢产物的排除，消除疲劳，强壮身体。

练习要点：意念要准确，即随着吸气腹部内收，吸满气略停顿。吸入之气与全身之气汇合后沉于丹田，并由丹田向命门（下焦）处紧缩；全身之气由丹田向四肢百骸舒展，随着呼气浊气排出，精气咽下，全身放松。呼完气，略停之后再开始重复呼吸。动作要到位，即吸气时丹田紧张，呼气时丹田放松。呼气与吸气配合小腹一起一伏。吸气时，腹部由前（丹田）向后（命门）靠拢挤压；呼气时，腹部由命门向前放松。随着腹部有规律的起伏，脏腑得以按摩，内气方能祥和顺畅。意动要协调，即呼气后停顿几秒让身心有休息时间。古人云："息长则命长。"身心与呼吸协调配合，意念和动作相配合，每呼吸一次等于人体内的血液进行了一次大循环，使精气神得到滋养，生命力恢复旺盛。

练习口诀：呵、呬、呼、吹、嘻、嘘（"喝四壶吹媳妇"）。

（一）呼吸高天

意念1：呼吸高天，"天水黄河，孕育华夏文明"。

动作：提肛收腹，舌尖顶住上颚，双手叠压（手心向外）向前推出（头向后仰）后抬起举过头顶用力拉伸，再向两边分开后抱球（5~7秒）。用鼻子将天地能量之气慢慢吸入口中，吸满气屏住呼吸（5~7秒），再将天地之气滚压至下丹田，两掌随之慢慢收至叠压于丹田（身体略下蹲，重心前移，意念：天地之气收于丹田，5~7秒）之后，借助腹部的力量将气滚压至命门、下焦（重心后移，意念：藏于下焦，5~7秒），再将精气滚压至足底涌泉（重心再前移，足五趾收缩抓地，意念：接地通天，5~7秒）然后慢慢起身，两掌合十举过头顶用力向上拉伸（3~5秒）之后，开始吐（排）气，随着吐气，两掌慢慢向两边分开，向下划弧至丹田（意念：废气排出，精气咽下，5~7秒）。以上动作简称"动作A"。

特别提示： 随着用嘴吐气，半张口，舌上翘，吐出一个"喝"字（意念与作用：补心养心，提神醒脑）。吸气过程中，由于胸廓向上抬，横膈向下，腹部慢慢鼓起，然后再连续吸气，使肺的上部充满空气，这时部分肋骨会向上抬，胸腔自然扩大，直到吸满为止。

意念2： 补心养心，提神醒脑。

动作： 提肛收腹，舌尖顶住上颚，鼻子慢慢吸气，随着吸气，两手五指分开，中指与拇指相扣，慢慢抬起举过头顶分开抱球（5~7秒），用嘴吐气（意念：随着慢慢吐气，把体内的病灶和不适全部排出体外），随着吐气，两手慢慢收至下丹田，精气咽下。也可连续做2~3次，每次10~15秒。以上动作简称"动作B"。

（二）呼吸大地

意念1： 呼吸大地，"亘古千秋，穿越鸿蒙苍穹"。

动作： 提肛收腹，舌尖顶住上颚，两手臂由两边抬起（手心向下）上起下压两次后举过头顶，用力向上拉伸后分开抱球（5~7秒），然后进行"动作A"。

特别提示： 用嘴吐气时，两唇后收，上下齿合而有缝，吐出一个"呬"字（意念和作用：润肺养肺，增补肺气）。

意念2： 润肺养肺，增补肺气。

动作： "动作B"。

（三）呼吸太阳

意念1： 呼吸太阳，"日月乾坤，承载民族魂韵"。

动作： 提肛收腹，舌尖顶住上颚，两手掌向前（手心向上）推出，再转向两边（呈扩胸状）后举过头顶，用力拉伸后再分开抱球，然后进行"动作A"。

特别提示：用嘴吐气时，呈圆口型，舌放平前伸，吐出一个"呼"字（意念与作用：提高食欲，保护脾胃）。

意念2：提高食欲，保护脾胃。

动作："动作B"。

（四）呼吸月亮

意念1：呼吸月亮，"薪火相传，托起神圣图腾"。

动作：提肛收腹，舌尖顶住上颚，两手掌（手心向前）向前推出，再向两边转至平行（手心向外），身体略下蹲，两掌向下划圈抱球后由胸前托起，举过头顶用力拉伸再分开后抱球（5~7秒），然后进行"动作A"。

特别提示：用嘴吐气时，两嘴角向后拉，舌头上翘稍卷，吐出一个"呼"字（意念与作用：强身补肾，疏肝利胆）。

意念2：强身补肾，疏肝利胆。

动作："动作B"。

（五）呼吸泰山

意念1：呼吸泰山，"和平崛起，志在造福人类"。

动作：提肛收腹，舌尖顶住上颚，两手握拳（手心向下）由胸前推出，向上举过头顶后再向下画圈（弯腰），双拳转至背后再举过头顶，之后再转回胸前，变手掌合十举过头顶拉伸后再分开抱球，然后进行"动作A"。

特别提示：用嘴吐气时，两唇微开，牙槽轻轻咬合，吐出一个"嘻"字（意念与作用：改善眩晕，胸腹胀闷）。

意念2：改善眩晕，胸腹胀闷。

动作："动作B"。

（六）呼吸黄河

意念1：呼吸黄河，"巨龙腾飞，中华复兴圆梦"。

动作：提肛收腹，舌尖顶住上颚，两手掌由胸前向两边推出后，再向前向下划圈，举过头顶用力拉伸后再向两边分开抱球，然后进行"动作A"。

特别提示：用嘴吐气时，两唇微合，嘴角略向后用力，吐出一个"嘘"字

（意念与作用：养肝明目，缓解肾虚）。

意念 2：养肝明目，缓解肾虚。

动作："动作 B"。

六呼吸完成后，深吸一口气（收腹提肛，屏住呼吸），用头写字，分别写出自己的名字（或另外写三个字）。写字时，速度要慢，动作要到位。写完后双手动作不变，先顺时针转揉小腹（关元穴）21 次，再逆时针转揉 21 次（意念：清阳之气收于丹田，能量无限）。最后，双肩放松，手臂自然摆动，腹部前挺，脚尖踮起，原地小动作跑步（1~2 分钟）。两手搓劳宫穴结束。

特别提示：吸气时扩张腹部，胸部不动；吐气时收缩腹部，胸部不动。吐气读字时，动作要到位，身体健康者，吐气时只出声、不发音；慢性病患者可吐出声音来，随着吐气，用意念把身体的病灶和不适全部吐（排）出来。吃饭前后半小时不做深度呼吸；身体不适者，可视身体情况调整吐字时的发音；如需要润肺养肺、增补肺气者，呼吸吐气时可以多吐"呬"；年老体弱以及心脑血管疾病患者，酌情进行锻炼。

三、九拍打

一拍泰山晨曦，二拍天地呼吸，三拍仙人指路，四拍三光聚顶，五拍妙手回春，六拍飞龙在天，七拍千祥云集，八拍（揉）平安福地，九拍（揉）九九归一。

预备：两腿开立，两手下垂，身体自然放松。

主要作用：疏通经脉（十二经脉、任督二脉），激活细胞，调理气血，维持阴阳平衡。具有内病外治的调理保健作用，脏腑表里相合的理疗保健作用，健身美体、修复脏腑功能的养生保健作用。

练习要点：

（1）十二经脉的拍打，应依据人体十二经脉的循行走向进行，有利于促进新陈代谢，增强自我免疫。

（2）通过适度拍打，渗透传导颤动力，调整神经，缓解精神疲劳。

（3）结合"意念"进行拍打，实现身心感应、内外结合，使人体血液循环更顺畅，有利于人体的循环系统和消化系统疾病的预防和保健。实践证明，适度拍打两条以上经脉的运动，不单是对经脉的刺激，也是对人体细胞的修复和激活，通过有氧拍打，使人体复杂的生理功能相互协调，维持阴阳的动态平衡。

特别提示：每一拍完成后，双手合掌举过头顶，尽力向上拉伸 3~5 秒（意念：接通天地之气），之后全身放松，再开始做下一拍。

练习口诀：一拍前（胸前部分）、二拍后（背后部分）、三拍左右手（左右手臂）、四拍上（肩膀以上穴位）、五拍下（肩膀以下穴位）、六拍左右胯（左右腿外侧）、七拍任督（任脉、督脉）、八揉腹（命门与神阙穴对揉），最后一拍（九揉）是跷足。

（一）一拍泰山晨曦（足厥阴肝经、足阳明胃经、足少阴肾经、任脉）

意念：一轮红日，心中冉起；赤霞如火，神明纲纪；地气以明，山水晨曦；手足圆合，虚白大地。

动作：两手掌从左右足五里穴开始向上拍打，经气冲、气穴、中注、石关、步廊、神封、神藏、膻中穴结束。

（二）二拍天地呼吸（足太阳膀胱经、足少阳胆经、经外奇穴）

意念 1：泰山罡肇，圣水保息；天地交泰，万物开辟。

动作：左手托起右肘，右手搭在后颈的颈百劳、肩井穴之间，拍打颈百劳和肩井穴（3~5 个节拍）。之后，两手交换，右手托起左肘，左手搭在后颈的颈百劳、肩井穴之间，拍打颈百劳和肩井穴（3~5 个节拍）。

意念 2：百会通天，涌泉接地；日月躬行，天地呼吸；上开神韵，紫气环身；清风入口，浊阴消沉。

动作：两手半握拳，捶打后背的附分、魄户、膏肓穴，然后变掌，从神堂开始拍打，经督俞、肝俞、胃俞、腰眼、承扶、殷门、委中、合阳、承筋、承山至昆仑穴结束。两手合掌向上举过头顶后分开，右掌搭在左肩上，左掌自然放松。

（三）三拍仙人指路（手太阴肺经、手厥阴心包经、经外奇穴、手阳明大肠经、手少阳三焦经、足少阳胆经）

意念 1：仙人指路，济世华人；神阙问道，圣丹爇熏；保元固本，正气养心；平衡为福，中道太极。

动作：右手掌由左臂云门穴开始拍，经抬肩、天泉、曲泽、间使、内关、劳宫、中冲穴，再转至手背的关冲、外劳宫、中泉、外关、四渎、手三里、天井、手五里、肩髎、肩井、完骨、天冲至阳白穴结束。

意念 2：传承五行，九曲周易；正清民和，聚守补习；怀中抱月，金鸡独立；宁静致远，坐地千里。

动作：左手掌由右臂云门穴开始拍，经抬肩、天泉、曲泽、间使、内关、劳宫、中冲穴，再转至手背的关冲、外劳宫、中泉、外关、四渎、手三里、天井、手五里、肩髎、肩井、完骨、天冲至阳白穴结束。

（四）四拍三光聚顶（督脉、足少阳胆经、足太阳膀胱经、足阳明胃经、经外奇穴）

意念：三光聚顶，大道如尊；光我同体，天开九门；淡泊虚谷，飞天九阙；天地同春，宇宙同心。

动作：两手掌举过头顶接日月之光（3 秒）后，左手按住百会穴，右手拍打左手背（2~3 个节拍）；然后两手分别捂住两耳，两手四指轻轻弹打后脑的风池、玉枕穴（2~3 个节拍，意念：头脑、头脑，清醒、清醒）。两手掌鼓耳（1 个节拍），然后两手拇指（指头向下）按揉左右风池穴（1~2 个节拍）。两手转到前额，拍打前额阳白穴（2~3 个节拍），后再拍两腮颊车穴（2~3 个节拍）。两手的中指、无名指点住肩井穴，借耸肩的力量用手背按摩耳下的翳明和完骨穴（2~3 个节拍）。两手合掌举过头顶，向上拉伸（3~5 秒）后全身放松。

（五）五拍妙手回春（足阳明胃经、足太阴脾经、经外奇穴、任脉）

意念 1：六经为川，换骨强筋；八仙闹海，妙手回春；涌动山河，根源天地；大日场能，神元授记；虚室生白，空心智虑；真气皈元，金乌保密；三咽五叩，气沉海丹；血气壮行，顺治隆庆；还精补髓，宽怀理气；保肝和胃，强肾健脾。

动作：两手掌由气舍穴开始拍，经库房、乳中、不容、天枢、气冲、迈步、犊鼻（此处拍打膝关节 2~3 个节拍）、足三里、条口、解溪至厉兑穴（坐下拍打条口至厉兑，效果更好）；而后用两手十指对着两足十趾（气端穴）拍打（2~3 个节拍，意念：末梢神经，畅通、畅通）。然后再转至隐白穴，经大都、公孙、三阴交、地机、阴陵泉、血海、箕门、冲门、腹结、大横、腹哀、食窦、胸乡至膻中穴结束。

（六）六拍飞龙在天（足太阳膀胱经、足少阳胆经、足厥阴肝经、任脉）

意念 1：任督营卫，中脉一统；经络融泰，颐养心肌；精气神来，心舒胆利；阴阳补正，纲常形志。

动作：左手抬起按住天柱穴，右手拍打肩井、渊腋、日月、京门、五枢、环跳穴（3~5 个节拍，意念：心肌、心肌，强健、强健）；然后双手交换，拍打动作同上（3~5 个节拍，意念：肝胆、肝胆，调畅、调畅）。

意念 2：龙虎守护，刚柔相济；性命双修，生生不息；虚中有实，动静存奇；形神朴备，天人合一；指点三江，激扬文字；天马行空，龙跃天池；飞龙在天，乾坤奉至；弘德泽民，真神真谛。

动作：从环跳穴开始向下，经风市、膝阳关、阳陵泉、外丘、悬钟、丘墟、地五会至足窍阴穴（坐下拍打膝阳关至厉兑，效果最好）；然后用两手十指对着两足十趾拍打（3~5 个节拍，意念：末梢神经，畅通、畅通）；再转至大敦穴，经太冲、中封、中都、膝关、阴包、足五里、急脉、章门、期门至膻中穴结束。

（七）七拍千祥云集（任脉、督脉）

意念：厚德载物，藏相养智；积善明德，千祥云集。

动作：两手掌由上向下捋按任脉，由承浆穴开始，经天突、玉堂、中庭、上脘、下脘、气海、关元、中极穴（3~5 个节拍，意念：任脉畅通，全身轻松）；然后两手转到背后再合掌用两手食指点敲督脉，由长强穴开始，经腰俞、腰阳关、中枢、灵台、身柱、神道至大椎穴；也可自然站立，全身放松，用背部向后撞击墙壁，待身体弹回后再撞击，约 1 秒撞一下，并随撞击的节奏自然呼吸（动作有力但不猛，要协调均匀，2~3 个节拍，意念：督脉通畅，血气方刚）。

（八）八拍（揉）平安福地（神阙、命门）

意念：十年磨剑，百年励志；千年养生，万年胎息；首尾相接，一元复始；时来运转，平安福地。

动作：左掌收至腹部，手心向内，右掌收至命门穴，手心向内，两手劳宫穴分别对准神阙和命门穴，顺时针揉 3~5 个节拍（前后两手向一个方向转）；然后两手交换位置，再顺时针揉 3~5 个节拍。

（九）九拍（揉）九九归一（腰眼、臀中、涌泉）

意念：五指开天，神龙盘踞；青帝临凡，长生无极；感应道交，融入天地；无物无我，九九归一。

动作：两手合掌从胸前向上，举过头顶后两手分开，双手掐腰，先顺时针转动腰部 1 个节拍，再逆时针转揉 1 个节拍。然后左手劳宫穴对准左腰眼（肾穴），右手劳宫穴对准右腰眼。同时双手上、下搓揉，两足跟上下颤抖（踮脚，3~5 个节拍）。最后，两脚交替用力跺地各 3 次（意念：将全身的病气、燥气、邪气、浊气、湿气、寒气排入地下）。两手搓劳宫穴结束。

特别提示：年老体弱以及心脑血管疾病患者酌情拍打。

三六九健身操
（三个穴位、六个时段、九个动作）

三六九健身操（三个穴位保健、六个时段健身、九个动作养生），是在慢病患者接近康复，可以适量减少康复项目的情况下，由三六九健身法简化和提炼而成的"浓缩版"。三六九健身操虽然文字内容少，练习需要的时间也短，但是其同样兼顾了三六九健身法的基本作用和功效，深受预防保健和慢病患者的欢迎。

一、三个穴位健身

三个穴位健身是三六九健身法中"三按揉"部分的提炼和浓缩，好记、好学、好做。虽然只有三个部位，但它代表的是传统哲学中的天（上）、地（下）、人（中）三个层次，也是人体中联系上下、协调内外的要穴，其位置和作用十分重要，每个人都可以做，而且很容易做到。

1. 按揉耳朵

（1）按揉耳根：两手中指和食指在耳垂两边上下揉按，3~5 个节拍。

（2）配合按揉耳身（耳廓），3~5 个节拍。

2. 按揉双手

（1）按揉内关：用拇指按揉内关穴，2~3 个节拍。

（2）配合按揉合谷、大鱼际穴，3~5 个节拍。

3. 按揉下肢

（1）按揉足三里：两手食指和中指同时按揉两侧膝关节左下侧的足三里穴，3~5 个节拍。

（2）配合按揉足底的涌泉穴，3~5 个节拍。

二、六个时段健身

六个时段健身（早、起、揉、腹、练、习），是应中老年人的要求，在三六九健身法的基础上提炼、浓缩而成的。虽然其仅有六个字，但遵循的是从早到晚一整天的活动规律、健康理念和生活方式，一看就懂、一学就会、一做就管用，而且每个人都能记住、做到。

早晨醒来"一二三"（床上）：一伸腰，二转舌，三蹬脚。一伸腰，即早晨醒来，用力伸 3~5 个懒腰。二转舌，即舌尖顺时针方向，在牙根外、嘴唇内顺时针转舌 13~16 圈，再逆时针转 13~16 圈，然后咽下唾液。三蹬脚，即两手交叉抱头，两腿抬起蹬脚 7~9 个节拍。

起床之后"一二三"（床下）：一叩齿，二搓脸，三拍打。一叩齿，即合唇叩齿 100 次，同时两手按揉两侧膝关节顺逆时针各 50 次后，用温水漱口，再喝一杯温开水，排空大、小便。二搓脸，即两手心对搓 2~3 个节拍，然后两手搓脸 3~5 个节拍。三拍打，即一拍前（两手掌从足五里穴向上拍打，经气冲至膻中穴结束），二拍后（两手掌从膝阳关穴向上拍至环跳穴结束），三拍左右手（右手掌从左臂内侧云门穴开始向下拍至中冲穴，再转至手背的关冲穴，经曲池穴拍至天冲穴结束）。然后，两掌交换拍打，动作同上。

揉按穴位"一二三"（室内）： 一按揉耳朵（上），二按揉合谷（中），三按揉足三里（下）。一按耳朵（耳根），即双手按揉两耳根 3~5 个节拍，配合按揉两耳身 2~3 个节拍，酌情按揉迎香、赞竹、睛明等穴。二按合谷，即拇指按住合谷穴，同时食指捏住大鱼际，一并按揉 3~5 个节拍，酌情按揉内关穴。三按足三里，即两手拇指和无名指按住阴陵泉和阳陵泉穴，两手食指按住足三里穴，一并按揉 3~5 个节拍，酌情按揉三阴交、涌泉穴。

腹式呼吸"一二三"（室外）： 呼吸三口气。一呼吸高天，将高天之气慢慢吸入口中，即两手掌抬起举过头顶后分开抱球，用鼻子吸满气（吸气时扩张腹部，胸部不动，5~10 秒），再将天地之气收至丹田（身体重心前移，5~7 秒），藏于下焦（重心后移，5~7 秒）；接地通天（重心前移，5~7 秒），足趾收缩抓地，慢慢起身，浊气吐出，精气咽下（吐气时收缩腹部，胸部不动）。其要点为用嘴吐气时，半张口，舌上翘，吐出一个"喝"字。二呼吸大地，将大地之气慢慢吸入口中，动作同上。其要点为用嘴吐气时，两唇后收，上下齿合而有缝，吐出一个"呬"字。三呼吸日月，将日月之气慢慢吸入口中，动作同上。其要点为用嘴吐气时，呈圆口型，舌放平前伸，吐出一个"呼"字。

练习负重"一二三"（白天）： 一下蹲，二扩胸，三写字。一下蹲，即选一个弹性物垫，自然站立，两腿下蹲（3~5 个节拍，下蹲时吸气，起身时吐气，老年人可借助桌椅进行），然后两手掌拍打膝关节 3~5 个节拍。二扩胸，即自然站立，手握哑铃（也可用两瓶矿泉水代替哑铃），先做扩胸运动（3~5 个节拍），然后双臂上下交叉运动（5~6 个节拍）。三写字，即用头写名字，按笔画顺序慢慢写出自己的名字（或者另外写三字），每写一个字呼吸一口气，速度要慢，动作要到位。

习惯泡脚"一二三"（晚上）： 一泡脚，二拍脚，三踮脚。一泡脚，即用温热水泡脚 30 分钟，听《泰山养生赋》。二拍脚，即先按揉足部要穴，然后拍打两足底（涌泉穴）各 300~600 次，男士先拍右脚，女士先拍左脚。三踮脚，即两足跟上下颤抖（5~7 个节拍），然后平坐或卧床，两腿伸出脚尖朝上，脚尖用力向胸部方向勾转 2~3 个节拍。

特别提示：每天配合六个时段健身再做两件事：一是每天坚持喝完上午 3 杯（6：30、9：00、11：00）、下午 3 杯（14：00、16：00、20：00）温开水；二是每天睡前卧床时双手按揉腹部顺、逆时针各 21 圈。

三、九个动作养生

九个动作养生，是在三六九健身法的基础上提炼浓缩而成的，简便、易行、实用，不受时间和场地限制，可以随时随地进行锻炼，深受人们欢迎。

（1）按揉手指一分钟：两手食指和拇指分别按揉十个手指各一分钟，对头痛、耳鸣等五官疾病效果显著。

（2）两手对搓一分钟：两手（劳宫穴）对搓一分钟，可通经络、强内脏，清新和胃，消除面疮，调和阴阳。

（3）按揉耳朵一分钟：双手按揉两耳根、耳身（耳廓），有通经散热、保健听力作用，尤其对耳鸣、耳聋、健忘效果显著。

（4）转动眼球一分钟：眼球顺时针和逆时针各转动一分钟，可提神醒目，强化眼肌，防治慢性角膜炎、近视等。

（5）按揉鼻子一分钟：双手食指上下按揉鼻子两边（迎香穴）一分钟，可开肺窍，对感冒、鼻炎等效果显著。

（6）叩齿卷舌一分钟：轻叩牙齿一分钟，可使牙根和牙龈活血，同时卷舌，可健脾养胃，延缓衰老。

（7）按揉肚脐一分钟：双掌叠压，顺时针和逆时针各按揉肚脐一分钟，可通畅胃肠之气，促进消化。

（8）提肛收腹一分钟：经常提肛收腹，可增强肛门括约肌的收缩力，促进血液循环，有防治痔疮的功效。

（9）拍打足底一分钟：两手（劳宫穴）分别拍打足底（涌泉穴）各一分

钟，对高血压、风湿病等慢性病效果显著。

三六九健身通

练习要点： 醒来"三个脚"（伸脚、搓脚、蹬脚）；起床"六个要"（叩齿喝水、搓脸排便、压压腿、下蹲扩胸、按揉颈椎、疏通经络）；晚上"泡泡脚"（九个穴位）。

练习口诀： "脚""要""泡"。

三六九健身通，是在三六九健身法和三六九健身操的基础上提炼浓缩而成的。虽然仅有三个字，但其功能和作用与三六九健身操相同，遵循的是人们的生活规律和传统养生理念，简单易行，每个人都能记住并做到。

一、醒来"三个脚"

早晨醒来，先做伸脚、搓脚、蹬脚运动。

1.伸脚（伸脚同时伸懒腰）

动作： 早晨醒来，用力伸 3~5 个懒腰后，两腿伸直脚尖朝上，脚尖用力向胸部方向勾转 2~3 次。勾脚期间配合转动舌头，舌头在嘴唇内顺、逆时针各转舌 13~16 圈。

2.搓脚

动作： 两腿伸直，两脚面（背）相搓，左右脚各搓 5~7 个节拍。然后用足跟搓足心（涌泉穴），两脚各搓 3~5 个节拍；再用足跟搓揉足三里穴，左右各搓揉 5~7 个节拍。

3.蹬脚

动作： 两手交叉抱头，两腿抬起蹬脚 7~9 个节拍。

二、起床"六个要"

起床之后，一要"叩齿喝水"，二要"搓脸排便"，三要"压压腿"，四要

"下蹲扩胸"，五要"按揉颈椎"，六要"疏通经络"。

1. 叩齿喝水

动作：先合唇叩齿 100 次，同时两手按揉两侧膝关节顺、逆时针各 50 次；再用温水漱口，然后喝一杯温开水。

2. 搓脸

动作：双手心对搓 2~3 个节拍，然后双手搓脸 3~5 个节拍，排空大、小便。

3. 压压腿

动作：将单腿（脚尖朝上）抬起放在适当的高度，两手掌分别由阴包和风市穴同时向上拍至足五里和环跳穴，反复 3~5 次后交替换腿拍打。

4. 下蹲扩胸

动作：自然站立，两腿下蹲（3~5 个节拍，下蹲时吸气，起身时吐气，老年人可借助桌椅进行）；然后自然站立，手握哑铃（也可用两瓶矿泉水代替哑铃），做扩胸运动（3~5 个节拍）。

5. 按揉颈椎

动作：左手按揉天柱穴（颈项），右手拍打左胸乡、渊腋穴（3~5 个节拍）；然后两手交换，动作同上。

6. 疏通经络

一拍前：两手掌从气舍穴向下经天枢、迈步、足三里、厉兑穴转至大都、三阴交、血海、足五里、冲门穴，至膻中穴结束。

二拍后：两手掌从膻中穴拍至环跳穴，再向下拍至膝阳关穴（环跳至膝阳关，反复拍打 3~5 次），再由环跳穴向上拍至云门穴结束。

三拍左右手：右手掌从左臂内侧云门穴开始向下拍，至中冲穴再转至手背的关冲穴，经曲池穴拍至天冲穴结束。之后，两掌交换拍打，动作同上。

三、晚上"泡泡脚"（九个穴位）

每天晚上 9 点左右用温热水（高过体温）泡脚 30 分钟，然后按揉涌泉、复溜、太冲、太溪、大都、内庭、丘墟、三阴交、足三里穴等足部要穴。再拍打两足底（涌泉穴）各 300~500 次（男士先拍右脚，女士先拍左脚）。

　　特别提示： 配合练习三六九健身通，每天需坚持再做三件事：一是每天坚持喝上午 3 杯（6：30、9：00、11：00）、下午 3 杯（14：00、16：00、20：00）温开水。二是每天做 3 次深（腹式）呼吸（早晨面向东方，呼吸天地能量之气；中午面向南方，呼吸壮丽山河之气；晚上面对西北方，呼吸日月星辰之气）。三是每晚睡前双手按揉腹部顺、逆时针各 21~36 圈。

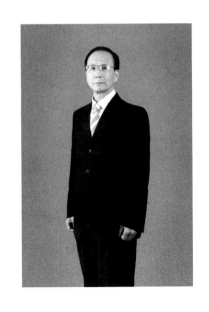

承仲景经方精神
创经方合方品牌

教授、主任医师、博士生导师

王付

王付（又名王福强），男，1958 年出生，河南省济源市人，南京中医药大学伤寒论专业硕士。全国著名经方大师，教授，主任中医师，博士生导师，仲景国医示范导师，河南省高校中青年优秀骨干教师，河南省教育厅学术技术带头人，国家科学技术奖励评审专家，教育部博士、硕士论文评审专家，国家中医药管理局中医师资格认证中心命审题专家，曾获"我最喜爱的教师""教学名师"等荣誉称号；曾任国家中医药管理局重点学科河南中医药大学方剂学科带头人及学科主任，现任河南经方医药研究院院长、加拿大整体医学研究院名誉副院长、中国中医药研究促进会常务理事及经方分会会长、中国中医药信息学会常务理事及经方分会会长，世界中医药学会联合会经方专业委员会副会长、河南省中医方剂分会主任委员。

出版学术著作 112 部，代表著作有《伤寒杂病论大辞典》《经方大辞典》等；对于河南省研究张仲景《伤寒杂病论》及经方的理论及临床水平提升到全国中医药学界前列做出重要贡献；在《中医杂志》等杂志发表论文近 400 篇；主持省部级、厅局级课题 29 项，其中获省部级科技进步二等奖 3 项。在临床方面，年门诊量超过 3 万人次（日门诊量 100~200 人次），名列全国中医药界前茅。

医家简介

治学思想

一、凝练四位一体研究《伤寒杂病论》

张仲景的《伤寒杂病论》无论在理论方面还是临床方面都是经典著作。王付教授经过数十年深入全面研究《伤寒杂病论》，首先提出研究《伤寒杂病论》的精髓必须运用四位一体研究思维方法，才能把研究及应用《伤寒杂病论》提高到新的里程碑、新的高度和新的视野。

1.《伤寒杂病论》是论述外感病的专书

深入研究《伤寒杂病论》，灵活运用经方及经方合方，可辨治所有外感病，即普通外感病和疫疠外感病。普通外感病包括寒邪、热邪、寒湿、湿热、凉燥、温燥等，是临床常见病、多发病和疑难病等。疫疠外感病包括寒邪、热邪、寒湿、湿热，凉燥、温燥等，具有特殊的暴发性、传染性、危急性和季节性等。

2.《伤寒杂病论》是论述内伤病的专书

合理运用《伤寒杂病论》的理论指导临床治病疗效非凡。《伤寒杂病论》的理论既可指导内科疾病辨证论治，又可指导儿科疾病辨证论治；既可指导妇科疾病辨证论治，又可指导男科疾病辨证论治；既可指导皮肤外科辨证论治，又可指导五官疾病辨证论治等。

3.《伤寒杂病论》是论述外感病与内伤病相夹杂的专书

外感病的轻重及预后与脏腑气血强弱关系十分密切，外感病会引起内伤病或加重内伤病，而内伤病则是引起或招致外感病的重要原因。临床上外感病与内伤病相互夹杂者是非常多的，合理运用《伤寒杂病论》的理论指导临床辨治外感病与内伤病相夹杂的病具有重要的现实意义。

4.《伤寒杂病论》是论述内伤病与内伤病相夹杂的专书

人体脏腑气血之间是有机的整体组合，在生理上息息相关，在病理上相互影响。某一脏腑疾病在病变过程中可能同时出现两个或三个以上脏腑的症状表现，导致疾病更加复杂多变，对此只要合理运用《伤寒杂病论》的理论指导临床实践，合理运用经方及经方合方，常能取得显著的治疗效果。

研究《伤寒杂病论》，只有从四位一体中深入研究，才能发现其理论精华和临床典范，从而得到研究及应用《伤寒杂病论》的精髓所在。只有深入全面地运用四位一体学术思想研究《伤寒杂病论》，才能真正提高临床诊治水平和技能。

二、凝练四位一体研究经方

张仲景的《伤寒杂病论》中用方治病具有疗效性、可靠性、实用性和重复性的特点，王付教授经过数十年深入研究《伤寒杂病论》中的用方，首先提出研究《伤寒杂病论》中用方的精髓必须运用经方基础方、经方代表方、经方衍生方、经方合用方，形成四位一体的研究思维应用方法，把研究及应用《伤寒杂病论》中用方提高到新的里程碑、新的高度和新的视野。

1. 经方基础方

所谓经方基础方，就是处方用药在一般情况下不超过5味药（含5味药）。经方基础方治病的特色与优势是针对病变证机而不局限于针对病变部位，其治病的最大特点是既可辨治心病证，又可辨治肺病证，更可辨治肝病证，还可辨治肾、脾胃等病证，在临床治病中具有广泛的适应性和疗效性，如桂枝甘草汤既可辨治心病证，又可辨治肺病证，还可辨治肝病证，更可辨治肾、脾胃等病证。

2. 经方代表方

所谓经方代表方，就是处方用药在多数情况下有5味药（含5味）以上。经方代表方治病的特色与优势是既针对病变属性用药，又针对脏腑病变证机及症状表现用药，在治病方面具有显著的针对性和明显的局限性，其与经方基础方相比在治病方面受到一定的限制，如酸枣仁汤治病范围主要局限于心、肝病变，而针对肺、脾胃、大肠病证显然是不妥的，除非是肺病证兼有心病证或肝病证时才能与酸枣仁汤合方用之。

3.经方衍生方

所谓经方衍生方，就是处方用药在经方基础方和经方代表方的基础上进行加减变化。经方基础方虽然具有广泛应用性，但因方中用药的局限性会直接影响治病疗效的可靠性，故其治疗复杂多变的病证时，必须在经方基础方上进行加减变化用药，才能取得最佳疗效。经方代表方治病在多数情况下主要局限于某一脏腑，而临床上脏腑之间常常是相互夹杂的，应用经方代表方具有一定局限性，为了更好地用经方代表方，就必须在经方代表方基础上进行加减变化，才能取得最佳治疗效果。如在甘草汤基础方上加味为桂枝甘草汤，在桂枝甘草汤基础方上加味为桂枝汤，在桂枝汤基础方上加大芍药用量为桂枝加芍药汤，在桂枝加芍药汤基础上加味为小建中汤，在小建中汤基础上加味为黄芪建中汤等。研究应用经方衍生方对提高应用经方基础方和经方代表方具有重要的现实指导意义。

4.经方合用方

所谓经方合用方，就是处方用药将经方基础方、经方代表方和经方衍生方合用。由于经方基础方、经方代表方和经方衍生方有一定的局限性，所以针对错综复杂的病变欲取得最佳疗效，必须选用经方合用方。张仲景在治病过程中深有体会地总结出经方合用方是提高临床治病的关键所在及最佳选择，是提升疗效的核心所在及最佳优化。如小柴胡汤与桂枝汤合方称为柴胡桂枝汤，麻黄汤与桂枝汤合方既称为桂枝麻黄各半汤又称为桂枝二麻黄一汤，桂枝去芍药汤与麻黄附子细辛汤合方称为桂枝去芍药加麻黄附子细辛汤等。结合临床治病实际，根据治病需要进行科学有效地选择经方合用方，并重视调整经方合用方的用量是提高治病效果的最优所在。

三、凝练四位一体研究经方合方中的十八反

张仲景《伤寒杂病论》的理论是指导临床治病用方的重要经典典范，其用方是临床治病确保疗效的重要手段。提高临床用方治病的关键是经方合方，经方合方中十八反配伍组方用药是提高治病效果的核心，深入研究经方合方中十八反配伍组方用药，是实现临床治病提高疗效的重中之重。王付教授经过数

十年深入研究经方合方十八反配伍用药，首先提出研究经方合方中十八反配伍用药必须从经方用药中研究十八反用药，从经方配伍中研究十八反用药，从经方合方中研究十八反用药，从经方合方中提炼十八反用药组方，形成四位一体的研究思维应用方法，把研究及应用经方合方十八反用药提高到新的里程碑、新的高度和新的视野。

所谓"十八"，即中医治病配伍用药的特有用语，并非数字局限于"十八"；所谓"反"即从寒热相反中思考问题，从虚实相反中思辨问题，从对立相反中分析问题，从病药相反中研究问题，从正邪相反中解决问题。研究"十八反"的核心是从特殊用药中解决治病组方的特有思路与方法，是提高临床治病、掌握核心技能的关键。

1. 从经方用药中研究十八反用药

《伤寒杂病论》中 260 首方中既有用十八反用药，又有非用十八反用药。十八反用药属于特殊用药，非十八反用药属于基本用药，基本用药是针对疾病采取的一般治疗思维方法，特殊用药是针对疾病采取的优化治疗思维方法。深入研究经方合方中的十八反用药，对提高临床治病效率有举足轻重的作用。

2. 从经方配伍中研究十八反用药

《伤寒杂病论》中甘遂半夏汤、赤丸、附子粳米汤、栝楼瞿麦丸、小青龙汤加附子等方中均选用十八反配伍用药，对此张仲景仅仅以举例的形式阐述十八反配伍用药是辨治常见病、多发病和疑难病的最佳选择，为临床治病组方用药提供了基本准则和最佳典范，为临床治病选用十八反配伍组方用药指明了方向。

3. 从经方合方中研究十八反用药

在临床中仅仅用一个经方治病只是治病的基本思路和方法，选择经方合方治病是提高临床疗效的最佳思路和方法，而实现运用经方治病取得最佳疗效的核心是经方合方中的十八反配伍用药。如小柴胡汤与藜芦甘草汤等合方是辨治寒热虚夹风夹痰的最佳优化选择，方中选用人参配藜芦；半夏泻心汤与十枣汤等合方是辨治寒热虚夹水夹痰的最佳优化选择，方中选用大戟、芫花、甘遂配甘草；牡蛎泽泻散与苓桂术甘汤等合方是辨治寒热虚夹湿夹痰的最佳优化选择，方中海藻配甘草；小青龙汤与四逆加人参汤等合方是辨治心肺虚脱夹寒夹热的最佳优化选择，方中半夏配附子；半夏泻心汤与乌头汤等合方辨治肌肉关节寒热虚夹痰夹瘀的最佳优化选择，方中半夏配乌头。由此可见，在临床中选择经方合方中十八反配伍用药是辨治各科常见病、多发病和疑难病的最佳优化方案。

4. 从经方合方中提炼十八反用药组方

治病组方用药的关键是要有疗效，提高疗效的核心是经方合方，优化经方合方必须从提炼十八反用药组方切入，从而使治病组方用药取得最佳疗效。根据临床辨治常见病、多发病和疑难病选择经方合方十八反用药治病的特殊性、针对性、切入性和疗效性，而组建的藜芦人参汤、藜芦芍药汤、藜芦细辛汤、半夏乌头汤、贝母乌头汤、白蔹乌头汤、白及乌头汤、栝楼乌头汤、甘草甘遂汤、甘草大戟汤、甘草芫花汤、甘草海藻汤等，实现了运用经方合方中十八反用药组方取得最佳疗效的目的，进而可全面提升运用经方合方中十八反用药组方的诊治水平和诊治技能。

研究经方合方中十八反配伍用药，只有从四位一体中深入研究才能发现经方合方中十八反用药的理论精华和临床典范，只有深入全面地凝练四位一体学术思想研究经方合方中十八反配伍用药才能真正提高临床诊治水平和技能提升提高。

王付教授研究《伤寒杂病论》构建四位一体、研究经方构建四位一体、研究经方十八反用药构建四位一体，并将三个四位一体凝练为三位一体的学术思想，创建了完善的理论及临床治病思维体系，用于指导临床辨治各科常见病、多发病和疑难病。

医案举例

1. 支气管源性肺癌术后复发并转移

詹某，女，55岁，河南人。有多年慢性支气管炎病史，2年前经检查诊断为支气管源性肺癌，手术治疗后又复发，近由病友介绍前来诊治。

初诊： 患者咳嗽，气喘动则加重，呼吸不畅，胸痛，轻微咳嗽，消瘦，怕冷，手足不温，上肢麻木，倦怠乏力，口渴欲饮水，舌质红，苔黄腻夹白，脉沉弱。辨为肺热夹痰，阳虚夹风证。治当清热化痰，益气温阳。予泽漆汤、附子半夏汤、甘草海藻汤、藜芦甘草汤与麻杏石甘汤合方：泽漆 30 克，生半夏 24 克，红参 10 克，枯芩 10 克，制附子 10 克，紫参 15 克，白前 15 克，桂尖 10 克，藜芦 1.5 克，海藻 24 克，麻黄 12 克，杏仁 10 克，石膏 24 克，生姜 15 克，大枣 12 枚，炙甘草 10 克。6 剂，以水 1000~1200 毫升，浸泡 30 分钟，大火烧开，小火煎煮 50 分钟，去滓取药液，每日分早、中、晚 3 次服。

二诊：患者咳嗽减轻，仍动则气喘，以前方变红参为 12 克，6 剂。

三诊：患者咳嗽较前有减轻，动则气喘好转，仍怕冷，以前方变制附子为 12 克，6 剂。

四诊：患者咳嗽较前又有减轻，动则气喘较前有好转，仍上肢麻木，以前方变藜芦为 2 克，6 剂。

五诊：患者咳嗽基本消除，倦怠、乏力较前好转，仍有轻微胸痛，以前方加五灵脂 10 克，6 剂。

六诊：患者怕冷、手足不温基本消除，上肢麻木较前减轻，以前方变藜芦为 3 克，6 剂。

七诊：患者诸症较前有好转，为巩固疗效，又以前方治疗 150 余剂，经复查，病灶较前减小，后继续以前方加减变化巩固治疗。随访 3 年，一切尚好。

用方体会：根据咳嗽、口渴辨为肺热，再根据怕冷、手足不温辨为阳虚，因气喘动则加重辨为气虚，又因苔黄腻夹白辨为寒热夹痰，更因上肢麻木辨为风痰，以此辨为肺热夹痰，阳虚夹风证。方以泽漆汤清热益气，降逆化痰；附子半夏汤温阳燥湿化痰；藜芦甘草汤益气息风化痰；甘草海藻汤益气软坚散结；麻杏石甘汤宣肺降逆。方药相互为用，以取其效。

2.肥厚型心肌病

程某，男，59 岁，河南人。有多年肥厚型心肌病病史，服用中西药未能有效控制症状，近由病友介绍前来诊治。

初诊：患者心悸，咳嗽，气喘动则加重，活动后呼吸困难，心痛，气短，倦怠乏力，头晕，手足冰凉，怕冷，口渴欲饮热水，舌质淡，苔腻黄白夹杂，脉沉弱。辨为心肺阳虚夹热证。治当益气温阳，宣通心肺，清解郁热。予小青龙汤、茯苓四逆汤与附子花粉汤合方：麻黄 10 克，桂尖 10 克，细辛 10 克，干姜 10 克，五味子 12 克，生半夏 12 克，白芍 10 克，茯苓 12 克，红参 3 克，生附子 5 克，干姜 5 克，制附子 10 克，天花粉 12 克，生姜 10 克，大枣 12 枚，炙甘草 10 克。6 剂，以水 1000~1200 毫升，浸泡 30 分钟，大火烧开，小火煎煮 50 分钟，去滓取药液，每日分早、中、晚 3 次服。

二诊：患者手足冰凉、怕冷减轻，仍倦怠乏力，以前方变红参为 6 克，6 剂。

三诊：患者手足冰凉、怕冷较前有减轻，仍倦怠乏力，以前方变红参为 10 克，6 剂。

四诊：患者咳嗽、气喘减轻，仍气喘，以前方变红参为 12 克，6 剂。

五诊：患者心悸、咳嗽、气喘基本缓解，仍口渴欲饮水，以前方变天花粉为 24 克，6 剂。

六诊：患者口渴欲饮水较前明显减轻，头晕基本消除，以前方 6 剂继服。

七诊：患者诸症较前基本趋于缓解，又以前方治疗 200 余剂，诸症基本消除。后以前方继续巩固治疗。随访 3 年，一切尚好。

用方体会：根据心悸、咳嗽、动则气喘辨为心肺气虚，再根据手足冰凉、怕冷辨为阳虚，因口渴欲饮热水辨为寒夹热，又因苔腻辨为痰，以此辨为心肺阳虚夹热证。方以小青龙汤温肺散寒，益心敛气；茯苓四逆汤益气温阳散寒；附子花粉汤温阳散寒，益阴生津。方药相互为用，以取其效。

3. 胃癌术后复发伴淋巴转移

郑某，女，57 岁，河南人。1 年前行胃癌手术，半年前经复查胃癌术后复发伴淋巴转移，服用中西药未能有效控制病情发展，近由病友介绍前来诊治。

初诊：患者胃脘胀痛痞硬，时时恶心呕吐，倦怠乏力，手足心热，盗汗，潮热，大便干结，情绪低落，头晕，气短，喜食温热，口淡不渴，舌质暗淡夹瘀紫，苔白腻夹黄，脉沉弱。辨为阴虚湿热，气郁痰瘀证。治当滋阴清热，行气活血，软坚化痰。予麦门冬汤、半夏泻心汤、橘枳姜汤、附子半夏汤、藜芦人参汤与甘草海藻汤合方：麦冬 170 克，生半夏 24 克，红参 10 克，黄连 3 克，枯芩10克，干姜10克，制附子10克，陈皮45克，枳实10克，藜芦1.5克，海藻24克，生姜24克，大枣12枚，炙甘草10克。6剂，以水1000~1200毫升，浸泡30分钟，大火烧开，小火煎煮50分钟，去滓取药液，每日分早、中、晚3次服。

二诊： 患者大便通畅，仍胃脘胀痛，以前方加五灵脂10克，6剂。

三诊： 患者恶心、呕吐未再出现，大便略溏，以前方变麦冬为100克，6剂。

四诊： 患者胃脘胀痛减轻，大便仍溏，以前方变麦冬为80克，6剂。

五诊： 患者盗汗、潮热基本消除，仍倦怠乏力，以前方变红参为12克，6剂。

六诊： 患者胃脘胀痛基本消除，大便正常，以前方6剂继服。

七诊： 患者诸症基本趋于好转，又以前方治疗150余剂，诸症消除，经复查，复发减少，转移病灶较前减小，继续以前方巩固治疗。随访5年，一切尚好。

用方体会： 根据胃脘胀痛、盗汗、潮热辨为阴虚，再根据胃脘胀痛、倦怠乏力辨为气虚，因喜食温热辨为寒，又因胃脘痞硬辨为痰结，复因舌质夹瘀紫辨为瘀，更因情绪低落辨为郁，以此辨为阴虚湿热，气郁痰瘀证。方以麦门冬汤滋阴益气，降逆调中；半夏泻心汤清热燥湿，温阳散寒，益气补虚；橘枳姜汤行气降逆温通；附子半夏汤温阳消癥，燥湿化痰；藜芦人参汤益气化痰；甘草海藻汤益气软坚散结。方药相互为用，以取其效。

4. 慢性肾衰竭、肾萎缩

马某，男，67岁，河南人。有多年慢性肾炎病史，2年前经复查诊断为慢性肾衰竭、肾萎缩，服用中西药未能有效控制症状，近由病友介绍前来诊治。

初诊： 患者小便短少，全身水肿，头晕目眩（血压165/113 mmHg），不思饮食，脘腹胀满，恶心呕吐，面色苍白，肢体沉重，手足不温，怕冷，倦怠乏力，大便干结，口干不欲饮水，口苦，舌红少苔，脉沉细弱。辨为阴阳俱虚，痰湿水气证。治当滋补阴阳，利水化痰。予肾气丸、半夏泻心汤、附子花粉汤与胶姜汤合方：生地黄24克，山药12克，山茱萸12克，茯苓10克，泽泻 10 克，牡丹皮 10 克，制附子 10 克，桂尖 3 克，生半夏 12 克，红参 10 克，黄连 3 克，枯芩 10 克，干姜 10 克，天花粉 12 克，阿胶珠 10 克，生姜 10 克，大枣 12 枚，炙甘草 10 克。6 剂，以水 1000~1200 毫升，浸泡 30 分钟，大火烧开，小火煎煮 50 分钟，去滓取药液，每日分早、中、晚 3 次服。

二诊： 患者仍小便短少，以前方变泽泻、茯苓为各 30 克，6 剂。

三诊： 患者小便短少略有改善，仍全身水肿，以前方变泽泻为 60 克，6 剂。

四诊： 患者小便短少、全身水肿较前有改善，仍手足不温，以前方变桂尖为 10 克，6 剂。

五诊： 患者手足较前为温，仍口苦，以前方变黄连为 6 克，6 剂。

六诊： 患者血压正常，仍脘腹胀满，以前方变生半夏为 15 克，6 剂。

七诊： 患者诸症基本趋于缓解，又以前方巩固治疗 150 余剂，血压正常，经复查病灶较前好转，后仍继续以前方巩固治疗。随访 5 年，一切尚好。

用方体会： 根据小便短少、手足不温辨为阳虚，再根据小便短少、舌红少苔辨为阴虚，因倦怠乏力、脉沉弱辨为气虚，又因恶心呕吐、口苦辨为湿热，复因肢体沉重、水肿辨为痰浊水气，更因口干不欲饮水辨为寒热夹杂，以此辨为阴阳俱虚，痰湿水气证。方以肾气丸滋补阴津，温补阳气，渗利水湿；半夏泻心汤清热燥湿，温通降逆；附子花粉汤温阳化阴；胶姜汤温阳补血。方药相互为用，以取其效。

5. 小儿溶血性贫血

徐某，女，12 岁，河南人。有 4 年溶血性贫血病史，服用中药未能有效控制症状，近由病友介绍前来诊治。

初诊： 患者贫血（心悸、头晕目眩、面色苍白、倦怠乏力、动则气喘），黄疸（手足、面目发黄），脾大，手足心热，盗汗，大便干结，肌肉颤抖，口淡不渴，舌质淡，苔白厚腻，脉沉弱。辨为阴虚血热，阳虚风痰证。治当滋阴凉血，益气温阳，息风化痰。予百合地黄汤、桂枝人参汤、胶姜汤、附子半夏汤与藜芦人参汤合方：百合 15 克，生地黄 50 克，桂尖 12 克，红参 10 克，白术 10 克，干姜 10 克，阿胶珠 10 克，制附子 10 克，生半夏 12 克，藜芦 1.5 克，生姜 10 克，大枣 12 枚，炙甘草 12 克。6 剂，以水 1000~1200 毫升，浸泡 30 分钟，大火烧开，小火煎煮 50 分钟，去滓取药液，每日分早、中、晚 3 次服。

二诊： 患者手足心热减轻，仍盗汗，以前方加五味子 12 克，6 剂。

三诊： 患者手足心热较前有减轻，盗汗减少，仍心悸，以前方变红参、阿胶珠为各 12 克，6 剂。

四诊： 患者手足心热基本消除，盗汗明显减少，仍黄疸，以前方加茵陈 30 克，6 剂。

五诊： 患者盗汗基本消除，面色苍白好转，仍大便干结，以前方变生地黄为 60 克，6 剂。

六诊： 患者心悸、头晕目眩基本消除，仍肌肉颤抖，以前方变藜芦为 2.5 克，6 剂。

七诊： 患者大便正常，身体发黄明显好转，以前方 6 剂继服。

八诊： 患者诸症基本消除，又以前方治疗 120 余剂，经复查各项指标基本正常。后又以前方治疗 100 余剂，经复查各项指标正常。随访 2 年，一切尚好。

用方体会： 根据心悸、盗汗、五心烦热辨为阴虚，再根据面色苍白、倦怠乏力辨为气血虚，因口淡不渴、脉沉弱辨为阳虚，又因肌肉颤抖、苔腻辨为风痰，以此辨为阴虚血热，阳虚风痰证。方以百合地黄汤滋阴凉血；桂枝人参汤益气温阳；胶姜汤温阳补血；附子半夏汤温阳通结，燥湿化痰；藜芦人参汤益气息风化痰。方药相互为用，以取其效。

6.强直性脊柱炎

梁某，男，28 岁，河南人。有多年强直性脊柱炎病史，近由病友介绍前来诊治。

初诊： 患者腰背颈椎疼痛如针刺，夜间或天气异常变化时加重，晨起肌肉关节僵硬，腰背胸颈活动受限，关节周围肌肉时有痉挛抽搐，怕冷，手足不温，倦怠乏力，形体消瘦，不思饮食，头晕目眩，口苦口腻，舌质红，苔厚腻黄白夹杂，脉沉弱。辨为寒瘀湿热风痰证。治当温阳活血，清热燥湿，息风化痰。予当归四逆汤、半夏泻心汤、附子白蔹汤与藜芦人参汤合方：当归 10 克，白芍 10 克，桂尖 10 克，细辛 10 克，通草 6 克，黄连 3 克，枯芩 10 克，生半夏 12 克，红参 10 克，干姜 10 克，制附子 10 克，白蔹 6 克，藜芦 1.5 克，生姜 10 克，大枣 25 枚，炙甘草 12 克。6 剂，以水 1000~1200 毫升，浸泡 30 分钟，大火烧开，小火煎煮 50 分钟，去滓取药液，每日分早、中、晚 3 次服。

二诊： 患者晨起肌肉关节僵硬略有减轻，仍疼痛，以前方变白芍为 24 克、制附子为 12 克，6 剂。

三诊： 患者晨起肌肉关节僵硬又有减轻，仍口苦口腻，以前方变黄连为 6 克，6 剂。

四诊： 患者晨起肌肉关节僵硬明显减轻，疼痛较前好转，仍肌肉关节活动受限，以前方变白芍为 24 克、制附子为 15 克，6 剂。

五诊： 患者怕冷基本消除，仍不思饮食，以前方加山楂 24 克，6 剂。

六诊： 患者晨起肌肉关节僵硬基本消除，仍有肌肉痉挛抽搐，以前方变白蔹为 9 克、藜芦为 3 克，6 剂。

七诊： 患者肌肉痉挛抽搐较前明显减轻，仍有轻微口苦口腻，以前方变枯芩为 12 克，6 剂。

八诊： 患者诸症基本趋于缓解，又以前方治疗 120 余剂，诸症基本消除。后又以前方 100 余剂巩固疗效。随访 2 年，一切尚好。

用方体会： 根据关节疼痛、天气异常变化时加重辨为寒，再根据疼痛如针刺辨为瘀，因口干欲饮热水辨为寒郁化热伤阴，又因关节周围肌肉时有痉挛抽搐辨为风，更因苔白厚腻辨为痰，以此辨为寒瘀湿热风痰证。方以当归四逆汤温经散寒，活血补血，益气通脉，缓急止痛；半夏泻心汤清热温通，益气通降；附子白蔹汤温通散结，解痉缓解；藜芦人参汤益气息风化痰。方药相互为用，以取其效。

7. 注意缺陷障碍

孙某，男，14 岁，河南人。有 3 年注意缺陷障碍病史，服用中西药未能有效控制症状，近由病友介绍前来诊治。

初诊： 患者形体肥胖，反应迟钝，注意力不集中，成绩差，字迹潦草，冲动任性，贪玩，逃学，说谎，对诸多事物无济于事，容易骂人，肌肉颤抖，手足不温，口苦口腻，口渴不欲饮水，舌质红，苔厚腻黄白夹杂，脉沉弱。辨为风痰阻窍证。治当清化痰热，温化寒痰，益气息风。予小陷胸汤、赤丸、酸枣仁汤、桂枝加龙骨牡蛎汤与藜芦人参汤合方：黄连3克，全瓜蒌30克，制川乌10克，生半夏12克，茯苓12克，细辛3克，酸枣仁50克，知母6克，川芎6克，桂尖10克，白芍10克，龙骨12克，牡蛎12克，红参10克，藜芦1.5克，生姜10克，大枣12枚，炙甘草10克。6剂，以水1000~1200毫升，浸泡30分钟，大火烧开，小火煎煮50分钟，每日分早、中、晚3次服。

二诊： 患者诸症改善不明显，仍口苦口腻，以前方变黄连为10克，6剂。

三诊： 患者口苦口腻减轻，仍手足不温，以前方变桂尖为15克、细辛为6克，6剂。

四诊： 患者手足不温好转，仍注意力不集中，以前方变龙骨、牡蛎为各30克，6剂。

五诊： 患者手足温和，仍注意力不集中，以前方变红参为12克，6剂。

六诊： 患者诸多症状略有轻微改善，口苦口腻基本消除，以前方6剂继服。

七诊： 患者诸多症状较前略有轻微改善，又以前方治疗200余剂，诸症较前好转，又以前方治疗150余剂。患者基本能关心自己和家人、亲戚朋友。随访1年，一切尚好。

用方体会： 根据反应迟钝、脉沉弱辨为虚，又根据注意力不集中、口苦辨为痰热，因反应迟钝、手足不温辨为寒，又因肌肉颤抖、苔腻黄白夹杂辨为寒热夹风痰，以此辨为风痰阻窍证。方以小陷胸汤清热化痰；赤丸温化寒痰；酸枣仁汤养心益阴，安神舍魂；桂枝加龙骨牡蛎汤交通心肾，潜阳安神；藜芦人参汤息风化痰，益气安神。方药相互为用，以取其效。

8. 缺血性脊髓血管病

马某，女，53岁，河南人。有2年缺血性脊髓血管病病史，服用中西药未能有效控制症状，近由病友介绍前来诊治。

初诊： 患者间歇性跛行，下肢肌肉麻木沉重、软弱无力，有时下肢无力不能行走，休息后症状缓解，小腿抽筋，倦怠乏力，手足不温，怕冷，大便干结，口苦口腻，舌质淡红，苔黄腻夹白，脉沉弱。辨为阳虚湿热夹风痰证。治当温阳散寒，清热燥湿，息风化痰。予桂枝人参汤、大黄附子汤、半夏泻心汤与藜芦芍药汤合方：桂尖12克，红参10克，白术10克，干姜10克，大黄10克，制附子15克，细辛6克，黄连3克，枯芩10克，生半夏12克，藜芦1.5克，白芍12克，生姜10克，大枣12枚，炙甘草10克。6剂，以水1000~1200毫升，浸泡30分钟，大火烧开，小火煎煮50分钟，每日分早、中、晚3次服。

二诊：患者手足较前温和，怕冷减轻，仍下肢麻木，以前方变藜芦为2.5克，6剂。

三诊：患者下肢麻木较前有轻微减轻，仍下肢沉重，以前方变白术为15克，6剂。

四诊：患者下肢麻木沉重较前又有轻微减轻，仍下肢软弱无力，以前方变红参为12克，6剂。

五诊：患者间歇性跛行较前好转，大便偏溏，仍倦怠乏力，以前方变大黄为6克、红参为15克，6剂。

六诊：患者下肢麻木沉重软弱较前又有减轻，仍口苦口腻，以前方变黄连为6克，6剂。

七诊：患者下肢麻木沉重软弱无力较前有减轻，仍小腿抽筋，以前方变藜芦为3克、白芍为30克，6剂。

八诊：患者小腿抽筋较前明显减少，诸症基本趋于平稳，又以前方治疗120余剂，诸症基本消除。后又以前方继续巩固治疗100余剂。随访2年，一切尚好。

用方体会：根据下肢软弱、怕冷、倦怠乏力辨为阳虚，又根据下肢沉重、小腿抽筋辨为风痰，又因休息后缓解辨为气虚，复因口苦口腻、苔腻辨为湿热，以此辨为阳虚湿热夹风痰证。方以桂枝人参汤益气温阳散寒；半夏泻心汤清热燥湿，益气温通；大黄附子汤温阳通泻，兼以泄热燥湿；以藜芦芍药汤息风化痰，补血敛阴。方药相互为用，以取其效。

9. 脑胶质瘤术后复发

贾某，女，51岁，河南人。4年前脑胶质瘤术后病情复发，服用中西药未能有效控制症状，近由病友介绍前来诊治。

初诊：患者头痛头沉，恶心呕吐，视力下降，肢体沉重麻木，语言不利，步态不稳，手足不温，怕冷，倦怠乏力，舌质暗红夹瘀紫，口干苦欲饮热水，苔黄略腻夹白，脉沉弱。辨为寒热风痰夹瘀证。治当清热散寒，活血化瘀，息风化痰。予半夏泻心汤、附子白及汤、参藜夏附藻草汤与失笑散合方：黄连3克，生半夏12克，枯芩10克，红参10克，干姜10克，制附子10克，海藻24克，白及3克，藜芦1.5克，五灵脂10克，蒲黄10克，生姜10克，大枣12枚，炙甘草10克。6剂，以水1000~1200毫升，浸泡30分钟，大火烧开，小火煎煮50分钟，每日分早、中、晚3次服。

二诊：患者头沉略有减轻，仍肢体麻木，以前方变藜芦为3克，加白芍30克，6剂。

三诊：患者肢体麻木略有减轻，仍步态不稳，以前方变红参为12克，6剂。

四诊：患者倦怠乏力较前好转，仍手足不温，以前方变制附子、干姜为各12克，生姜为15克，6剂。

五诊：患者头痛、头沉较前有减轻，仍视力下降，以前方加川芎30克，6剂。

六诊：患者肢体麻木较前有明显减轻，仍有口苦、肢体沉重，以前方变海藻为30克、黄连为6克，6剂。

七诊：患者诸症基本趋于好转，又以前方治疗120余剂，诸症基本消除。后又以前方治疗120余剂，经复查复发病灶较前明显缩小，并以前方每月15剂巩固治疗。1年后复查，脑胶质瘤基本消除。

10.甲状腺癌术后复发

郑某，女，53岁，河南人。1年前因甲状腺癌术后复发，服用中西药未能有效控制症状，近由病友介绍前来诊治。

初诊：患者声音嘶哑，吞咽不利，如有痰阻，颈部淋巴结肿大坚硬，时有耳痛，大便溏泄，心悸，面色潮红，倦怠乏力，怕冷，手指抽动，口苦口腻，舌质淡，苔白腻夹黄，脉沉弱。辨为寒热痰阻夹风证。治当清热温阳，息风化痰，软坚散结。予小陷胸汤、赤丸、小柴胡汤、甘草海藻汤与藜芦芍药汤合方：全瓜蒌 30 克，黄连 3 克，生半夏 12 克，制川乌 6 克，茯苓 12 克，细辛 3 克，柴胡 24 克，枯芩 10 克，红参 10 克，海藻 24 克，白芍 10 克，藜芦 1.5 克，生姜 10 克，大枣 12 枚，炙甘草 10 克。6 剂，以水 1000~1200 毫升，浸泡 30 分钟，大火烧开，小火煎煮 50 分钟，去滓取药液，每日分早、中、晚 3 次服。

二诊：患者心悸好转，仍大便溏泄，以前方变茯苓为 24 克，6 剂。

三诊：患者大便溏泄好转，仍口苦口腻，以前方变黄连为 10 克，6 剂。

四诊：患者口苦口腻减轻，仍淋巴结肿大坚硬，以前方变海藻为 30 克，6 剂。

五诊：患者口苦口腻基本消除，仍倦怠乏力，以前方变红参为 12 克，6 剂。

六诊：患者耳痛减轻，大便正常，仍声音嘶哑，以前方变生半夏为 15 克，加桔梗 24 克，6 剂。

七诊：患者声音嘶哑较前略有好转，面部潮红基本消除，咽中如有痰阻较前减少，仍有手指抽动，以前方变藜芦为 3 克、白芍为 30 克，6 剂。

八诊：患者诸症较前基本趋于缓解，又以前方治疗 150 剂，诸症基本消除，经 CT 复查病灶较前缩小。后又以前方治疗 150 余剂，经 CT 复查病灶较前又有缩小，继续以前方巩固治疗。随访 3 年，一切尚好。

用方体会：根据咽喉不利、如有痰阻辨为痰，又根据咽喉不利、口苦口腻辨为湿热，因怕冷辨为寒，又因倦怠乏力辨为虚，更因手指抽动、苔腻辨为风痰，以此辨为寒热痰阻夹风证。方以小陷胸汤清热燥湿化痰；赤丸温阳燥湿化痰；小柴胡汤调理气机，清热降逆，温阳通经；甘草海藻汤益气软坚散结；藜芦芍药汤息风化痰，柔筋缓急。方药相互为用，以取其效。

11.骨质疏松症

薛某，女，63 岁，河南人。有多年骨质疏松症病史，服用中西药未能有效控制症状，近由病友介绍前来诊治。

初诊：患者腰背酸困沉重，周身肌肉关节疼痛，面肌抽动，劳累后加重，手足不温，怕冷，倦怠乏力，口干苦不欲饮水，舌质暗淡夹瘀紫，苔白腻夹黄，脉沉弱。辨为阳虚伤阴，风痰夹瘀证。治当益气通阳，活血化瘀，息风化痰。予天雄散、乌头汤、附子半夏汤、附子白及汤与藜芦人参汤合方：制附子10克，桂尖20克，白术24克，龙骨10克，制川乌10克，麻黄10克，白芍10克，黄芪10克，生半夏12克，白及3克，藜芦1.5克，红参10克，生姜10克，大枣12枚，炙甘草10克。6剂，以水1000~1200毫升，浸泡30分钟，大火烧开，小火煎煮50分钟，去滓取药液，每日分早、中、晚3次服。

二诊：患者手足不温好转，仍腰背酸困沉重，以前方变白术为30克，6剂。

三诊：患者腰背酸困沉重略有减轻，仍面肌抽动，以前方变藜芦为3克、白芍为24克，6剂。

四诊：患者面肌抽动减轻，仍倦怠乏力，以前方变红参为12克，6剂。

五诊：患者倦怠乏力较前好转，仍有腰背酸困沉重，以前方变生半夏为15克，6剂。

六诊：患者腰背酸困沉重较前又有好转，仍有倦怠乏力，以前方变红参为15克，6剂。

七诊：患者诸症基本趋于缓解，以前方治疗100余剂，诸症基本消除。后又以前方治疗100余剂，诸症悉除。随访1年，一切尚好。

用方体会：根据周身疼痛、手足不温、劳累加重辨为阳虚，又根据腰背酸困沉重、面肌抽动辨为风痰，因倦怠乏力、脉沉弱辨为气虚，又因口干苦不欲饮水辨为寒热夹杂，更因舌质暗淡夹瘀紫辨为瘀，以此辨为阳虚伤阴，风痰夹瘀证。方以天雄散温阳化瘀；乌头汤温阳通经，益气补血；附子半夏汤温阳化瘀，燥湿化痰；附子白及汤温阳散寒，化瘀软坚；藜芦人参汤息风化痰，益气和中。方药相互为用，以取其效。

12.卵巢癌术后复发伴转移

郑某，女，48岁，河南人。2年前行卵巢癌手术，1年前经复查术后复发，服用中西药未能有效控制症状，近由病友介绍前来诊治。

初诊：患者少腹坚硬拘急烦热，痛如针刺，夜间加重，髂窝困胀下坠麻木，肢体沉重，带下色黄量多，大便干结，手足不温，倦怠乏力，口苦，舌质暗红夹瘀紫，苔黄厚腻，脉沉弱涩。辨为瘀热夹寒，风痰夹虚证。治当泄热化瘀，益气温中，息风化痰。予桃核承气汤、小柴胡汤、附子白及汤、海藻甘草汤与藜芦人参汤合方：桃仁10克，桂尖6克，大黄12克，芒硝（烊化冲服）6克，柴胡24克，枯苓10克，红参10克，生半夏12克，海藻24克，制附子10克，白及3克，藜芦1.5克，生姜10克，大枣12枚，炙甘草10克。6剂，以水1000~1200毫升，浸泡30分钟，大火烧开，小火煎煮50分钟，去滓取药液，每日分早、中、晚3次服。

二诊： 患者大便较前通畅，仍小腹痛如针刺，以前方变桃仁、桂尖为各15克，加五灵脂10克，6剂。

三诊： 患者小腹刺痛略有减轻，仍小腹烦热，以前方变枯苓为15克，加黄柏24克，6剂。

四诊： 患者小腹烦热较前减轻，仍肢体沉重，以前方加白术12克，6剂。

五诊： 患者肢体沉重较前减轻，仍髂窝困胀下坠麻木，以前方变藜芦为3克、白术为24克，6剂。

六诊： 患者髂窝困胀下坠麻木较前减轻，带下减少，仍倦怠乏力，以前方变红参为12克，6剂。

七诊： 患者诸症基本趋于缓解，以前方治疗150余剂，经复查癌变病灶较前缩小；又以前方治疗150余剂，经复查病灶较前缩小。后继续以前方巩固治疗100余剂，经复查癌变基本消除。随访1年，一切尚好。

用方体会： 根据少腹烦热、大便干结辨为郁热内结，又根据手足不温辨为寒，因倦怠乏力、脉沉弱辨为气虚，又因髂窝困胀下坠麻木、肢体沉重辨为风痰，更因痛如针刺、舌质暗红夹瘀紫辨为瘀，以此辨为瘀热夹寒，风痰夹虚证。方以桃核承气汤益气泄热祛瘀；小柴胡汤清解郁热，调理气机，益气宣通；附子白及汤温阳散寒，化瘀生新；海藻甘草汤益气软坚，散结消肿；藜芦人参汤息风化痰，益气和中。方药相互为用，以取其效。

13. 精索静脉曲张、男性不育症

蒋某，男，35岁，河南人。有5年精索静脉曲张病史，服用中西药未能取得预期治疗效果，近由病友介绍前来诊治。

初诊： 患者婚后5年未育（精子活力A级+B级约为6.82%），阴囊坠胀酸沉疼痛，疼痛如针刺，活动或劳累后加重，阴囊潮湿，倦怠乏力，自汗，盗

汗，手足烦热，口淡不渴，舌质暗淡夹瘀紫，苔白厚腻白，脉沉弱。辨为阴阳俱虚，痰湿夹瘀证。治当滋阴温阳，燥湿化痰，活血化瘀。予肾气丸、桂枝茯苓丸、黄连粉方、附子半夏汤与甘草海藻汤合方：生地黄 24 克，山药 12 克，山茱萸 12 克，茯苓 15 克，泽泻 10 克，牡丹皮 15 克，制附子 10 克，桂尖 15 克，桃仁 15 克，白芍 15 克，生半夏 12 克，海藻 24 克，生姜 10 克，大枣 12 枚，炙甘草 10 克。6 剂，以水 1000~1200 毫升，浸泡 30 分钟，大火烧开，小火煎煮 50 分钟，去滓取药液，每日分早、中、晚 3 次服。

二诊：患者阴囊疼痛如针刺略有减轻，仍自汗、盗汗，以前方变山药、山茱萸为各 24 克，白芍为 30 克，6 剂。

三诊：患者自汗、盗汗较前明显减轻，仍阴囊潮湿，以前方变泽泻、茯苓为各 24 克，6 剂。

四诊：患者阴囊潮湿明显减轻，仍阴囊坠胀酸沉，以前方变制附子为 12 克，6 剂。

五诊：患者阴囊疼痛如针刺基本消除，仍手足烦热，以前方变牡丹皮为 24 克，6 剂。

六诊：患者自汗、盗汗止，仍倦怠乏力，以前方加红参 12 克，6 剂。

七诊：患者诸症基本消除，以前方治疗 80 余剂，经复查精子活力 A 级 +B 级约为 49.23%。又以前方继续治疗 40 余剂，经复查精子活力 A 级 +B 级约为 56.12%，其妻已孕。随访 1 年，一切尚好，其子已出生。

用方体会：根据阴囊坠胀、自汗、舌质淡辨为阳虚，又根据阴囊坠胀、手足烦热、盗汗辨为阴虚，因阴囊潮湿、苔腻辨为痰湿，又因疼痛如针刺、舌质夹瘀紫辨为瘀，更因倦怠乏力辨为虚，以此辨为阴阳俱虚，痰湿夹瘀证。方以肾气丸滋阴温阳，渗利湿浊，固涩肾精；桂枝茯苓丸活血化瘀；黄连粉方清热燥湿解毒；附子半夏汤益气温阳，燥湿化痰；甘草海藻汤益气软坚散结。方药相互为用，以取其效。

14.慢性闭角型青光眼

詹某，女，59 岁，郑州人。有 3 年慢性闭角型青光眼病史，服用中西药未能取得预期治疗效果，近由病友介绍前来诊治。

初诊：患者视力下降，眼睛干涩、僵硬胀痛，视物模糊，头昏头痛，失眠，多梦，耳鸣，情绪低落，心烦意乱，倦怠乏力，手足不温，怕冷，口渴欲饮热水，舌红少苔，脉沉细弱。辨为阴虚郁热，心肾不交，痰湿夹寒证。治当滋阴凉血，清热调气，燥湿化痰，益气温阳。予百合地黄汤、四逆散、桂枝加龙骨牡蛎汤、附子花粉汤、甘草海藻汤与藜芦人参汤合方：百合15克，生地黄50克，柴胡15克，枳实15克，白芍15克，桂尖10克，龙骨10克，牡蛎10克，制附子10克，天花粉12克，海藻24克，藜芦1.5克，红参10克，大枣12枚，生姜10克，炙甘草15克。6剂，以水1000~1200毫升，浸泡30分钟，大火烧开，小火煎煮50分钟，去滓取药液，每日分早、中、晚3次服。

二诊：患者眼睛干涩略有减轻，仍眼僵硬不柔和，以前方变藜芦为3克、白芍为24克、海藻为30克，6剂。

三诊：患者眼睛干涩较前又有减轻，仍口渴欲饮热水，以前方变制附子为12克、天花粉为24克，6剂。

四诊：患者眼干涩基本消除，仍头痛，以前方变桂尖为15克、白芍为30克，6剂。

五诊：患者视力下降略有恢复，仍情绪低落，以前方变柴胡、枳实、炙甘草为各18克，6剂。

六诊：患者视力下降较前又有恢复，手足不温、怕冷基本消除，仍心烦意乱，以前方变龙骨、牡蛎为各30克，6剂。

七诊：患者诸症基本明显好转，又以前方治疗120余剂，诸症悉除。为了巩固疗效，又以前方治疗100余剂，经复查青光眼基本恢复正常。随访1年，一切尚好。

用方体会：根据眼干涩、舌红少苔辨为阴虚，再根据情绪低落、舌红辨为郁热，因手足不温、怕冷辨为寒，又因倦怠乏力辨为气虚，更因失眠、耳鸣辨为心肾不交，复因眼僵硬辨为痰结，以此辨为阴虚郁热，心肾不交，痰湿夹寒证。方以百合地黄汤滋阴凉血；四逆散调理气机；桂枝加龙骨牡蛎汤交通心肾，潜阳安神；附子花粉汤温阳益阴；甘草海藻汤益气软坚散结；藜芦人参汤益气息风化痰。方药相互为用，以取其效。

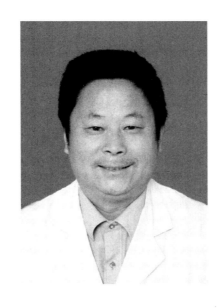

继承家传　再创辉煌

曲阜市中医院主任医师

朱传伟

朱传伟，男，汉族，1958 年出生，山东曲阜人，中共党员。济宁曲阜朱氏中医世家第五代传人，主任医师，全国基层名老中医药专家，山东省第二批五级师承指导老师，济宁市第 1、2 批名中医药专家。

1975 年 12 月参加工作，在曲阜市人民医院中医科跟父亲（朱鸿铭）师带徒。1981 年 7 月参加济宁地区首届中医进修班学习 1 年半。1987 年 11 月随父亲一起创建曲阜市中医院。2013 年山东中医药大学成人教育本科毕业。在职期间曾任曲阜市中医院痔瘘科主任、内科主任、医保科主任、治未病科主任、门诊党支部书记等职，2018 年 4 月退休。曾任山东省中医药学会肝胆病、肾病专业委员会委员，济宁市中医药学会肝胆病专业委员会副主任委员，曲阜市医学会中医专业委员会副主任委员。现任曲阜市老年科学技术协会卫计专业委员会副主任委员，全国基层名老中医药专家传承工作室指导老师。

从事中医临床 45 年。擅长中医内、妇、儿科常见病及多发病的治疗。尤其对肝胆、心肺、脾胃、肾病；月经带下病、孕前调理、不孕不育、妊娠产后及妇科杂病，更年期综合征；小儿咳嗽、厌食、体质差；男性性功能障碍，前列腺病；银屑病，带状疱疹，脱发及各类痤疮等有深入研究。擅长中医治未病。

先后在国家级核心期刊发表论文 30 余篇，参编著作 8 部；取得地市级科研成果 2 项，主持并完成济宁市科研项目"省名老中医朱鸿铭调补冲任法治疗妇科病的临床研究"；有多个科研项目、论文、著作获济宁市、曲阜市自然科学学术创新一、二、三等奖。

儿时向往的中医梦

曲阜朱氏中医世家，是济宁十大中医世家之一，在孔子故里——曲阜乃至全省享有较高声誉。

我的高祖父朱惠渊，是朱氏中医的创始人。他自学中医，熟读《黄帝内经》《伤寒杂病论》，悬壶济世，活人众多。曾祖父朱荫楸为第二代传人，是曲阜城北名震一方的中医先生。他师承《内经》、仲景之学，继承家传。24 岁自设"济活堂"药肆，开业行医，立志以济世活人为己任，行医于曲阜城北 50 余年。擅长治伤寒病，以治外感热病见长，多宗张仲景六经辨证，善用经方化裁，起沉疴，挽垂危，往往一剂药化险为夷。

我的父亲朱鸿铭，为朱氏中医第四代传人，主任医师，山东省首批名中医药专家，山东省五级师承指导老师。父亲继承了曾祖父 60 年的学术经验，将朱氏中医发扬光大，创建了曲阜市中医院。他从事中医临床 60 余年，先后任曲阜市人民医院中医科主任，曲阜市中医院业务院长、名誉院长，山东中医药学会肝胆病专业委员会委员，《山东中医杂志》《济宁医刊》编委，济宁市中医药学会常务理事，济宁市中西医结合学会第三届副理事长，曲阜市中医药学会副理事长等职。为济宁市中医内科学术带头人，曲阜市第 1、2、3、4 批拔尖人才，曲阜市政协七至十届委员。曾获济宁市优秀科技工作者、济宁市卫生系统先进工作者等称号，曲阜市政府晋级奖励、嘉奖奖励等。现已 85 岁高龄，仍退而不休，每天坚持在自己的工作室出门诊、带弟子。

1958 年 4 月，我出生于曲阜市董庄乡朱家庄村，就是在这样一个中医世家的氛围里，自幼接受着中医中药知识的熏陶，四五岁时就对中医药产生了浓厚的兴趣，时常在父亲为患者诊病时问问题。每逢父亲在家为患者看病时，我总是悄悄站在他身边看他摸脉、望舌苔、开处方，有时我还要问上几句。随着一天天长大，我对家传中医摸脉看病逐渐有了认识。大约 10 岁时，父亲便经常鼓励我要好好学习文化课，打好基础，要上中医学院，立志学中医，继承家传。他经常利用回家休息的时间，或在为十里八乡、左邻右舍的患者看完病的闲暇之余，为我讲解一些中医入门知识，要求我除了完成正常的学业以外，要开始读、背《医学三字经》《汤头歌诀》，并开始教我认识和采集常见的中草药，如白茅根、小蓟、蝉蜕、蒲公英、紫花地丁、王不留行、败酱草、益母草、凤仙花子、马齿苋、月季花等。在父亲的鼓励和引导下，我对学习中医渐渐产生了浓厚的兴趣，也对未来真正成为朱氏中医传人、中医先生充满了梦想。

随父学习　跟师带徒

鉴于朱氏中医在曲阜及周边县市的影响力较大，父亲看病疗效好，在群众中的威信较高，前来求医的患者非常多。门诊上看不完的患者，大多慕名到家中求诊，父亲总是耐心地为其诊治，我也常常为父亲高超的诊疗技巧和温馨的待人情怀而感到自豪。

在我读初中和高中期间，除按时完成文化课的学习外，回到家就会在父亲的身边端茶倒水，侍诊左右。寒暑假时，我便到父亲上班的诊室学习抄方，帮他打扫卫生、端茶倒水，维护就诊秩序。没有患者时，父亲便让我背诵《医学三字经》《汤头歌诀》等给他听，有时会给我讲解一些中医的基础理论知识。父亲常对我说："要想学好中医，必须下苦功夫，青年时背熟的书到老也不会忘，受益终身。你现在正是背诵记忆的好时候，要多背诵些东西，打好基础。"

1975年12月，我被安排到曲阜市人民医院中医科跟随父亲中医师带徒，从此正式走上了学医的生涯。上班第一天，父亲即教导我："做一名医生，首先要讲究医德，做一名中医，要熟知《大医精诚》；要做苍生大医，不做含灵巨贼；要博极医源，精勤不倦。"

父亲给我安排了学习计划，即利用2~3年时间，认真学习中医基础理论、中医诊断、中药学、方剂学等中医基础知识。每天早上我要与其他两位弟子一样提前半小时上班，打扫卫生，为父亲备好茶水，冬季还要烧好取暖炉。等7

点半父亲上班后，他会大约利用半小时的时间先给我们上课，先从基础理论讲起，依次是中医诊断学、中药学、方剂学，需要背诵的让我们在书本上画下来，第二天早上进行背诵检查。

学习的第一阶段是抄方侍诊，时间为半年。抄方就是等父亲诊疗完毕写完病例后，将父亲所开的中药抄写在处方上。抄方的过程既能节省父亲的诊疗时间，又是弟子们学习、理解、思考的过程。侍诊就是帮助父亲完成诊疗过程中的其他事务。每天上午8点左右开始门诊，因父亲忙于诊务，诊间的叫号、维持秩序、为老师添茶水等事宜自然由我们来完成。此外，诊病时我们要察言观色，父亲的一扬手、一掷足，都有其用意，父亲想要做的事赶快做到、做周全，不要等他指派后再做；对父亲的问诊、望色、察舌、诊脉的方法，要随时留心记取。父亲劳累一天，不可能下班后再给我讲经验，其经验常常是在临证中通过点点滴滴讲出来的，这就需要随时留心，随时予以记录，对于确有显著疗效的用药经验和用药的加减、剂量变化，更应注意记取。父亲称上述这一过程叫"耳提面命，点滴继承"。通过这样口传心授、耳提面命、点滴继承，我们可以学到书本上学不到的知识。对于平时记录老师在临床中讲的点滴经验，积累多了，把它分门别类整理归纳起来，就成为临床行之有效的珍贵资料。

学习的第二阶段是试诊，时间为2年。这一阶段由我先诊视患者，写好病历，开出处方，再由父亲诊脉、察舌、辨证，做出诊断结论，并对我开的处方进行审定或修改。父亲一边审改一边讲解，如病证是虚是实，在表在里，患者情志刚柔，体质寒热燥湿等。在诊断上，要抓住患者的情志，情志不同，可发生不同的病证，治法也就不一样；在治法上，首要区分该病的本症、兼症、夹症等，以感冒发热为例，如患者素有胃下垂或溃疡病，此为平素中气不足，内体虚寒而病热，本虚邪实，治疗应在固本的基础上加以解表，即甘温守中以疏表。在用药的分量上，父亲亦常告诫我们："太过与不及，均不能贴合病情，要根据患者的胃气强弱、食量多少而定，胃纳少者药量宜轻，食量多、胃气强者药量要重。"此阶段为我下一步独立诊病打下了基础。

1978年初，随着学习时间的不断延长，我的中医基础理论水平有了很大的提高，也积累了一定的临床经验，父亲便让我尝试为患者诊疗。每逢父亲有事外出时，我便独立应诊。由于患者都知道我是朱氏中医的后人，又跟父亲临证多年，故而坐"冷板凳"的时间不长。我在诊病时认真望、闻、问、切，一丝不苟，不光态度和蔼，更在提高疗效上动脑筋、下功夫，初诊时的前3剂药一定让患者感觉出效果。对于白天看的病，夜间再与书上写的内容对照，看看还有哪些不足之处。遇到疑难问题，我利用茶余饭后向父亲请教。正是由于这样，在很短时间里，找我看病的人日渐增多，正如父亲的教诲："多诊而识脉，屡用而达药。"

理论升华　深造提高

1981年7月，我踊跃报名参加了济宁地区首届中医进修班。该进修班由山东中医药大学著名教授张志远、周凤梧、刘持年、姜建国以及济宁当地的名老中医廖子仰、张希宽、王立营、朱鸿铭等担任教师，系统讲解中医基础理论、中医诊断学、中药学、方剂学、内经、伤寒论、金匮要略、温病学、中国医学史、中医各家学说等。虽然1年半的时间较短，但通过各位名师的指点，进一步加强了自己对中医基本理论的认识和理解，使自己的中医理论水平有了新的提高。

阅读中医经典，需要具备一定的古汉语知识。为提高自己的阅读能力，1992年9月我报名参加了全国医古文函授班，系统学习了《大医精诚》《扁鹊传》《华佗传》《伤寒论序》等医古文的代表著作，为我学习研究中医经典著作打下了坚实的文化基础。

1984年9月，适逢山东中医药大学对外招收夜大中医专科生，我积极报名考试，并以优异成绩被录取。我每天晚上到学校上课，白天就在学校图书馆里看书学习，复习功课，利用寒暑假回到父亲身边临床实践。父亲常说："要做苍生大医，唯有辛勤耕耘。中医学术的奥妙，就在于临床。要当一名好中医，就要多临床、多看病，不能怕累、怕麻烦。要充分利用现在的有利条件，广泛涉猎群书，增长见识，不断地充实自己。"我遵从父亲的教诲，遍读中医四大经典、《神农本草经》《本草纲目》《医学衷中参西录》《脾胃论》等著作，以求最大程度地充实自己。这样的学习生活坚持了 4 年，使自己的中医理论水平和临床实践能力有了大幅度提高。1988 年毕业后，我回到了新成立的曲阜市中医院，成为中医内妇儿科的骨干力量。

继承家传　促进发展

父亲继承了曾祖父 60 年的临床经验，并使之发扬光大，形成了朱氏中医独特的学术思想。如今父亲已是 85 岁高龄，仍每天坚持为患者诊病，实为我辈之楷模。如何全面继承父亲的学术思想并使之代代传承下去，成为我义不容辞的责任。

继承家传，一是要继承前辈的高尚医德和待人情怀，二是要继承他们的学术思想。为做好朱氏中医的继承工作，我遵照父亲的教诲，在诊疗过程中认真对待每位患者，望、闻、问、切一丝不苟，百问不厌，辨证准确精细，立法选药精当。临床疗效是诊治疾病的关键所在，对待患者不但态度和蔼可亲，还要在如何提高临床疗效上动脑筋、下功夫。对临床疗效的判断，不仅只限于临床症状的消失，还要着眼于客观指标的改变，只有这样，才能把中医临床能力提高到新高度。为此，我将父亲总结的临床上行之有效的诊疗方法和经验一一记录，分析研究并应用于临床实践，均收到了很好的疗效。

在临床实践中，我充分运用中医理论，时时注意人与自然的关系，认为自然气候与疾病的发生、发展与转归关系密切。如针对四季外感时令病，擅长运用温病理论进行辨证治疗，疗效突出。凡治温热杂病遇有高热烦躁、舌苔黄、脉洪大滑数者，喜用紫雪散退热，多疗效迅速；治疗内伤杂病，亦注意气候的影响，而加入相应的时令之药，以提高疗效。

朱氏中医十分重视整体观念，治病求本，精于辨证思维。正气不足是疾病发生的根本原因，疾病的发展、转归也取决于正气的盛衰存亡。治病不可见病不见人、只重病邪、不重正气，以治疗乙肝病毒携带者（AsC）为例，尽管乙型肝炎病毒（HBV）在人群中普遍易感，但人体能否感染 HBV，感染后趋向如何，均与内在的体质因素密切相关。因此，治疗上不应仅局限于强调某种指标的转阴，而是从整体着眼，提高机体免疫功能，改善人体 HBV 感染状态。扶正祛邪是治疗 AsC 的基本原则。我在实践中提出了治疗 AsC 的常用十法（见《中医杂志》2002 年第 5 期）。邪之侵入，起病为实，祛邪不可迟疑，如针对病毒性感冒，运用父亲创制的经验方十味病感汤（组成：藿香、苏叶、荆芥、白芷、金银花、板蓝根、连翘、黄芩、川连、甘草）治疗，收效迅速。中医学强调整体观念，辨证施治。人体是一个统一的整体，脏腑相关，经络相连，气血相通，因此，诊病时要注意整体与局部的关系。如胃的络脉通于心，心病常可影响胃，胃病也可进而影响心，故治疗上常常是心胃同治，我曾写了《胃络通心的临床意义》发表在《山东中医杂志》上。又如脑出血、脑血栓形成、脑血管痉挛等神经系统病变，中医称之为中风病，从中医整体观念出发，多属肝肾阴虚，肝阳偏亢，肝风内动所致，运用中医辨证治疗效果较好，我曾于 20 世纪 80 年代对中风病急性期进行过系统地动态观察，总结出《中风病急性期的动态观察与治疗心得》一文，在《山东中医杂志》上发表。因此，按照事物发展的客观规律，灵活运用辨证思维，可有效指导临床实践。我与父亲合著的《辨证思维之临床心得》曾发表于《山东中医杂志》中。

父亲对中医内科、妇科疑难病的治疗经验丰富，在 40 多年的临床实践中，我一边继承父亲的临床经验，一边进行临床研究，特别是在脾胃病、肝胆病、肾系疾病的研究和治疗中，取得了较大进展。如在治疗乙型病毒性肝炎（简称"乙肝"）的研究中，研制出乙肝解毒丸（组成：虎杖、蜂房、紫草、槟榔、茵陈、板蓝根、垂盆草、郁金、连翘、龙胆草、白花蛇舌草等），曾观察治疗乙肝 400 余例，收效显著，撰写了《乙肝解毒丸治疗乙肝 430 例》一文，并在《山东中医杂志》上发表。对早期肝硬化腹水患者，从防止和逆转肝纤维化角度出发，给予疏肝理气、活血化瘀、利水消肿、抗肝纤维化的方法治疗，取得满意疗效。针对临床上慢性胆囊炎较多见的现状，发挥中医优势进行辨证治疗，疗效突出，曾于 1992 年 3 月至 1993 年 3 月应用父亲的经验方柴胡栀子郁金汤（组成：柴胡、生栀子、郁金、木香、枳壳、黄芩、蒲公英、川楝子、延胡索）治疗慢性胆囊炎 100 例，并进行了总结（见《辽宁中医杂志》1995 年第 8 期）。脾胃为后天之本，气血生化之源，过食生冷、辛辣、油腻之品，易损伤脾胃，用中药调理脾胃，更是中医的一技之长，且某些中药具有杀灭幽门螺杆菌、保护胃黏膜等作用，我曾撰写了《辨证治疗胃脘痛 200 例临床观察》一文，并在《实用中医内科杂志》上发表。另外，我们合作研制了鲁胃宝（组成：苏梗、香附、陈皮、木香、枳实、八月札、赤芍、白花蛇舌草、砂仁、半夏、枇杷叶、延胡索、蒲公英、海螵蛸、甘草）蜜丸，和乙肝解毒丸一样，深受患者欢迎，并有《鲁胃宝治疗浅表性胃炎》发表于《辽宁中医杂志》，《鲁胃灵方治疗幽门螺杆菌相关性胃炎 37 例》发表于《山东中医杂志》。在对慢性胃炎、胃窦炎等脾胃病的研究中，我们还发现因嗜食辛辣油腻之品致脾胃湿热者居多，以清热解毒、燥湿和胃法治之，每收佳效，并著有《清热化湿汤治疗脾胃湿热证 120 例》（清热化湿汤组成：黄连、黄芩、蒲公英、栀子、厚朴、佩兰、薏苡仁、半夏、陈皮、茯苓、竹茹、白蔻、枳实、甘草）发表于《中国医药学报》。针对慢性肾炎中肾虚湿热证型较为多见的现状，我们采取补肾清泄法进行治疗，总结了 271 例患者，疗效满意（见《山东中医药大学学报》1997 年第 2 期）。对于许多夜间腰疼的患者，运用中医理论辨证为肾虚腰疼，采用自拟补肾活血汤（组成：熟地黄、山药、牡丹皮、菟丝子、山萸肉、巴戟天、黄芪、党参、益智仁、覆盆子、续断、桑寄生、杜仲、淫羊藿）治疗，多能力挽沉疴。

在中医妇科的临床研究中，我继承父亲的临床经验，除治疗许多经、带、胎、产常见病外，对不孕症的研究也取得了较为成功的经验。如对求生二胎难孕者，应用石英毓麟汤进行加减辨证治疗，使很多不孕症患者喜得贵子。对肝肾阴虚、肝经郁热导致的月经过多、崩漏，采取滋补肝肾、疏肝清热、凉血止血的方法，自拟崩漏止血汤（组成：生地炭、升麻炭、黄芪、续断、桑寄生、旱莲草、山萸肉、枸杞、炙甘草、阿胶、小蓟、茜草、仙鹤草、菟丝子、侧柏炭、杜仲炭），获得较好的临床疗效。通过多年的临床观察发现，随着人们生活水平的提高、生活节奏的加快，因肝气郁滞、肝胆湿热引起的病变较前显著增多，如抑郁症、乳腺增生、子宫肌瘤、卵巢囊肿、盆腔炎等，采用疏肝解郁、清利湿热的治法，以龙胆泻肝汤为基本方进行加减，抑郁症加郁金、胆南星、竹茹、龙骨、牡蛎、炒酸枣仁等；乳腺增生加夏枯草、浙贝母、橘核、荔枝核、炒川楝子等；子宫肌瘤、卵巢囊肿加夏枯草、浙贝母、橘核、荔枝核、醋香附、蒲公英等；盆腔炎加金银花、连翘、蒲公英、败酱草、醋香附、桃仁、忍冬藤、黄柏等，均有较好疗效。妊娠恶阻是临床上的疑难病症，严重者饮食不下，水入即吐，多因肝胃郁热，复加胎气上逆，胃失和降所致，治疗较为棘手，我们采取疏肝清热、和胃降逆、补肾安胎的治疗原则，自拟和胃安胎汤（组成：木香、陈皮、砂仁、黄芩、竹茹、紫苏梗、甘草）治疗，疗效满意。曾治患者孔某某，妊娠5周，胃脘灼热不适半个月，面黄，纳呆，呕吐，舌苔灰褐，脉数无力。予以上方用配方颗粒治疗，每日一剂，分两次用，白开水50~100毫升冲化后，每3~5分钟服一小口，吐后再服。嘱其禁食辛辣油腻之品。1周后呕吐减轻，饮食增加。此后每因劳累、服用辛辣油腻之品又反复发作，时轻时重，均以上方为主加减治疗而缓解，共服用30余剂，呕吐逐渐消失，偶感恶心，仍觉胃脘灼热不适，面色转红润。B超及妇科检查示胎儿发育正常，符合正常月份。习惯性流产，中医谓之"滑胎"，又称"胎停"，大多发生于体质较差者或大龄妇女，多因肾气虚、冲任不足所致，治疗上采用补肾固胎的方法，自拟调补冲任汤（组成：熟地黄、当归、白芍、川芎、续断、桑寄生、菟丝子、枸杞、女贞子、山萸肉、甘草、阿胶），嘱其连续服用3个月左右，待其肾气充实，冲任二脉强盛，月经规律后再行受孕。孕后改用加味寿胎丸加减治疗，服至超过原来胎停的月份，超声检查胎儿发育正常时方可停药。实践证明，这一治疗方案疗效可靠，解决了众多患者胎停的疑难问题，圆了她们的"生育梦"。

朱氏中医十分注重未病先防、养生保健。父亲虽然已80多岁了，除了有点耳聋、血压偏高外，身体还算硬朗，这与他平时注意养生保健密切相关。我如今也已花甲有余，除有点眼花外（常年应用电脑所致），仍身体强壮，乌发满头，这与我平时注意健身养生也息息相关。不仅如此，在临证时我也时常注意向患者讲解养生保健对防病治病的好处，传授养生保健知识。

由于自己不懈的努力，专业技术水平在逐年提高。现如今，我不但较全面地掌握了中医基础理论，对中医常见病和疑难病的诊疗也感到得心应手，还以高尚的医德、热情的服务、娴熟的诊疗、卓越的疗效赢得了曲阜乃至周边县市广大患者的信赖，再加上人们大多都知道我是朱氏中医的第五代传人，故找我看病的人越来越多，平均每天门诊量近 30 人次，一年到头，门庭若市。

为系统整理朱氏中医的学术思想，自 2010 年起，我利用 5 年多时间对朱氏中医历代传人的学术资料、经验方、医案、论文等进行查找、登记，并进行研究，编著了《朱氏中医集锦》一书，于 2016 年 10 月由中医古籍出版社出版，成为朱氏中医弟子的必读之书。

学术创新　再立新篇

中国医药学是一个伟大的宝库，需要付出毕生的精力发掘、整理和提高。为及时了解国内外本专业学术发展情况，我坚持看书学习，《中医杂志》《山东中医杂志》等专业期刊每期必读，不敢有懈怠之暇。我坚持带领我的学术继承人整理父亲和我大半辈子的学术思想和医疗经验，进行理论上的升华，近几年完成了多项成果，均在专业期刊上发表。如《朱鸿铭治疗舞蹈病的经验》发表于《中医杂志》2002 年第 10 期；《朱鸿铭治疗慢性胃炎经验》发表于《中医杂志》2003 年第 2 期，并在《中医杂志》英文版 2004 年第 1 期发表，向世界各国发行，选入了世界各国公认的美国国家数据库；《朱鸿铭治疗神志病经验》发表于《中医杂志》2004 年第 9 期；《朱鸿铭治疗顽固性五更泻经验》发表于《山东中医杂志》2015 年第 9 期；《十一味止咳汤治疗外感咳嗽风盛挛急证 60 例》发表于《山东中医杂志》2013 年第 9 期。

父亲的经验方菟生固胎汤（组成：桑寄生、菟丝子、炒川续断、炒杜仲、枸杞、制何首乌、黄芪、白术、熟地黄、炒白芍、阿胶、苎麻根、砂仁、甘草），主治早期先兆流产、胎漏。早期先兆流产是妇科常见病，指宫内妊娠 12 周前，出现少量阴道出血或下腹痛、腰痛及下腹坠感，宫颈口未开，胎膜未破，妊娠物尚未排出，B 超示胚胎存活，经休息及治疗后，出血停止，腹痛消失，妊娠尚有希望继续者。另有经验方磐石固胎汤（组成：菟丝子、枸杞、桑寄生、川续断、党参、白术、黄芪、熟地黄、制何首乌、当归、白芍、阿胶、炙甘草），主治习惯性先兆流产、滑胎；桂仙皂甲汤（组成：桂枝、淫羊藿、皂角刺、炮山甲、当归、川芎、赤芍、三棱、莪术、水蛭、路路通、忍冬藤、鸡血藤、川牛膝），主治输卵管阻塞性不孕，其属于中医学中血瘀、癥瘕、冲任受阻、胞脉不通而致的不孕。以上3方于2013年5月被录入张奇文主编的《中国当代名医验方选编·妇科分册》一书中。

根据我多年的临床实践发现，脾胃湿热是引起口臭、呕吐、胃脘痛、上消化道溃疡等疾病的主要原因，故采用清利湿热、调畅气机方法治疗，并创立了清热和胃煎（组成：黄芩、黄连、木香、厚朴、半夏、枇杷叶、竹茹、砂仁、神曲、麦芽、栀子、甘草、金银花、海螵蛸）一方，取得较好疗效。同时，由我的继承人朱正阳总结出的《朱传伟清热和胃煎辨治脾胃湿热胃脘痛》一文发表在了《实用中医内科杂志》2019年第3期。

为促进学术创新，我们祖孙三代齐心协力，攻难克坚，完成了多个科研项目。成果"乙肝解毒丸治疗乙肝100例"于1993年7月获曲阜市科技进步二等奖。"中医治疗乙型肝炎的临床研究"于2000年11月通过了济宁市科委组织的山东中医药大学及其附院、山东大学齐鲁医院、济宁医学院、济宁市人民医院尹常健教授等组成的肝病专家鉴定组的鉴定，属国内领先水平，并取得科技成果鉴定证书，并于2004年9月获曲阜市科技进步二等奖。我的继承人主持的科研成果"过敏性咳嗽的中医药研究治疗"，于2014年获曲阜市科技进步一等奖；成果"复明方案治疗初中期白内障临床疗效观察"获曲阜市科技进步二等奖。

为总结父亲治疗妇科病的经验，我们申请了济宁市重点专科项目"省名老中医朱鸿铭调补冲任法学术经验研究"，并于2015年8月经济宁市科委批准结题。论文《朱鸿铭调补冲任法治疗妇科病经验》发表于《山东中医杂志》2016年第1期。该研究认为，中医妇科常见病（月经病、不孕症、妇科杂病）多与冲任不足（或失调）有关，治疗上运用调补冲任法，创制了基本方龙水汤（组成：生地黄、熟地黄、续断、桑寄生、杜仲、枸杞、菟丝子、山萸肉、女贞子、墨旱莲、甘草），随证加减，疗效显著，临床运用十分灵活。龙水之名，源于朱老的一次出游。在曲阜城东北处有一名胜曰石门山，原名龙门山，山中有水雪洞、蟠龙洞等二十四景。一日，朱老出游至山中蟠龙洞时，观此龙腾水助之美景，立生遐想，此龙水涌腾，充满了山涧溪流，孕育着满山的树木、田间的禾苗，永不停息，犹如人身之肾水，每时每刻都在濡润着人体的五脏六腑、四肢百骸，何不以此"龙水"为调补冲任之方命名，遂取名"龙水汤"，寓方中肾气肾阴并补，此生彼长之意。

针对月经不调、不孕不育症、滑胎的治疗，朱氏中医第六代继承人朱正阳有其更深入的研究。他在灵活运用龙水汤的基础上，结合西医学理论，对月经不调、不孕不育症、滑胎等患者及时进行黄体酮、雌二醇、促黄体生成素、卵泡生成素、垂体泌乳素、睾酮等内分泌激素水平检测，以找出引起此类疾病的原因，对症治疗，提高了疗效。例如，患者刘某某，女，29岁。2019年2月14日来济活堂就诊。平素月经周期3个月一行，3年前在北京某医院查出多囊卵巢综合征、不孕症。刻下症见月经周期延迟，无其他不适。给予朱氏中医经验方龙水汤加味治疗1个月后，查内分泌雌二醇（E_2）30，促黄体生成素（LH）8.81，促卵泡激素（FSH）3.7。后继续治疗，期间月经周期逐渐缩短，但卵泡小而多，内膜薄。5月就诊治疗后，于月经第一天开始服用中药促排方，当月卵泡 1.4×1.2cm，内膜厚 0.9cm，并同房试孕，6月被告知已怀孕。再如患者林某某，女，33岁。2019年5月因宫外孕保守治疗。2020年2月求诊于朱正阳医生，1月行输卵管照影示：双侧输卵管粘连迂曲。经过调经通管助孕一系列治疗后，于2020年4月顺利宫内妊娠，并进行了预防性保胎治疗。

通过上述实例说明，朱氏中医的第六代传人已很好地继承了朱氏中医的学术思想，并有所创新，正所谓"青出于蓝而胜于蓝"。

总结经验　著书立说

父亲先后在省以上专业期刊发表中医学术论文160余篇。受父亲的影响，我也在诊疗之余，认真总结经验，著书立说，先后在省以上专业期刊发表中医学术论文 30 余篇。上述发表论文曾被多家信息检索中心检索，认为具有较高的学术价值，有的建议编入大型专业书刊，有的被评为优秀论文。

在张奇文先生主编的《中国灸法大全》一书中，父亲任副主编，我任编委，于 1993 年 12 月由天津科技出版社出版。在张奇文先生主编的《中国膏敷疗法》一书中，我任第一副主编，我的继承人朱正阳参编，于 2013 年 4 月由中国医药科技出版社出版。父亲与张奇文先生主编的《乡村医生中医临床顾问》一书，于 1989 年 7 月由山东科技出版社出版。我利用 2 年多的时间，协助父亲与张奇文先生主编了《农村中医临床顾问》一书，于 2010 年 1 月由人民卫生出版社出版。

近几年，在父亲的指导下，我参与编著了《孔孟之乡·杏林寻芳》，于 2009 年 7 月由天津科技出版社出版。此外，为了详细总结朱氏中医的学术思想，我还主编了《朱氏中医集锦》一书，于 2016 年由中医古籍出版社出版。受曲阜市卫生健康委、中医药学会委托，我任执行主编收集整理编著了《孔子故里中医秘验方》，于 2018 年由科学出版社出版，书中录入了朱氏中医的秘验方 288 首。以上两书均于 2018 年获济宁市自然科学创新一等奖。另外，《孔子故里中医医案》一书于 2019 年由科学出版社出版，书中录入了朱氏中医的效验医案 164 例。我的继承人朱正阳，在以上 3 书中任副主编，协助我做了大量的工作。

术业传承　任重道远

朱氏中医十分重视传承工作。父亲从事中医临床工作 60 余年，以其精湛的医术在中医岗位上竭尽全力，埋头劳作，倾心探索，禀学渊深，为中医事业、继承和发展中医学术、保障人民身体健康，献出了他的全部心血和聪明才智。他不但医术高超、医德高尚、学验俱丰、闻名遐迩，还时刻不忘中医药教育和传承工作。1975 年曾在济宁地区第一届西学中班任教师；1982 年在济宁地区第一届中医进修班任教师。工作之余，他曾在曲阜中医药学校任教多年。父亲曾带教徒弟 10 余人，均学有所成，奋斗在中医临床第一线。如弟子孔令臣，为曲阜市中医院主治医师（已退休）；弟子朱传伟，为曲阜市中医院主任医师，济宁市名中医，全国基层名老中医；弟子孔祥宝，为曲阜市鼓楼医院苗孔卫生所所长；弟子颜秉甲，在曲阜市开了个体诊所；弟子孔祥春，为曲阜市姚村卫生院孔家村卫生所所长；弟子孔德山，为曲阜市鼓楼医院南门里卫生所所长。如今父亲虽已 85 岁高龄，仍为中医师带徒工作献计献策，并以"山东省五级师承指导老师"之重任，又喜收高徒 2 人（杨成居，曲阜市中医院肿瘤科主任，济宁市名中医；姜娟，曲阜市中医院肿瘤科，硕士研究生）。2018 年他又承担了"山东省名老中医传承工作室"的建设任务，带教朱正阳（朱氏中医第六代传人）、蔺世峰（曲阜市中医院肿瘤科主任）、查志恒（曲阜市中医院心病科住院医师）、李全树（曲阜市防山乡刘庄卫生所所长）、陈站杰（曲阜市防山乡陶西村卫生所）、姚启程（曲阜市尼山卫生院中医科）六名继承人，并坚持在《孔子故里中医秘验方》《孔子故里中医医案》两书中做顾问，指导传承人朱传伟完成了两本巨著的写作任务。父亲这种对中医药事业的执着精神和精心传承的治学态度，实为当今中医药工作者的楷模。

现如今，我以自己多年的临床经验和名望带有朱正阳（朱氏中医第六代传人）、李全树（曲阜市防山乡刘庄卫生所所长）、陈站杰（曲阜市防山乡陶西村卫生所）、孔雅娴（尼山卫生院）、马敬川（山东中医药大学第二附属医院生殖科中医师）5 位入室弟子，还以"全国基层名老中医传承工作室指导老师"的身份承担了"全国基层名老中医传承工作室"的建设任务，带教朱正阳（朱氏中医第六代传人）、柳国梁（曲阜市中医院肺病科主任）、王文涛（曲阜市中医院耳鼻喉科主治医师）、李全树（曲阜市防山乡刘庄卫生所所长）、孔庆伦（曲阜市吴村卫生院主治医师）、郭燕明（曲阜市吴村卫生院中医师）6 位继承人。

为进一步做好朱氏中医的传承工作，2018 年我申请恢复了百年老字号"济活堂诊所"。同时，在济活堂设立了"山东省名老中医朱鸿铭传承工作室"和"全国基层名老中医朱传伟传承工作室"，既方便了广大人民群众的医疗保健，也为下一代继承人的学习提供了便利场所。

朱氏中医认为，时代在前进，科技在发展，中医学在进步。在改革开放的时代，中医学也应勇于传承，深入研究，结合运用现代科技方法，并找准切入点，扩而充之，按此方向前进，就能发展、创新。中医知识的进步和发展，必须建立在传统的继承与现代科技基础之上。只有世界先进科技方法和中医理论融于一体，验证于临床实践中，取有效之处，为我所用，这样中医学的发展才能跟上时代的步伐，发扬光大。

下一步，我会继续认真向父亲学习，做好朱氏中医的传承工作；指导我的继承人广泛涉猎群书，博采众方，精勤不倦；及时用国内外同仁的先进经验充实朱氏中医，使其进一步发扬光大。

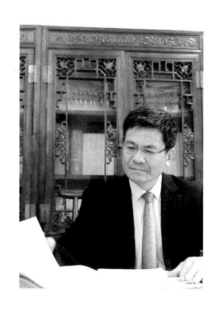

明师成长之路

——循正而行，医路匠心

开封市中医院理事长

庞国明

庞国明，男，1958年11月出生，河南人。现任开封市中医院党委委员理事长，兼河南大学中医药研究院名誉院长、河南省中医糖尿病医院院长、国家区域（华中）中医内分泌诊疗中心主任、开封市大宋中医养生保健研究院院长。主任医师，教授，著名中医内科学、糖尿病专家，硕士生导师，全国第六批中医药学术继承指导老师，享受国务院政府特殊津贴专家。在近40年的临床工作中，以其医术精湛、厚德博爱，赢得广大患者及社会各界人士的广泛赞誉。始终不减初心，痴爱中医，积极致力于推动中医药事业及中医药文化的发展。

先后被评为河南省宜阳县新长征突击手、洛阳地区先进工作者，全国首届百名杰出青年中医，全国"五一"劳动奖章获得者，全国先进工作者，全国优秀中医院院长、全国优秀医院院长、中国最具领导力医院院长、全国"中医治疗糖尿病"领军人物。2018年，国家有关部门授予其第六批全国老中医学术继承指导老师，同年当选为第十三届全国人大代表。

兼任国家科学技术进步成果奖评审专家、教育部学位中心评审专家等，中华中医药学会第四、五、六届理事会理事，中华中医药学会慢病管理分会首任主任委员，中华中医药学会糖尿病分会第三、四、五、七届副主任委员；获中华中医药学会糖尿病学术研究突出贡献奖；任中华中医药学会第二届民间验方与特色疗法分会主任委员并获总会突出贡献奖；任中华中医药学会第一、二、三、四、五届中医体质分会副主任委员。先后在国家级核心期刊发表学术论文100余篇，著《纯中药治疗2型糖尿病实践录》等学术论著160余部，获省部级、地厅级科研成果奖16项，发明专利11项。2015年以来，连续四届获全中国纯中药治疗2型糖尿病擂台赛金奖，创建的纯中药治疗2型糖尿病"三辨治疗模式"及品牌专科享誉海内外，诊治的糖尿病患者覆盖国内各省份及美国、罗马尼亚、新加坡、俄罗斯等12个国家，先后应邀远赴日本、韩国等国家讲学300余场。

一、耳濡目染筑医路

中华文化博大精深，源远流长。《礼记》有"医不三世，不服其药"之说。在漫长的历史长河中，在厚重的文化积淀中，中国格外重视家学渊源、家风传承。一位中医大家的成功，多与时代背景、历史条件、师承关系、文化氛围等多元因素有关，而家学渊源亦是重要的影响因素之一。

庞国明，其祖父庞润，爱好国医，喜收民间单方、验方，擅制方备膏赠予邻亲试用，虽分文不取，但药效显著。其父庞九如，先后在两家市级医院工作，研医重德，兢兢业业。前辈从医尚医，言传身教，他自幼耳濡目染，渐坚习医之心。初中时期，便习医求术，心存善念，感悟"德不近佛者不可为医，才不近仙者不可为医"之理。

一颗立志从医的"种子"悄然萌发，日渐在心底生根发芽。为了获得更加系统的学习机会，他暗自立誓考入医学院校，悬梁刺股、凿壁偷光、囊萤映雪的故事时刻激励着他。然而，求医之路充满了艰辛。

1973年初中毕业后，在等待换季入学的岁月里，他白天与农民同在田间劳动，夜晚苦读《药性赋》《濒湖脉学》《汤头歌诀》等医学古籍。在面朝黄土背朝天的艰苦环境中，他更深刻地体会到了人民疾苦，也更激发了对知识的深切渴望，更加坚定了为百姓减轻疾病痛苦的决心。

1977年恢复高考，给他带来了投身杏林的绝佳机会。本着大胆一试的心态应试，他如愿进入安阳地区卫生学校（全日制大专班）学习。在医学院校的日子里，历历在目，记忆犹新，向名师求教、与同学探讨，研医习道，畅游杏林。恩师教诲之情，同窗共度之谊，均为日后习医、行医之路奠定了深厚的基础。

二、尊师重道拜名师

中医学和国学、书画、京剧、相声等中国传统文化瑰宝都有相类似的实践性和个性化的传承特质。因此，绝大多数大家都出自师承和家传。想要成为德修深厚、医术高明的中医大家，就需要走大道中医之路。所谓大道中医之路，即有名医大师传道，需要博极医源，善于治学、熟谙经典。

习医 3 年毕业后，他并不满足于当时的知识储备。为了精进医术，他广拜名医，孜孜以求。1994 年至北京中医药大学西苑医院进修。先后师从施奠邦、方药中、时振声、陈可冀、钱振怀、周绍华等著名中医药学家，学习他们遣方用药的辨证思路、一丝不苟的治学态度和仁医仁术的大医品质。

1998 年他在中国中医科学院广安门医院进修，并随著名糖尿病专家林兰教授侍诊学习，这为其今后确定以糖尿病为主的研究方向奠定了良好的思想和理论基础。进修期间，他手不释卷，谦逊好学，鸡鸣晨读，日间随诊，夜晚复习，在医海徜徉，求知若渴，废寝忘食。近年来在王琦、张学文等医学泰斗指引下，进一步形成了自己中医药治疗 2 型糖尿病的"三辨模式"理论体系，并结合临床和科研探索提出序贯疗法，著书立说。他随名师诊治患者 5 万余人，深耕临床，体悟《黄帝内经》《伤寒杂病论》等医学经典著作，勤求古训，博采众方，遵经守典，守正创新，总结了近 10 万字的读书心得，对中医学有了较为深刻的领悟。其后，他毕业分配调入河南开封市中医院从事中医内科临床、教学、科研工作。1988 年获河南省"首届百名杰出中医"称号；2018 年由中华人民共和国人事部、卫生部、国家中医药管理局批准其为第六批全国老中医学术继承指导老师。他更加严格要求自己，倍加努力，昔日挥洒的汗水浇灌着誓成名医的梦想。

三、传道授业育新人

庞国明老师年逾六旬，痴心不改，初心依旧。为徒，躬亲拜师求道，尊师重义；为师，传道授业解惑，爱徒如子。他常教育弟子尊师重道，潜心钻研，厚积薄发；鞭策弟子待人谦诚，细心仁爱，做事先做人。他对弟子要求格外严格，不图虚名，不走过场，利用一切时机对学生的作业、医案、论文逐字逐句修改；在外出讲学、开会乘坐飞机和火车上为弟子批改作业；指导弟子的科研和临床工作；与弟子谈经论道，常彻不夜眠。他指导弟子积极参加全国纯中药治疗 2 型糖尿病擂台赛，并率先垂范，积极参赛，连续 4 次在全国纯中药治疗 2 型糖尿病擂台赛获得金奖，赢得同行和专家的广泛赞誉。

他常把个人的临床心得、理论思考融入教学中去，不仅使讲解更为生动，也加深了学生的认识和理解。他常说："用经验解读经文、解读理论如同用丹田发音，穿透力、说服力强，效果好。"他每年带教研究生、进修医师和实习生均在 50 名以上，多次被评为"河南中医药大学优秀教师"和"河南中医药大学教学基地优秀带教老师"称号。作为河南中医药大学的硕士研究生导师，他已培养了中医内科硕士生 26 名，师带徒传承弟子 76 名。从事中医内科临床工作已 40 年余，他对中医糖尿病、中医脑病、中医体质学等有较为深入的研究，在纯中药治疗糖尿病方面形成了一套较为完整的诊疗体系，并得到了同行专家的认同，王琦、张学文、孙光荣、李佃贵、张磊、唐祖宣等国医大师均给予高度评价。他所带研究生也逐渐步入青年学者之林，王志强、郑晓东、龙新胜、朱璞、王琳樊、王红梅等研究生均已晋升高级职称，并分别担任国家级专业学会常委、委员、青年委员等。

四、代表为民兴中医

庞国明老师积极致力于推动中医药事业及中医药文化的发展，操劳奔走，尽心尽力。作为全国人大代表，他呼吁促进中医人才发展，促进中药区域化经济配置；积极推崇中医药事业的传承和弘扬，以多出人才，出好人才。他曾说："我因中医当代表，当了代表，就理所当然为中医代言，为中医发声，这是我当代表的基本职责之一。"尽管临床、教学、科研和管理工作十分繁忙，但他先后在当选区、市、省及全国人大代表过程中，多次为促进中医药振兴发展提案。"问渠哪得清如许，为有源头活水来"，要从根本上解决中医的继承、发展和复兴问题，关键是要彻底剖析中医本质，立足传统中医特色，强化中医文化地位，恢复中医整体思维模式，在中医界形成统一认识并明确中医药学的发展方向。着力培养中医大家，是中医复兴的必由之路，大家群起之时，即是中医复兴之日。从某种意义上说，中医文化复兴将成为中医复兴最主要的动力源泉。为此，他先后向国家提出了《关于改革高等院校中医临床教材编写办法》《关于加强对〈中医药法〉检查督导力度的议案》等百余条建议和议案，期盼能为中医药事业的传承和发展扫清一切障碍。为繁荣中医学术，他还组织编著了《中国中西医专科专病临床大系》《中医急救手册》《实用专科专病临床大全》《当代中药外治临床大全》《当代中医专科临床》等著作，并先后在《中医杂志》《中国中医药杂志》《中西医结合杂志》《环球中医药》等省级以上医学期刊发表研究论文 150 余篇。

五、与时俱进创新篇

作为一位有风度、有情怀的资深学者，庞国明老师在中医药能不能降糖、能不能治疗糖尿病的问题上独辟蹊径，大胆创新，引起中医界巨大反响。创新是民族进步的灵魂，是中医药事业蓬勃发展的不竭动力，也是中医复兴的必由之路。他结合中医学特征，学习总结王琦、林兰、张学文、刘学勤等国医泰斗的辨证思想，深入研究糖尿病的辨证论治，变"不可能"为"可能"，率先提出了肥壅是 2 型糖尿病的体质学基础，痰湿中阻、湿热内蕴是其始动因素，气虚是其迁延不愈的病理关键，湿热是疾病发展的枢机阶段，血瘀是遍生他病的中间环节。同时还提出了体质相关论的"三辨模式"的序贯疗法，创新提出专病专方，使近百万糖尿病和其他慢性病患者获益。

他主持的"治疗 2 型糖尿病纯中药辨证论治及疗效观察临床研究"，获 2018 年中华中医药学会科技成果奖一等奖；主要参与的"糖尿康片干预糖调节受损的临床研究"，获 2009 年河南省科学技术研究成果奖；主要参与的"降糖明目片治疗的临床研究"，获河南省卫生厅 2010 年河南省中医药科学技术进步二等奖、河南省科学技术进步三等奖；主要参与的"全国名老中医学术思想和临床经验的整理、传承与推广"，获 2011 年湖南省科学技术进步一等奖；主持的中医当代名医医案精华系列丛书——名老中医学术思想、经验传承研究课题的子课题成果《刘学勤医案精华》，于 2014 年 2 月由人民卫生出版社出版；主要参与编写的《中医治疗 2 型糖尿病验证录》，于 2019 年 3 月由人民卫生出版社出版，并获河南中医药图书二等奖；主要参与的"降糖通络片临床研究"获得河南省卫生厅中医药科研基金；主要参与的"治疗气阴两虚型糖尿病胶囊"，获国家知识产权局"发明专利证书"。作为全国中医防治糖尿病及其并发症研究的领军人物，他不断探索中医药治疗糖尿病及其并发症的奥秘；重视审证求因，生熟并用，善用和法；潜心研究糖尿病外周神经病病变，并兼任中医糖尿病指南周围神经组组长。

六、验案效方难枚举

庞国明老师认为，中医思维决定临床疗效的成败，只有思维指导临床才可收获良效。临床诊治当察色按脉，先别阴阳，次辨表里，再辨五脏，审证求因，辨证论治。同时还要关心患者的疾病苦楚，询问疾病细致入微，灵活结合运用药物、食物、茶剂、散剂等多种疗法治疗。治疗糖尿病除辨证用药和辨证配合食疗外，务必戒郁怒、慎饮食、远房欲，禁食多糖、多脂、炙、炒、炸食物及水果、饮料、果浆等，但不提倡严格节食，可采用少量多餐法，食量以食后舒适为度，以不减轻体重为标准，食疗辅助，寓药于食。治肝舒脾，恢复脾胃健运之功，则气机升降复常，可消除三焦代谢障碍。中医的祛邪、纠偏、疏利、安脏、调和等法，均属因势利导，这和刻板的控制饮食，死守成法不可同频而语。这亦是中医治疗痼疾的优势，如糖尿病久治不愈者，阴阳两虚，要考虑治其体，结合治其病，药食同源，内病外治，积极创新汤药配合食疗治疗，这就需要不断临床验证、提炼总结，逐渐形成完整的理论体系。

医案举例

1. 痰浊中阻亦致渴　和中调糖渴自解

李某，男，32岁，开封市人。

初诊（2016年2月16日）： 患者4年前出现口干渴等，至当地医院测空腹血糖13.5mmol/L，诊断为糖尿病，虽给予口服西药治疗，但血糖不达标，昨日测空腹血糖11.2mmol/L，餐后2小时血糖15.0mmol/L，遂至我院寻纯中药治疗。刻下症见口干渴、多饮、多尿，时有头晕，肢体困重，纳可，睡眠欠佳，大便正常，小便频数，舌质淡，舌体胖大，边有齿痕，苔白腻，脉濡缓。体重指数27.04 kg/m²，空腹血糖及餐后1、2、3小时血糖分别为10.09mmol/L、17.1mmol/L、13.3mmol/L、9.74mmol/L，空腹及餐后1、2、3小时胰岛素分别为8.6μU/mL、34.6μU/mL、22.6μU/mL、15μU/mL，空腹及餐后1、2、3小时胰高血糖素分别为 126.9pg/mL、132.6pg/mL、114.4pg/mL、105.1pg/mL，空腹及餐后 1、2、3 小时 C 肽分别为 1.12ng/mL、3.33ng/mL、3.26ng/mL、2.47ng/mL，糖化血红蛋白 8.5%，果糖胺 2.98 mmol/L。

诊断：消渴（2 型糖尿病）痰浊中阻证。

治法：燥湿健脾，化痰降浊。

方药：和中降浊调糖饮（自拟方）加减。苍术、白术各 30 克，广陈皮 10 克，川厚朴 10 克，猪苓 30 克，泽泻 30 克，茯苓 30 克，薏苡仁 30 克，升麻 10 克，姜半夏 10 克，紫丹参 30 克，鲜生姜 6 克，生甘草 3 克，日 1 剂，水煎服。并予糖尿康片 10 片、黄连降糖片 6 片，每日 3 次，口服。

二诊（2016 年 2 月 29 日）：患者口干渴、多饮、多尿明显缓解，肢体困重、头晕锐减。测空腹血糖 6.9 mmol/L、餐后 2 小时血糖 11.6 mmol/L，用药 7 天空腹血糖达标。停服汤剂，减糖尿康片 8 片、黄连降糖片为 5 片，每日 3 次，口服。

三诊（2016 年 3 月 12 日）：患者口干渴、多饮、多尿等症状消失。测空腹血糖 6.3 mmol/L，餐后 2 小时血糖 7.9 mmol/L，用药 22 天空腹、餐后血糖达标。减糖尿康片、黄连降糖片为各 5 片，每日 3 次，口服。自述坚持服药，空腹血糖控制在 5.6~7.2 mmol/L，早餐后 2 小时血糖控制在 6.9~10.8 mmol/L。

四诊（2016 年 5 月 10 日）：患者症状均好转，精神、体力俱佳。停药 3 天复查空腹血糖及餐后 1、2、3 小时血糖分别为 7.05mmol/L、10.0mmol/L、8.91mmol/L、7.41mmol/L，空腹及餐后 1、2、3 小时胰岛素分别为 15.6μU/mL、30.1μU/mL、26.3μU/mL、22.3μU/mL，空腹及餐后 1、2、3 小时胰高血糖素分别为 107.1pg/mL、98.8pg/mL、95.5pg/mL、79.2pg/mL，空腹及餐后 1、2、3 小时 C 肽分别为 2.12ng/mL、3.36ng/mL、4.21ng/mL、4.12ng/mL，糖化血红蛋白 6.4%，果糖胺 2.01mmol/L。继用糖尿康片、黄连降糖片各 5 片，每日 3 次，口服，嘱其每周监测空腹及餐后 2 小时血糖，定期复诊。

医案分析：患者中年男性，平素暴饮暴食，血糖居高不下，脾虚不能运化水湿，则聚湿生痰，痰浊中阻，津不上承，故见口干渴、多饮；湿浊内阻，湿泛四肢，故肢体困重；痰浊中阻，清阳不升，浊阴不降，故见头晕。治以和中降浊调糖饮联合以"和"为用的专病专药糖尿康片、黄连降糖片，服药 7 天后空腹血糖明显下降，服药 22 天后空腹及餐后 2 小时血糖达标，在停服汤药只服院内制剂的 3 个月中，血糖持续稳定，胰岛功能得以改善。

用法要旨：痰浊致渴、重在健脾。过食肥甘、醇酒厚味，损伤脾胃，脾失健运，胃失和降，气机升降失常，清阳不得升，谷精不布，壅滞血中，不仅不能发挥其滋养作用，反而变为"糖浊"；水津不运，聚湿为浊，两浊相加，浊邪益甚，聚浊生痰，无津上承，因浊因痰则致渴，而发为本病。故治疗上应以燥湿健脾、化痰降浊为治疗大法，脾气健运，以绝聚湿变浊生痰之源，使清阳得升，谷精、津液得布，浊阴得降，痰浊得化，全身气机调达，是以"不降糖"而血糖渐平、诸证自缓，是以不止渴而渴自解矣。

健脾活胰、标本同治。胰与脾共主运化、化生气血、升清降浊、输布精微、供养周身，故健脾即活胰，和中即调糖。该患者在联合运用"和中降浊调糖饮 + 糖尿康片 + 黄连降糖片"纯中药治疗方案前，口服西药近 4 年，血糖始终未能达标，而纯中药治疗后，临床症状逐渐消失，22 天后空腹与餐后血糖全部达标、胰岛素分泌量增加、胰岛素抵抗改善，从客观印证了"脾胰同病"胰岛 B 细胞"去分化"具有"可逆性"及纯中药调控血糖的科学性。

调节饮食、恒动健脾。痰浊中阻型 2 型糖尿病患者多由于饮食不节，过食肥甘厚味之品，损伤脾胃，脾失健运，不能运化水谷与水湿，酿生"糖浊"与痰浊，复加缺乏锻炼，膏脂堆积，而渐渐发为糖尿病。因此，对因痰浊中阻致渴者，当以燥湿健脾、和中降浊、调糖活胰为出发点、立足点，再配合调饮食、强锻炼、减体重，观其脉症，因证而治，因糖而调。

2.气阴两虚血糖高　益养调控彰稳效

任某，女，74 岁，兰考人。

初诊（2015 年 9 月 1 日）：患者平素饮食不节，懒动好卧，2 年来口干、多饮、渐重，乏力困倦，体重下降 6 千克，在当地医院诊为糖尿病，但未予重视，病情渐重，遂来调治而入院。刻下症见口干多饮，乏力困倦，头晕，视物模糊，小便频数，夜尿 3~5 次，舌质淡暗，苔薄白，脉沉细。

诊断：消渴（2 型糖尿病）气阴两虚兼瘀证。

治法：益气养阴，活血化瘀。

方药：益气养阴调糖饮加减。太子参 30 克，生黄芪 30 克，生山药 30 克，山萸肉 30 克，干生地黄 30 克，粉丹皮 10 克，泽泻 30 克，茯苓 30 克，川牛膝 30 克，怀牛膝 30 克，生薏苡仁 30 克，炒枳壳 10 克，紫丹参 30 克，麦冬 10 克，生甘草 3 克，水煎服，每日 1 剂，早晚温服。并予糖尿康片 6 片、黄连降糖片 5 片，每日 3 次，口服。

二诊（2015 年 9 月 5 日）：患者口渴、头晕、乏力困倦较前改善，改糖尿康片为 8 片，每日 3 次。

三诊（2015 年 9 月 7 日）：患者脉症俱见起色，血糖仍未达标，乃气虚谷精不布，药助之力不及，遂改糖尿康片 10 片，每日 3 次。

四诊（2015 年 9 月 8 日）：患者空腹血糖达标，初治告捷，继调控餐后血糖。

五诊（2015 年 9 月 13 日）：患者晨感头晕。考虑头晕、自汗为低血糖所致，当速减药量为宜，将糖尿康片减为 8 片，每日 3 次。用药 12 天后血糖稳定，症平脉和，痊愈出院。

六诊（2015 年 9 月 25 日）：患者血糖无波动，无不适感，改糖尿康片、黄连降糖片为各 5 片，每日 3 次。停用汤药。

七诊（2015 年 10 月 4 日）：患者神清气爽，脉息调匀，调糖尿康片为 5 片、黄连降糖为 3 片，每日 3 次，巩固疗效。

八诊（2016 年 3 月 18 日）：患者停药 3 天复查胰岛功能等，3 日后改糖尿康片、黄连降糖片为各 3 片，每日 3 次，再次巩固，血糖指标均在达标范围。

九诊（2017 年 7 月 18 日）：患者血糖稳定，未现波动，精神体力、饮食睡眠俱佳。定期复诊，已观察 23 个月，3 次复查胰岛功能各指标均逐次显著改善。

医案分析：患者老年女性，七十有四，肝肾亏损，气阴不足，平素嗜食膏粱厚味，酿生内热，耗伤气阴，阴虚则生内热，热烁津液则口干多饮；气虚在脾则运化失职，不布谷精则血糖升高，不布水津则口渴加重；在肾则固摄无权，小便频数，夜间为甚。《医贯·消渴论》指出："脾胃既虚，则不能敷布津液,故渴。"气虚则乏力困倦,清阳不升则头晕。《素问·调经论》说:"人之所有者,血与气耳。"人之一身,皆气血之所循行,气非血不和,血非气不运,气虚无力运血,瘀血内生,目络瘀滞,目精失养,故视物模糊。四诊合参,审证求因,该病乃由气阴两虚兼瘀所致。

3. 热盛伤津易耗气 清养调糖病速愈

黄某,女,77岁,上海人。

初诊(2017年1月25日): 患者平素嗜食肥甘厚味,2个月前出现口干渴、多饮、多尿、乏力,并逐渐加重,体重下降10千克,伴手抖、心慌、颈前肿大、出汗及情绪烦躁,初未重视,门诊以"消渴"为诊断收入院。刻下症见神志清,精神一般,口干渴、多饮、乏力、头晕,记忆力减退,视物模糊,纳食可,睡眠尚可,大便干,两日一行,小便量多,每日8~10次,排尿有灼痛感,舌红,苔薄黄,脉细数。

诊断: 消渴(2型糖尿病)热盛伤津证。

治法: 清热生津止渴。

方药: 清热养阴调糖饮加减。生石膏30克,盐知母10克,生地黄30克,麦冬10克,怀牛膝30克,天花粉30克,太子参30克,麸炒苍术10克,滑石粉30克,川黄连6克,炒枳壳10克,生甘草3克,升麻6克,颗粒剂,日1剂,冲服。并予糖尿康片10片、黄连降糖片6片,每日4次,口服;六仙饮泡茶频服。

二诊(2017年2月6日): 患者口干渴、多饮、多尿症状基本消失,仍有泛酸烧心,但较前减轻,乏力好转,舌质淡红,苔薄黄,脉细数。中药守方加浙贝母10克,以清热散结,继服。2月10日痊愈出院,出院后停用中药汤剂。

三诊(2017年3月10日): 患者精神平和、饮食睡眠俱佳。近1个月血糖平稳,改糖尿康片为8片、黄连降糖片5片,每日3次,口服,定期复诊。继续服用糖尿康片及黄连降糖片巩固治疗。

医案分析: 热盛伤津,重在清胃滋肾。本案所用清热养阴调糖饮是以《景岳全书》中玉女煎为主方进行化裁,主治阴津亏虚,胃火炽盛之证。消渴之病机主要以阴虚为本,燥热为标,取玉女煎为主方,以清胃热、滋肾阴,因其切中病机，故奏效快，显而稳。方中生石膏为君，以清胃热之邪；知母苦寒质润，既可清热，又能养阴；麦冬微苦甘寒，养阴清肺，与生地黄合用以滋肾阴，而润胃燥，乃取金水相生之意；牛膝既可补肾，又引火热下行。

清滋勿忘补气，注重固本培元。本案患者，古稀之年，肾气衰弱，肾为先天之本，脾胃为后天之本，肾与脾胃相互资助、相互依存。故在清滋基础上，给予六仙饮以健脾益肾，培固先天之本，滋养后天之本。本案中药汤剂在玉女煎基础上，加入太子参、炒苍术、升麻、炒枳壳，寓益气、健脾、升清于清滋之中。全方诸药合用，寓滋于清（胃）、寓滋于补（肾）、寓滋于运（脾）、寓降于升、清滋调补、升清降浊。

谨观血糖动态变化，活用纯中医疗法。在治疗过程中，根据血糖情况及临床表现，勤查善调，持之以恒，通过 3 个月纯中医疗法，患者空腹及餐后血糖总体达标，糖化血红蛋白明显下降，血糖控制平稳，胰岛功能有所恢复，证明纯中医降糖"序贯三法"在改善症状、胰岛功能方面，收效良好，值得深入研究和推广应用。

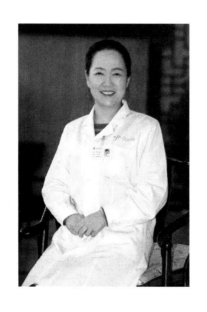

执中医之帆 济苍生之疾

——医路成长"四部曲"

河南省中医院主任医师、教授、
硕士研究生导师

李鲜

医家简介

李鲜，女，1960年出生，山西省霍州市人。1984年毕业于河南中医药大学中医系。河南省中医院主任医师，教授，硕士研究生导师，博士学位指导老师；第六批全国老中医药专家学术经验继承工作指导老师，河南省中医院（河南中医药大学第二附属医院）肝胆脾胃病科名誉主任，中华中医药学会慢病管理分会第一届委员会副主任委员，世界中医药联合会消化专业委员会常务理事，中国民族医药学会常务理事，河南省中医、中西医结合脾胃病专业委员会副主任委员，河南省中医药学会肝胆病专业委员会副主任委员，全国首批肝胆病咨询专家，河南省保健会诊专家；《世界中西医结合杂志》《中医药学报》编委。

从事临床工作30余年，曾先后跟随张磊、熊继柏等国医大师学习；谙熟经典，中西医贯通，博采众方，擅长运用中医整体思维辨证施治，治疗多种疑难杂症，如胃脘痛、腹痛、胁痛、头痛、低热、眩晕、咳嗽、心悸、失眠、虚劳、泄泻、月经不调、更年期综合征及亚健康体质调理等。发表论文50余篇，研究课题6项，出版医学专著10部。

苦磨炼 夯基础

1984 年我从河南中医药大学中医系毕业，就职于郑州市国棉六厂医院中医科，虽然工作条件艰苦，但并没有磨灭我畅游中医知识宝库的憧憬与热情。我每天早出晚归，成功建立了中医科病房，并充分利用中医诊疗优势改善患者症状，提高其生活质量，还进行了养生保健科普宣讲，扩大患者受众，增加中医药的影响力。虽然只有短短的 5 年时间，但这 5 年是我从医道路的基石，让我的医学之剑更加锋利，梅花之香更加浓郁。

厚积累 精沉淀

1991 年是我从医经历的转折点，5 月我顺利通过河南省中医院的全省招聘，自此正式就职于河南省中医院至今。从轮转内科、急诊、老干部病房的一名小大夫，到肝胆脾胃二区的主任，从学于师到授与学，近 30 年间，我深谙中医经典之魅力，不仅刻苦研究中医经典之精髓，而且积极从师于中医大家，学习总结他人经验，沉淀中医内涵，并将中药、拔罐、艾灸、药浴等独具中医特色的诊疗方法切实地应用于临床。

我有幸于 2012 年正式拜张磊教授（2017 年评为国医大师）为师，其"行医以仁爱为本，一生以治病救人为怀"的原则，以"无药处方"践行"大医精诚"的精神让我受益匪浅。2015 年我跟诊于首届全国名中医毛德西教授，他对于经典的脱口而出、小方治大病及对患者的认真负责态度再度唤起了我学习中医经典的热情。2016 年我有幸多次参加熊继柏国医大师的现场讲座，见其熟知中医药典故，对经典条文信手拈来，方剂组成、药物功效、用量记忆深刻，诊疗思路清晰，立足经典，解释详尽，有条不紊，再次坚定了我精研中医遣方配伍、辨证论治的信念。2017 年拜访刘尚义国医大师，使我深深折服于其严谨认真的工作态度，他开方经济有效，注重患者感受，并认为"欲医其病，先医其心"；其调畅情志以增强药物疗效的思想，也让我认识到"医病医心"同样重要。2018年我多次拜访唐祖宣国医大师，感叹这位生于、长于医圣故里的国医大师的仁心、仁术，更加让我笃定了作为一名白衣天使不仅要有精湛的医术，更要有高尚的医德，即所谓"学医先学德"。前辈们德高望重，医术精湛，医德高尚，是我多年来坚持不懈磨练医术、修炼心性的动力。

授与学　颂经典

叶天士曾言："古人有三不朽之事，为立功、立德、立言也。"所谓立言，即中医学的传承。从古至今，中医传承得益于两种形式：一乃研习医书，博极医源；二乃师徒相传，言传身教。我从2009年评为硕士研究生导师后，开始招收硕士研究生；2017年正式收徒，开始着手中医经典的学习以及学术思想的传承工作；带领学生进行经典诵读活动，每周一次，风雨无阻，雷打不动；临床诊疗，因材施教，授业解惑，同时完成多部书籍的编撰工作。在这几年的时光里，学生们不断地学习知识，创新思维，锤炼品格，为中医药传承发展贡献自己微薄的力量。

扬中医　惠于民

时至今日，我的中医经验已然累积许多，希望能够把自己的学术经验分享开来、传承下去，给后来者探索中医提供参考。从医30多年来，我结合临床和理论，将所学、所识、所悟成书于医案，惠及于民众，以期在中医学发展的长河中荡起圈圈涟漪，现以此拙语，总结学术思想如下。

一、治病重肝胃，用药和为贵

肝木为生机之枢，可调节阴阳，人体气机的旺盛与否，肝至关重要。肝气条达，则五脏六腑之气机生发；肝气亢动，则五脏六腑之气机逆乱。生活中六淫乘袭易防，七情过激难免，七情伤人，径伤气机，影响肝之疏泄，而七情之中，莫多于暴怒抑郁，更是直扰肝之疏泄，使肝木妄动，升发不及，肝气不舒，进而全身气血紊乱，循行失道，阴阳失调，则内伤杂病从生，故有"肝为五脏之贼"之说。故诊治内伤杂病，我比较重视从肝脏着手。依据其生理特性及病理特点，临床分为肝实证和肝虚证。肝实证有肝郁、肝火、肝阳、肝风等，上述诸证中，肝风内动，有象易察，而肝郁、肝火、肝阳等，互相演变，一证未平，他证又起，若不细察，极易混淆。关于肝之虚证，可有阴阳气血诸方面，由于肝木体阴而用阳，故肝阴虚、肝血虚较多，而肝气虚、肝阳虚相对较少，以致只言肝气、肝阳，即指肝气横逆、肝阳上亢之病理，肝木之特性，正所谓"阳常有余，阴常不足"也。根据肝脏的这些特点，我提出了"肝实多变详辨证，肝虚阴阳明气血"的观点，这也是临证重视肝脏的具体体现。

《景岳全书》云："凡欲察病者，必须察胃气，凡欲治病者，必须顾胃气，胃气无损，诸无可虑。"胃为水谷之海，五脏六腑皆禀气于胃。我在临证中亦尤重脾胃，人以胃气为本，四季脾旺不受邪，脾虚气伤百病生，调治脾胃安五脏。疾病初起之时，即使脾胃未伤，亦应注意顾护脾胃，用药勿克伐太过，以免加重病情。疾病日久或渐重，客犯脾胃，治疗当重脾胃，顾护中焦；若脾胃症状较重，则当先治脾胃，待脾胃之气恢复，可受纳健运，则他脏得养，疾病自愈。在疾病恢复阶段，脏腑更需气血的濡养，后天之本更应得到补益，这也是彻底治愈疾病的关键。张仲景保胃气的方法，治实证重在"无犯胃气"，治虚证重在"培补胃气"，治危重证重在辨胃气存亡。有一分胃气便有一分生机，应不失明机，知犯何逆，随证治之。

对于疾病的治疗，我还提出了"内科诸疾，治宜和理"的观点，从升降、气血、寒热、虚实等方面入手调其不和，使其恢复"中和"状态，则疾可祛。因此，我在用药方面强调"以和为贵"，喜欢平和之味，一般不用大寒大热之品。如治肝病实证时，因其"体阴而用阳"，多用阴柔和缓之药疏肝气、柔肝体，以缓其阳刚暴直之性；治肝血虚、肝阴虚时，注重平补阴血，畅达气机，恐温补太过引动肝风肝阳，亦避免寒凉滋补阻碍肝木畅达，阳气郁遏。又如治疗脾胃病时，因"虚则太阴，实则阳明"，为防滋腻碍胃或寒凉伤及脾阳，故补脾胃多用甘味药为主，酸味和之；泻脾胃者多用苦味药为主，辛味药次之。方剂选用亦习以调和之剂，擅长以柴胡疏肝散、四逆散、逍遥散等化裁治疗多种疾病。方药合用，重在调和肝脾，擅解肝气之郁，行脾气之滞，使气机畅达，气血冲和，则郁开病愈。

二、妙用开路方，临证祛痰瘀

自古以来，开路方多于进食膏方前使用，尤其适用于肠胃功能不佳、舌苔厚腻、消化不良、经常腹胀的患者。药物入腹，如车行于途，若想把"车"迅速准确地开到目的地，使药力直达病所，实现最理想的治疗效果，就需要开路方。大量的临床观察及研究发现，随着现代社会生活节奏的加快、人们饮食习惯的不规律，导致众多患者脾胃失于健运，重浊之气上蒸于舌体，出现舌苔厚腻；脾失健运，胃失和降，致消化不良、腹胀频频。故临床应当扩大开路方使用范围，如对于舌苔厚腻者，先予黄连温胆汤、神术散、三仁汤等以化湿祛痰"开路"，待舌苔消退后，再行专病药物治疗他疾，临证效果显著。

我临证尚重视祛痰瘀。痰饮和瘀血都是机体代谢过程中的病理产物，是反果为因的病因。而瘀血和痰饮常相伴而行，相因而生，血不利则为水，水聚则为痰饮；痰饮内停，阻滞气血运行化生瘀血。二者既可附着一隅，又可随气升降，无处不到，无病不有，故曰："新病多痰，久病多瘀，有瘀就有痰饮。"无论外感热病，或内伤杂病，概莫如此。诸如常见的肝胆胃肠病、心血管病、脑血管病，以及感冒、风湿等，都存在瘀血和痰饮的病理，其中临床征象呈现者具体，易引起注意；征象隐匿者不具体，易被人忽视。而对隐匿者，尤当引起诊察上的重视，还应结合一些现代检查手段，从微观上探讨瘀血与痰饮的征象。

三、重视用古方，化裁起沉疴

古方的创立，是在中医基本理论指导下，经过长期的经验积累而产生的。学习古方，首先要领悟古人制方之理，进而探索立方之法。正如孙一奎云："因古人之法审其用法之时，得其立法之心。"学习古方药物的配伍原则，即君、臣、佐、使组合技巧十分重要。仲景制方，义理深邃，法度谨严，遣药有序，实为后世制方之典范。如《伤寒论》中的四逆散，药仅四味，主辅得当，有升有降，有通有宣，不仅适用于伤寒病证，更宜于肝失条达、木郁气滞，累及脾胃所致的肝脾失调、肝胃不和以及脾胃气机紊乱、肝胃郁热、胃气上逆等一系列肝胆脾胃病变。《汉书·艺文志》曰："经方者，本草石之寒温，量疾病之浅深，假药味之滋，因气感之宜，辨五苦六辛，致水火之齐，以通闭解结，反之于平。"金元时期易水学派的张元素提出："运气不齐，古今异轨，古方今病不相能也。"其意谓随着人的体质、社会及自然环境的不断变化，治病不能拘泥于古方。古方新用的关键在辨证，有云："拘方治病病必殆，检谱对奕奕必败。"这告诫我们，若固执成方治病，必然要失败。张锡纯亦云："临证之道，不用古方，不能治病，拘守古方亦不能治病。"其明确指出了辨证是应用古方的关键。仲景用方诚然有很多特点，但核心是严密的辨证，如痞证，临床辨证分型不同，治疗也截然不同。我们应该做到学古而不泥古，除熟谙经方之精髓外，还要承古拓新，在治疗内科杂病时，辨主症、明病机、适化裁，临床疗效才能显著。如黄芪建中汤治疗脾胃虚寒型胃痛、小柴胡汤治疗发作有时之呕吐等。

四、谙通腑降浊，当中病即止

通腑降浊法，是中医治疗大法中下法的一个分支，以"六腑以降为顺，以通为用"为理论依据，即通过通利大便，使肠腑秽浊之气有道可降，有门可出，达到祛邪安正之目的。我通过对该法的增益、充实、化裁，拓展了其应用范围，用于治疗急性胰腺炎、肠梗阻、肝炎等。所谓"通腑降浊法"，只要辨证准确，就能取得"如桴应鼓"之效，达到"以平为期"的目的，正所谓"法随证立，方从证出"是也。如临床治疗黄疸，"黄家所得，从湿得之"，湿阻中焦，脾胃升降功能失常，影响肝胆之疏泄，以致胆液不循常道，泛溢肌肤发为此病。此时邪无可去之路，唯通腑，湿热浊秽才能速去，即使中阳不振之阳黄，"一身尽发热而黄，肚热，热在里，当下之"（《金匮要略方论》），加入芒硝、大黄类通腑泄下药，亦有立竿见影之效。当然，人有虚实，邪有轻重，病有缓急，药有轻过，即使药证相符，亦当中病即止，根据病机演变，及时改变治则，方能疗效显著。另外，所谓"中病即止"多对实证而言，因为实证的邪气虽盛，正气亦旺，一经治疗，邪气只要有退衰之势，正气就能乘胜进击，驱邪之残余于体外，医者不可以为初战收功，就穷追不舍，继进攻剂，否则常有伤正留邪之虞。如阳明腑实证，表现为痞、满、燥、实，服大承气汤后，只要大便通畅就应停药，即所谓"得下，余勿服"。当然，停药后一般还要视患者的具体情况进行调理，如服逐水峻剂十枣汤"得快下利后，糜粥自养"。因此，学习中医，方法应该灵活，即"知常达变，乃可言医"。

五、揽中西华彩，融百家之长

中医学博大精深，西医学发展迅猛，中医与西医虽然是两种不同的医学体系，但其研究和服务的对象相同，都是人们同疾病做斗争的有效手段。中医学是我们的理论之根、精神之魂，任何时候都不能丢；西医学是我们的工具，也是未来健康之门的金钥匙。两者虽理论不同，但却可相互贯通、取长补短。处于医学科学飞速发展的巨大时代背景下，"西医诊断，中医辨证"，取西医理论检查、病理诊断之长，补中医之不足，现代科技服务于传统医疗，是中医现代化的必由之路。中医学的精华就是从人的整体出发，以阴阳五行为支柱，辨证论治，诊断治疗始终不忘整体观念。日前大力发掘、振兴中医药事业的工作已经是中国中医药界刻不容缓的迫切任务，故我主张"融汇古今，贯通中西"，集精华、弃糟糠，为推进中医药事业的发展做出积极贡献。

六、仁术救苍生，精诚抚民心

成为一名好医生，不仅要有"精"于高超的医术，更要有"诚"于高尚的品德。自古以来，行医者担负着"上以疗君亲之疾病，下以救贫贱之厄"之重任，十分注重道德修养，以德养性，以德养身。而新时代中，我们面临的是更为复杂的现实。当代科学对某些疾病的局限性和患者期待之间的矛盾，以及整个社会保障体系和患者要求之间的矛盾等，导致医疗纠纷频发。作为医者，必先成人，即医者仁心，要深谙"凡大医治病，必当安神定志，无欲无求，先发大慈恻隐之心，誓愿普救含灵之苦……勿避崄巇、昼夜、饥渴、疲劳。一心赴救，无作功夫行迹之心。如此可为苍生大医"之道。患者以性命相托，若医德不好，一心只图牟利，就是孙思邈所说的"含灵巨贼"。故面对前来就诊的患者，均应一视同仁，想患者之所想，急患者之所急，尽自己所能解除患者的痛苦。我对科室中的年轻大夫和我的学生最常说的话就是："作为医生，不仅要治疗患者身体上的病痛，更要帮助、安慰患者心灵上的伤痕。有时，去治愈；常常，去帮助；总是，去安慰。"话语虽然简短，却蕴藏了深刻的道理，囊括了医生的职责。也正是因为有了精诚的医德，才让"大夫"这一称号听起来更加响亮、神圣。

所谓"良相治国安邦，民心所系；良医济世活人，民命所系"。只有将自己献给医学、将思想融于医案、将关爱洒向病患，才能有助于中医药事业的发展和传承。今天的我们拥有着最好的时代，倘若能像前人一般，做到治学严谨、医德高尚，那么中医学必定会有更大的突破和进展。中医复兴，任重而道远，我们自当抓住机会，勇担重任，不畏艰险！"大医精诚"吾共勉之。

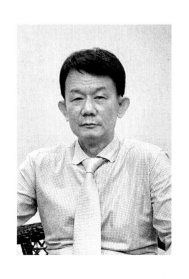

新型冠状病毒肺炎之
中医论治观

北京中医药大学教授、主任医师、
博士研究生导师

贾春华

贾春华，男，1961 年出生，医学博士。北京中医药大学教授，博士研究生导师；国家中医药管理局重点学科《金匮要略》学科带头人，全国优秀教师，全国优秀中医临床人才；获省部级科技进步奖 4 项；研究领域为认知科学背景下的中医理论体系研究、张仲景合方理论研究与临床实践；出版学术著作 30 余部，发表学术论文 200 余篇。

新型冠状病毒（COVID-19）为 β 属的新型冠状病毒，人群普遍易感，主要经呼吸道飞沫和接触传播。2021 年 4 月 14 日国家卫健委发布了《新型冠状病毒肺炎诊疗方案（试行第八版）》，其中包含中医分期临床表现和推荐处方，这对全国的中西医结合治疗有参考和指导意义。全国各地抗疫一线中医各学科专家对此次 COVID-19 致病的中医病因病机和治法方药进行了积极探索。如王永炎院士认为 NCP 属于中医"寒疫"范畴，主要病位在肺，其次病位在表卫、脾胃，基本病机是疫毒湿寒与伏燥搏结，壅塞肺胸，损伤正气，导致气机痹阻，升降失常，元气虚衰；仝小林院士认为此病当属"寒湿疫"，为感受寒湿疫毒而发病，病性属阴病，治法应针对寒和湿；刘清泉教授认为此病当属"湿毒疫"，病位在肺脾，基本病机特点为湿、毒、瘀、闭；丁霞等对全国各类防治 NCP 的方剂进行综合关联分析，总结处方规律以启发临床用药。综上，中医学者对此次 NCP 的认识，均将其归属为疫邪致病，病性与湿关联，病位主要在肺，证型和推荐处方在此基础上多种多样。本文将在 NCP 已有研究的基础上，参考各个渠道发布的较新报道，从中医理论角度探索此次疫邪致病的性质、部位、特点，阐述论治原则和推荐处方用药，希望对中医药防治 NCP 提供参考与帮助。

一、疫邪致病特征

1. 疫邪变化多端，性质类湿、类寒、类燥

新型冠状病毒致病发病急剧，病情险恶，传染性强，短时间内蔓延多个地区，人群无论性别、老幼青壮普遍易感，"其州里传染，众人同病者，是为疫疠"，属中医疫疠之邪，病性与湿关联，病位主要在肺，中医学者对此多无疑议，而在其具体病性特点上略有分歧。中医对于病因邪气性质的定性往往需要审症求因，尤其是在对外感病邪性质的判断上，如《伤寒溯源集》所言："盖仲景以外邪之感，受本难知，发则可辨，因发知受。"此次疫邪由外而入，已明确由新型冠状病毒引起，是属新疫，概括病性，既需要考虑发病季节、发病地域等因素，更需要审症求因定病性，将之大体归属到中医基本病因的范畴中，从而用我们熟悉、熟练的理法方药指导临床。

笔者认为，此次疫邪为患变化多端，致病表现出多种特性，表现出类似于湿、寒、燥等多种邪气致病的特性，但其性非湿、非寒、非燥，而类湿、类寒、类燥。正如吴又可《温疫论》所言："瘟疫之为病，非风、非寒、非暑、非湿，乃天地间别有一种异气所感。"首先，疫邪受到地理和气候环境的影响。不仅人与天地相应，草木禽兽的生长习性更与自然之气息息相关。这天地与自然之气即是地方水土气候的综合体现。《温疫论》曰："所谓杂气者，虽曰天地之气，实由方土之气也。盖其气从地而起，有是气则有是病，譬如所言天地生万物，然亦由方土之产也。"总的来说，伏燥在先，寒或湿寒居后，疫邪蕴于其中，而自具类燥、类寒、类湿之性。其次疫邪致病范围广泛、传变多样。类湿类寒，故初见发热、恶寒、乏力、头身困重、周身酸痛，脾恶湿，脾为湿困，脾胃升降失调，则见纳差、腹胀、呕吐、便溏和腹泻；类燥类寒，肺为娇脏，对应秋燥，易被疫邪类燥类寒之性所伤，肺卫郁闭或与疫邪交争而出现发热、恶寒、肌肉酸痛，疫邪类燥之性刑金、肺气上逆而表现为干咳少痰，损伤阴液则口干咽燥。不仅如上所言累及肺卫、肌表、脾胃，甚至有患者初期即见肾功能损伤的蛋白尿，重型和危重型患者所累及的脏腑更加广泛，截然不同于常规之外感六淫，正如吴又可的《温疫论》中"夫疫之传有九……继而邪气一离膜原，察其传变，众人不同者，以其表里各异耳"所言。

2. 伤人部位不定，卫分与太阳或同时受邪

《难经本义》曰："温病乃是疫之气，非冬感于寒，至春变为温病者，散行诸经，故不可预知。"此温病者，非"冬伤于寒，春必病温"之温病，古无瘟字，温与瘟通假，瘟，即指疫病。这说明疫邪致病可达诸经，不类伤寒六经传变多有律可循，故不可根据以往经验推测预知，正所谓"一气自成一病"。《难经本义》随后还指出"临病人而诊之，知在何经之动，乃随而治之"。临床遇疫疠之邪致病，当诊察患者的临床表现以知晓是何经受邪，乃可随经治之，有的放矢。

新型冠状病毒肺炎临床以发热、咳嗽、乏力为最常见的症状。疫邪从口鼻、腠理而入，侵犯肺卫，卫气抗邪于表则发热、肺卫失宣、肺气上逆则咳嗽。部

分患者伴有消化系统症状，甚至以腹泻、大便不爽、口苦等为首发症状。一方面肺与大肠相表里，疫邪可从肺传于大肠；另一方面"腠者，是三焦通会元真之处，为血气所注；理者，是皮肤脏腑之文理也"，腠理外覆于肌表、内布于脏腑，疫邪可经此侵入阳明胃腑，且"夫疫者胃家事也，盖疫邪传胃十常八九"，因此阳明胃肠亦受到影响。另有研究发现，在 59 例新型冠状病毒肺炎病例中，有 32 例出现蛋白尿，提示肾功能不全，而这 32 例中又有超过半数的患者在入院第一天就检测出阳性，提示在入院前或入院当日就存在肾脏损害。这表明此疫邪在病情初期即寄毒于足太阳膀胱经，因膀胱与肾相表里，疫毒受于阳而发于阴，导致肾脏损伤。综上所述，此次疫邪从口鼻、腠理皆可侵入人体，既不同于温病从口鼻而入，又不同于伤寒首犯肌表腠理，可致肺卫与太阳同时受邪。该病伤及卫分，卫传于肺，肺合皮毛；又侵犯阳明胃肠，"肺藏卫气，而阳明为化气之原"；损伤太阳，"太阳为一身之藩篱，主肤表而统营卫"。卫气行于脉外，"卫气和则分肉解利，皮肤调柔，腠理致密"，是人体抵御外邪的第一道屏障；太阳主一身之肌表，将邪气隔离于外。此次疫邪来势凶猛、致病力强、变化不定，侵入人体，突破了"卫分"与"太阳"两重防线。

3. 卫气御邪无力，疫邪直入脏腑

"邪之所凑，其气必虚"，新型冠状病毒肺炎的正气耗伤表现贯穿病程始终，影响着病情的转归和变化。如发热表现出以下特点：①临床表现虽多以发热为主，但有的患者发热程度不高、热势不甚；②发热症状在早期表现并不普遍，以住院后出现发热症状的患者较多；③发病初起有恶寒，但时间短暂或恶寒不甚；④重型、危重型患者病程中可为中低热，甚至无明显发热；⑤在新型冠状病毒引发的急性呼吸道疾病患者中，不发热的患者比严重急性呼吸综合征（SARS）和中东呼吸综合征（MERS）患者要多。发热恶寒是卫气抗邪于表的防御表现，"有一分恶寒未罢，即有一分表证未解"，说明疫邪侵入人体致病，迅速突破卫分与太阳的防卫，未与人体正气在表发生激烈交争，是故发热不高、恶寒不甚。而疫邪通过正面交争后长驱直入，不断耗损人体正气，故实验室检查表现为发病早期外周血白细胞总数正常或减少，淋巴细胞计数减少，多数患者 C 反应蛋白升高，严重者外周血淋巴细胞进行性减少，均说明病毒在不断损害人体的免疫系统。病情严重和危重患者，其人体正气虚损较重，无力与邪气抗争，故可表现为中低热，甚至无明显发热。

除发热外，乏力、倦怠也是此次疫邪致病的主要临床表现。气是维持人体正常活动的根本动力，气虚则疲乏短气。部分患者出现胸闷，也是胸中之宗气虚陷所致。而正气无力抗邪，疫邪直入营血、侵及脏腑，因此重症患者可在1周后出现呼吸困难，甚至进展为急性呼吸窘迫综合征、脓毒症休克、难以纠正的代谢性酸中毒和凝血功能障碍。本病恢复期患者肺部影像吸收、病情痊愈时间皆长，亦是人体正气耗伤较重，内在脏腑受邪，短时间内难以恢复所致。综上所述，无论从发热的特点、乏力症状突出，还是病情严重程度以及病愈恢复时间长等表现，都说明此疫邪耗伤人体正气、易内侵脏腑的特点，且正气损伤时机较早、程度较重。

4.脏腑受损，血水运行输布障碍

CT检查是新型冠状病毒肺炎影像学检查的首选。综合最新发表的相关文献资料，本病CT影像学改变主要表现为早期双肺多发病灶，病灶多位于肺外周或胸膜下，下肺多见；病灶密度不均，常为局限性小斑片或大片状磨玻璃影，实变范围小且局限。进展期病灶范围增大，双肺实变影增多，病变周围小叶间隔可由于间质水肿而增厚；直至重症期可见双肺弥漫性病变，双肺大部分受累时呈"白肺"表现。"盖瘟疫之来，邪自口鼻而入，感于膜原，伏而未发者，不知不觉"。疫邪从口鼻而入，伏于膜原未发，故潜伏期没有任何症状表现。膜原其位，"内不在脏腑，外不在经络，舍于伏脊之内，去表不远，附近于胃，乃表里之分界，是为半表半里"，故发病早期疫邪从膜原而出，"邪毒既离膜原，乃观其变，或出表，或入里"，由卫分侵犯肺脏，从肺外周和胸膜下而起。从进展期至重症期双肺实变范围逐渐扩大甚见"白肺"，说明肺内组织发生严重病变，水肿与瘀血并见。肺朝百脉，主一身之气，亦为水之上源。在肺的正常运作下，气、血、水三者得以循环周身、运行不休。"循环则为养，停滞则为病"，疫毒之邪入侵，损伤卫气，使血水停滞而为病。"毒无形必乘有形，其证乃见，乘气者气变焉"，由卫气累及营血，乘血者血变焉，乘水者水变焉，故成形于外，表现为肺部水肿和瘀血。血水同病，两者相互作用，相互影响。水肿者，因血瘀而停滞不行；瘀血者，因水滞而流行不畅。

5. 疫邪多有兼夹

疫邪常可兼夹其他邪气致病。若兼湿邪、寒邪、燥邪，其致病的临床表现可与疫邪自身类湿、类寒、类燥之性的致病表现相同。区别兼夹之邪与疫邪本身致病的多样表现在于疫邪为天行戾气，致病性强、传变方式多样、病情变化迅速，不同疫邪也有不同表现，故不能仅以常法治之。《增订叶评伤暑全书》云："夫瘟疫为天地沴厉之气，不可以常理测，即不可以常法治。"《四圣悬枢》云："至于疫疠，阴阳愆伏，寒暄错乱……固难以桂枝、麻黄统治错综无定之寒温也。"因疫疠之邪导致的发热恶寒症状不能以麻桂剂的常规之法治之，然兼夹之邪为四时正常之气太过而成，以常法治之有效。如《温疫论》中言感冒兼疫，感冒可"先投发散，一汗而解"，而疫邪发病导致的症状仍需"以疫法治之"；疟疾兼疫的治疗策略亦然，"此瘟疫著，疟疾隐也，以疫法治之""此瘟疫解，疟邪未尽也，以疟法治之"，即以疫法治疫，以治疟之常法治疟。因此，若兼湿邪、寒邪、燥邪，可分别以祛湿、散寒、治外燥法等常法取效；而疫病由疫邪自身类湿、类寒、类燥之性导致的类似临床表现，变化多端、发展迅速，仍需以疫法治之。

6. 疫邪引动宿疾

"夫病痼疾加以卒病，当先治其卒病，后乃治其痼疾也"，痼疾，即宿病也，卒病在此指新型冠状病毒感染所致疾病。此疫邪来势迅猛，不仅影响疾病治疗的先后策略，还会引发甚至加重基础疾病。一是表现为感染疫邪致病者以有基础疾病者较多。有学者研究 1099 例新型冠状病毒感染致病病例，发现其中 25.2% 的患者至少有一种潜在的疾病（高血压、慢性阻塞性肺疾病）。二是表现为有基础疾病者感染疫邪致病，病情更加严重。与非严重病例相比，重症病例中患有基础疾病者比例更高。三是表现为有基础疾病者感染疫邪致病死亡率更高。

基础疾病涉及全身多个系统，如糖尿病等基础代谢障碍性疾病，肿瘤等慢性消耗性疾病，慢性阻塞性肺疾病、慢性肾病等疫邪容易侵犯内损脏腑的疾病，以及一些免疫功能低下性疾病。这些疾病有的本身对人体的免疫系统就存在较为严重的损害和消耗，当新型冠状病毒侵袭人体时，本来脆弱的免疫系统难以防御，更易被击溃，病情极易加重。而一些有基础疾病者多常年患病，一方面需要长期服药，损伤胃气；一方面久病耗伤人体正气，正所谓"若夫久病枯极，酒色耗竭，耆耄风烛，此等已是天真几绝，更加温疫，自是难支，又不可同日而语"。久病者与年老体弱、嗜酒嗜欲之人同类而言，遇疫毒之邪致病，自然比常人病情更重。还有一些有基础疾病者，患病时间不长，或通过摄生调息可以维持正常状态，但这种正常状态的平衡在疫邪消耗人体正气后，极易被打乱，造成基础疾病复发甚至加重，病情更加复杂严重。

二、疫病论治原则

1. 衷中参西，病证结合

中医和西医是两套医学体系，中医认识及治疗疾病依据自身特有的理论，此次疫情已经明确是由新型冠状病毒所致，中医治疗新型冠状病毒肺炎仍需坚持中医辨证论证原则，并参考借鉴西医治疗思路方法，即"衷中参西"。根据全国各地的中医防治方案以及一线的中医治疗案例可发现，此次疫邪属风热、湿热等温热之邪所致，故使用一些清热解毒药属中医思维下的辨证用药，然而，亦发现一部分方案及案例加入金银花、连翘、黄连、黄芩等清热解毒药，似乎是受中药药理研究影响，或受西医病毒影响而使用的。

2. 观其脉证，知犯何逆，随证治之

《新型冠状病毒肺炎诊疗方案》中的中医治疗方案，是中医界多名专家奔赴抗疫一线后，经调查研究反复讨论调整形成的共识，其推荐证型和方药对全国抗疫一线的中医治疗有很好的参考和指导意义。临证治疗时，应首先参考该方案，在运用无效或患者证型与推荐证型不符时，应"观其脉证，知犯何逆，随证治之"，即因时、因地、因基础病、因体质、因发展阶段不同而具体病例具体分析，随机应对而辨证组方用药，切不可因为新型冠状病毒肺炎是自古至今从未出现的新瘟疫，就放弃了中医人该有的临证思辨，而拘泥于该方案中的证型与方药，机械地找临床患者对应，这样就失去了中医临证之基本精神。

扶正祛邪是中医治疗的根本大法，故扶正祛邪之法当贯穿治疫过程始终。

疫病所受虽非常规之邪，也不例外。绝大部分患者在初期及轻症阶段即出现乏力，一方面是因为疫邪具类湿之性，阻滞气机而乏力，更重要的是因为疫邪耗伤人体正气，正气伤而气虚乏力。因此，在初期及轻症阶段处方用药中就要体现扶正祛邪。另外，疫邪致病变化多端，伤人部位不定，随着疫邪由外而入，必由浅入深、由表及里，正气不断受损，不同病位的邪正双方力量对比不断发生变化，故在疫病的中后期及重症、危重症阶段，扶正与祛邪的处方用药比例要根据病情和发展阶段进行适当调整。

3. 防止传变，先安未受邪之地

疫邪不同于普通之外感六淫，致病性强，传变迅速，变化多端。因此，比较容易由轻型和普通型传变为重型和危重型，此次疫病治疗很重要的一点就是要通过中西医结合治疗降低病死率，而降低病死率并不是要在重型和危重型阶段显身手，看谁水平高，而是要在轻型和普通型阶段及早预测疫病传变之地，即"先安未受邪之地"，防止传变为重型和危重型，这也是治未病思想在已病防传的体现。2020年2月14日，新型冠状病毒肺炎疫情湖北省防控工作新闻发布会介绍了中医药参与疫情防控的有关情况，仝小林院士说："在新型冠状病毒肺炎初期开始吃中药，可防止由轻症转为重症，到了重症期则要中西医结合救治以减少死亡率。"

"先安未受邪之地"不仅要从中医功能之脏腑考虑，还要重视患者的基础疾病。其含义主要有三点：其一，"邪之所凑，其气必虚"，疫邪侵入，向里传变往往是哪里虚、哪里正气薄弱向哪里进攻，故要通过四诊了解患者情况，对患者内在正气薄弱之处提前预防；其二，疫邪初犯，卫分与太阳同时受邪，按照表里传变规律与临床报道情况，要提前顾护肺、大肠、膀胱、肾；其三，对于有基础疾病和老年体弱的患者，也要提前顾护相应的薄弱脏腑。

4. 疫病或寒或热，用药勿拘寒凉

温病学派著名医家吴又可在《温疫论》中对疫病的论述具有划时代的意义，随后温病学派诸家丰富发展了疫病学说，又因疫病常被称为温疫或瘟疫，难免容易形成"疫病或偏温热，或偏湿热，其论治必遵温病学派，用药当以清热养阴为主"的印象。然而，温热与湿热性质的瘟疫固然不少，但其他性质的疫病同样存在。

张仲景的《伤寒杂病论》曰："余宗族素多，向余二百。建安纪年以来，犹未十稔，其死亡者，三分有二，伤寒十居其七。"如果当时伤寒没有传染性，死亡率焉能如此之高。张仲景所论伤寒不仅仅是普通之外感风寒，亦针对传染性疫邪。再看张仲景用药，全书两百余首方剂，温燥方药多于凉润方药，如果仅从治外感的方药而言，温燥的方药占比更高。此外，《三因极一病证方论》《古今医鉴》《伤寒大白》等著作中均载有温疫、寒疫、湿疫、燥疫等四疫的气候因素及论治方药。温病学派集大成者吴鞠通在《温病条辨·寒疫论》中也论述了寒疫的病状、运气及基本治法。因此，温病学派固然对防治瘟疫有巨大贡献，但也不可认为传染性的疫病性质一定偏温热或湿热，论治必遵温病学派，动辄寒凉养阴之药。

寒疫、湿疫、寒湿疫等在无化热传变之前，要慎用辛凉苦寒养阴之品。丁霞等人对全国各医学流派及数位名医向社会公开的防治新型冠状病毒肺炎的处方进行药物频数及关联规则分析，发现预防类处方共107首，涉及121味中药，其中使用频率大于20%的有11味，分别为甘草、黄芪、金银花、桔梗、连翘、苍术、防风、白术、芦根、广藿香、桑叶等，可供临床用药参考。同时笔者认为，新型冠状病毒所致疾病类寒、类湿，在初期阶段可借鉴古代防治寒疫和湿疫的理论与方药，由张仲景的多个经方组合的辛温苦燥药为主的清肺排毒汤的良好疗效正好辅证了这一点。

5. 推荐方剂

本文着笔重在疫邪致病特点和论治原则，推荐处方当首推《新型冠状病毒肺炎诊疗方案》中的中医治疗方案。疫邪变化多端，致病广泛，传变部位多样，又常兼夹他邪致病，尤其到重症、危重症阶段病情史复杂，非推荐几个证型可概而全之。本文强调此次疫病的治疗要因时、因地、因基础病、因体质、因发展阶段而具体病例具体分析，随机处方用药。因为疫邪初期及轻症阶段病状比较相似，故推荐两首方剂，一首为张仲景治疗寒湿在表的代表方麻黄加术汤；另一首为治疫之古方圣散子，可供初期轻症阶段参考运用。

推荐圣散子理由有三：一是圣散子方中药物以辛温苦燥、散寒燥湿之药为主，为治寒疫或寒疫夹湿之方。《增订叶评伤暑全书》曰："东坡在黄州，以圣散子治疫甚效，亦寒疫挟湿之方也。"而本文分析此疫类湿、类寒，且全国专家归属此疫为寒疫、湿疫、寒湿疫者较多。二是圣散子曾数次运用于古代寒疫或寒湿疫，活人无数。三是《苏沈良方》所载圣散子初次用于治疫，活人无数之地为北宋之"黄州"（今湖北黄冈市），同一地域再次因运气之异常发生类似疫情也不无可能。

《苏沈良方》卷三中，圣散子方的组成为草豆蔻十个（去皮，面裹炮）、木猪苓（去皮）、石菖蒲、高良姜、独活（去芦头）、附子（炮制，去皮脐）、麻黄（去根）、厚朴（去皮，姜汁炙）、藁本（去穰，土炒）、芍药、枳壳（去穰，麸炒）、柴胡、泽泻、白术、细辛、防风（去芦头）、藿香、半夏（姜汁制）各半两，甘草（炙）一两，茯苓半两，右锉碎如麻豆大，每服五钱匕，水一钟半，煮取八分，去滓，热服，余滓两服合为一服，重煎，空心腹。

圣散子方为寒疫或寒湿疫所宜，且在初期轻症阶段参考运用，若疫邪传变化热，仍需遵从"观其脉证，知犯何逆，随证治之"，切不可用于偏温热性质之疫，不但无效，反而害人，古籍已有明确记载不辨用此方之害，即"此方后永嘉宣和间服此方殒命者，不知凡几，盖以寒疫之方，误施于温疫者也"。

6. 推荐治疫专药

从病邪性质、病因病机、案例报道以及众多中药用药频次规律的文献分析，笔者认为治疗新型冠状病毒肺炎的核心药物有藿香、麻黄、苍术、杏仁、桂枝、石膏、甘草等7味。中医专病专药、专症专药的由来已久，在辨证论治的基础和前提下，适当加入专病专药、专症专药有利于提高疗效，如茵陈治黄疸，因病机不同而有茵陈蒿汤、茵陈五苓散、茵陈术附汤之别。笔者试从专病专药的学术源头《神农本草经》中推荐3味可能对此次新型冠状病毒肺炎有效的药物，但愿能在辨证论治的基础上酌情添加以提高疗效。

（1）木香：《神农本草经》曰其"味辛，温。主治邪气，辟毒疫温鬼，强志，主淋露。久服不梦寤、魇寐"。木香，辛温性燥，可散寒与湿，香气可芳香辟秽，化湿醒脾，可除"邪气，辟毒疫温鬼"，《诸病源候论·疫疠病候》曰："病无长少，率皆相似，如有鬼厉之气，故云疫疠病。"根据药理研究表明，木香具有抗炎、解痉镇痛和治胃炎、抑制消化道溃疡等作用，特别是对肠平滑肌和气管平滑肌具有显著解痉作用，且有研究认为木香中木香烃内酯和去氢木香烃内酯具有抗肺炎的作用。此次疫病的病位在肺，也影响胃肠，而木香的药理研究正好能对治呼吸与消化系统。

（2）徐长卿：《神农本草经》曰其"味辛，温。主鬼物百精，蛊毒，疫疾，邪恶气，温疟。久服强悍，轻身"。徐长卿，辛温，祛风湿，止肌表之酸痛，可除"蛊毒，疫疾，邪恶气"等含疫邪在内的不正之邪气。《本草经集注》利用徐长卿配伍雄黄、朱砂等治疗鬼疰、尸注等传染性疾病。尚志钧的《神农本草经校注》将慢性传染病如鬼疰、尸注等，都视为"鬼物百精"。同时，临床上常用徐长卿治疗呼吸系统和消化系统疾病。根据药理研究表明，徐长卿具有抗炎、抗病毒、免疫调节等作用，其多糖成分有较强的促脾细胞和淋巴细胞增殖作用，能有效调节免疫、增强体质。这与此次疫病损伤正气，初期即损伤免疫系统相应。

（3）升麻：《神农本草经》曰其"味甘、辛。解百毒，杀百精老物殃鬼，辟温疫，瘴气，邪气，毒蛊。久服不夭"。升麻，味辛性升散，有发表升阳解毒之功，可"解百毒"、除"辟瘟疫，瘴气，邪气，毒蛊"等含疫邪在内的不正之邪气。根据药理研究表明，升麻具有抗炎、抗病毒、解热、镇痛及抗溃疡等作用，可以降低流行性感冒病毒侵染小鼠支气管肺泡灌洗液中的白细胞介素 –8 的水平。

综上所述，以上 3 味药在《神农本草经》中皆明确载有针对疫邪的功效，并兼有解毒与治不正之邪气的作用。且这 3 味药皆可辛以散邪出表，其中木香之香气可芳香辟秽，化湿醒脾；徐长卿善祛湿止痛，可针对治疗患者之肌肉酸痛；升麻升散清阳正气，以祛从口鼻腠理而入之疫邪。三味药既合此疫病机又有专病专药的治毒疫作用。此外，现代药理研究显示三味药的作用功效和作用部位也与此次疫病有一定的对应关系。

7. 讨论

新型冠状病毒肺炎属疫病，疫邪致病变化多端，伤人部位不定，性质类湿、类寒、类燥，疫邪多有兼夹，可从口鼻、腠理而入，卫分与太阳多同时受邪，卫气损伤，防御失守，疫邪直入脏腑，易引动宿疾，脏腑受损，血水运行输布障碍。同时它也属新疫，西医短时间内很难研制出针对该病的特效药，中医也无法找到完全适合的古方治新疫，本文想要传达的是，面对新疫，中医传统的治疗总则——"观其脉证，知犯何逆，随证治之"依然充满活力，对未知疾病的处理仍具有一定的优势；传统的八纲、六经、脏腑、经络、卫气营血、三焦、气血精津液等辨证方法，仍具有很强的指导价值；处方用药要因时、因地、因基础病、因体质、因发展阶段不同而具体病例具体分析，随机应对，扶正祛邪贯穿始终，谨防传变，先安未受邪之地，防止传变为重症和危重症，有效降低死亡率。此外，中医治疗方法众多，如汤剂、针灸、中成药、中药注射剂、传统养生功法、心理疏导、食疗等可以协同发挥作用。古代治疫之方，凝结前贤抗击疫邪的心血。新疫必然会考验当代中医的仁心与智慧，希望新时代的中医能够摒弃中西医对抗观念，衷中参西，期待在此次抗击疫情过程中能成就新的抗疫理论与方药，促进中医药防治传染性疾病水平的提高。

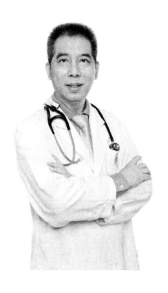

岭南儿科医家

广东省中医院儿科主任、教授、主任医师、
博士研究生导师

许尤佳

医家简介

许尤佳，男，1962 年 2 月生于广东揭阳。现任广东省中医院儿科主任、教授、主任医师、博士研究生导师；岭南名医、羊城好医生、南粤优秀教师、广州中医药大学教学名师。1987 年广州中医药大学中医临床专业毕业后一直在广东省中医院临床一线从事医、教、研工作，行医至今已有 30 余载。

现任国家中医药新药评审专家、中华民族医药学会儿科分会副会长、中华中医药学会儿科分会常务理事、世界中医药联合学会儿科分会常务理事、中华中医药高等教育学会儿童教育研究会常务理事、广东省中医药学会儿科专业委员会主任委员、广东省普通医学院校教学基地评审专家、广东省政府专项采购专家库专家、广州中医药大学教学质量督导专家、广东省（广州市）医疗事故技术鉴定专家库专家、广东省（广州市）儿童保健协会常务理事，《广州中医药大学学报》《新中医》《中国中西医结合儿科学》杂志编委。

先后主持或参与省部级或其他级别课题 40 多项，撰写医学论文 50 多篇，主编或参编著作 50 多部，代表作有《专科专病中医临床诊治——儿科专病中医临床诊治》《中西医结合儿科学》《儿童保健与食疗》《许尤佳育儿丛书》《儿童食疗大全》等。提出的"儿为虚寒"的创新理论对岭南儿科乃至全国中医儿科皆有较深远的影响；热衷于医学教育，有较强的教学能力，独创"三段六步"教学法，并在不同层次的学生课堂教学中得到很好论证，既突出了以学生为中心的教学理念，又提升了课堂理论教学效果，成为学生心目中的优秀教师；率先成功创建个人新媒体平台（许尤佳育儿、许尤佳育儿堂），粉丝数上百万。

我的成长之路

一、从小立志投身医学

1962 年，我出身于地处岭南的广东省揭阳市一户普通家庭。岭南地区自古就是一个名医辈出之地，早在晋代开始就有葛洪夫妇研究医学，沿袭至今日，涌现出多位名医，也造就了岭南地区民间对中医的热爱。岭南地区还有一个特点就是重视儿科，故儿科名家辈出，从南宋的刘昉、明朝的郑大忠到清代的陈复正，都是儿科大家。我正是在这样氛围中长大的。

然而对于我来说，真正感触最深的，却是儿时一位姓罗的西医医生。小的时候，我的家境贫寒，父亲早逝，妈妈患有心脏病，身体羸弱，常常需要找医生看病。给我留下印象最深刻的是我们当地人民医院的罗医生，他诊治患者无论贫富贵贱，皆细心诊治，不仅态度和蔼，而且医术高超，经他诊治的患者病情往往很快收效，并且他从不计较诊金，对于家境贫穷的患者，还时有减免诊金甚至帮助垫付药费之善举。有时候不是上班时间，遇到病情加重，患者还可以到他家里看病。有时患者病情太重不方便出门，罗医生还会到其家里亲自诊治。自此医生伟大的形象从小就在我的心里树立起来，坚定了我长大后也要成为一名医生的志向，也造就了我成为医生之后看病不问贵贱的美好医德，尽量帮助更多像我妈妈一样的患者摆脱病痛。

经过努力学习，1982 年我如愿考上了广州中医药大学临床专业，并开始了 5 年的医科大学之路。在大学期间，我特别珍惜这来之不易的学习机会，刻苦学习，阅读大量医学书籍，为以后的从医之路打下了较坚实的基础。1987 年我以优异的成绩完成了大学阶段的学习，并成功考进广东省中医院，初始立志成为中医内科医生，但命运的安排让我进入了儿科，成为了一名光荣的中医儿科医生。

二、师从岭南儿科名家

1987 年大学毕业后，我便在广东省中医院儿科工作。在这里，遇到了我从医路上对我影响最为深远的两位老师——罗笑容和郭喜彬老师。两位老师的性格迥异，一个性子慢、一个性子急，但相同的是他们都有高超的医术和高善的医德。

郭喜彬老先生是个急性子，在我的印象里，他做事向来都是风风火火。由于其医术高，治疗效果好，每天慕名前来就诊的患者络绎不绝，工作量很大，这也造就了他的急性子。西医院遇到难治的患者，也常会请郭老先生去会诊，他总能妙手回春，沉疴顿解。记得有一次会诊经历，给我留下了极为深刻的印象：广州市一家三甲西医院一位肾病综合征患儿，病情危重，尿少、浮肿严重，有高钾血症、酸碱平衡失调，其主诊医生认为应立即予以血液透析治疗，否则可能会危及生命。与患儿家属商量，家属不想透析，要求中西医结合治疗，遂请郭老前去会诊。郭老带着我来到患儿身旁，仔细查看患儿，见其面色晄白灰暗，全身浮肿少尿，四肢冰冷，腹胀如鼓，精神差，但欲寐。辨其为阳虚水泛证，予以真武汤合五皮饮。1 剂后患儿尿量明显增加，3 剂后患儿肿消大半，病情缓解，并免于血液透析。此次会诊经历，让我对郭老的医术深感敬佩，也更加坚定了我的中医之路。

另一位老师罗笑容老先生，是位正直、正派、温文尔雅、富有爱心的好医生。她出生中医世家，其外祖父师何竹林、其父亲罗广荫皆是岭南名医。她师从岭南近代儿科医家杜明昭老先生，逐渐成长为岭南儿科的代表性医家。我自进入广东省中医院儿科时起，就跟师于罗笑容老先生，并积极跟诊其他儿科前辈，学习他们的诊疗思路、用药特点。经过自己多年的勤学苦练，诚信笃行，认真积累，逐步对"哑科"有了自己独特的见解，深得罗老喜爱和器重。1993年，我终于如愿以偿成为罗笑容老先生的入室亲传弟子。她将毕生所学皆倾囊相授，我也不负期望，在传承岭南中医儿科学术思想的同时又有所发展及突破，从而形成了自己独树一帜的学术思想——儿为虚寒，对岭南儿科乃至全国中医儿科学术皆有重大的影响。拜师罗老先生，既学其医术也学其为人，而让我最敬佩的就是她的医德和人格魅力。作为一名党员，她无论在工作上还是在生活中，都体现出一种凛然正气。而这种正气也潜移默化地影响了我，形成了我学术上刻苦钻研、学风正派、敢于质疑、传承发扬的同时又敢于发展创新的品质。

三、穗城行医，誉满华夏

由于我博览医书，又有名师指路，加上对中医学的喜爱，并有较好的悟性，临证善于积累反思，所以自从在广东省中医院行医以来，名声逐渐远播，誉满羊城，荣获第一届"羊城好医生"及广州妈妈网最受欢迎的儿科医生等荣誉称号，慕名前来就诊的患儿络绎不绝，而其中有许多疑难杂症经我的精心诊治后均收到了满意的疗效。

北京有一名1岁多的女童，患腹泻1月余。在京城遍访名医，几经中医、西医治疗，均收效甚微。每天腹泻从原来的20多次减少到10多次，病情迁延，难以痊愈。于是家属亲至广州恳请我前往就诊。一经询问，验之四诊，我便知其病根为脾虚寒湿泻，细问病史，知既往医者只管开药，不注重日常生活调治之法。虽已多次中西医结合诊治，但家属不调患儿饮食、慎患儿起居，加上长时间使用抗生素，乃至中焦脾土严重受损，故腹泻迁延难愈。我审视该患儿病史资料后并未予以中药，仅告之停用正在使用的所有药，注重饮食调理，施以生姜粥、蒸苹果等食疗方剂，并授之以小儿推拿（脾经、二马、三关、运土入水等），嘱咐治疗3天后若无效可服用藿香正气口服液及钱乙的七味白术散加味3剂。然仅时隔2天，就收到患儿家长的回信。孩子的腹泻从原来的每天10多次减少到了每天2次，小儿腹泻痊愈了。

另有一名患儿，男，8岁多，每日入夜9点至10点起腹胀，逐渐胀大如球，伴有嗳气，至睡方休。家长带其遍访名医，但腹胀依旧。后经人推荐前来就诊。我仔细查看患儿病情，辨其为中气不足、气机紊乱之证，当予钱乙之七味白术散，1剂过后，当晚腹胀减大半，嗳气明显减少。服药1周后，患儿至夜已无腹胀，病情痊愈。

诸如此类的成功案例举不胜举，为了满足众多患儿的要求，我每次门诊都会拖班加号，工作虽然辛苦，但我认为，只要能帮到孩子，减轻孩子的病痛，再累也不怕。

四、儿科临证，首重望诊，创儿科综合望诊法

儿科为"哑科"，从古到今，中医儿科四诊首重望诊。我明白望诊对一名中医儿科医生的重要性，故临证时认真探求儿科望诊要领，学习先人、前辈望诊之法，如《黄帝内经》之望诊之要，北宋钱乙之"面上证""目内证"，清代名家夏禹铸之面部望诊法，陈飞霞之婴幼儿山根望诊术，现代中医儿科名家刘弼臣之小儿头发、目睛、囟门、嘴唇综合望诊法，王鹏飞之望头垢、上颚技巧以及郑启仲之面部气色望诊术等，配合自己多年临证心得，创立了临证儿科综合望诊法，即首看三方（呼吸、气色、精神状态）判病之轻重，面部望诊定病位病情，综合看舌诊、三关虎口指纹、大便、山根、气池、风池、印堂、鼻尖判病性。我凭借 30 多年的临证经验积累，在首重望诊的前提下科学合理地将中医四诊和参，对于儿科之常见病、多发病以及疑难杂症，均能以纯中医的方法诊疗，并收到了满意疗效。

主要学术思想

一、重视中医"整体观念"

我高度认同传统中医之整体观，即人是一个有机整体，五脏六腑互为表里，阴阳五行相生、相克、相乘、相侮，人生于世间，与天、地、时密不可分，机体的代谢平衡与否，与天时的变化、地域的变迁息息相关。尤其是小儿具有脏腑娇嫩、形气未充，发病容易、传变迅速等生理病理特点，脏腑功能未臻完善，须与日俱增，处于生发蓬勃阶段，因此其脏腑间的相互依赖与制约关系比成人表现得更明显。一脏有病，很快易传他脏，一腑受邪亦很快令他脏受累；反之，本脏之病，亦可从脏或他腑得治，所谓"见肝之病，知肝传脾，当

先实脾"，儿科临证须高度重视"先证而治"的特点，正是此道理。另一方面，小儿患病有易虚易实、易寒易热的特点，这一特点更说明了小儿脏腑疾病间相互转化的容易性。从临床可见，小儿的生理病理特点，很明显地表现于疾病过程的脏腑传变之中，很好说明了以"整体观念"来分析小儿疾病的重要性。

二、独创"儿为虚寒"新理论，治以"升气壮阳"法

在长期的临床实践及对中医儿科学术思想的总结及反思后，我提出了"儿为虚寒"的创新性学术观点，这一理论是在《颅囟经》的"纯阳"学说及吴鞠通的"稚阴稚阳"理论上的重要补充，对中医儿科学的发展及进一步完善有重要作用。传统中医儿科认为，小儿应该是"体禀少阳""纯阳之体""稚阴稚阳"。小儿初生，如旭日初升，草木方萌，其五脏六腑处于幼稚、嫩弱阶段，但又富有生机且有蓬勃发展之势。而儿科名家万全又将其概括为"三不足、两有余"理论。他指出小儿有"肝常有余，脾常不足；心常有余，肺常不足；肾常虚"的特点。万全的这一观点，对后世儿科医家指导性很大。我认真研究了万全的学术思想，认识到万全的"三不足两有余"观点指的是小儿五脏生理功能的发育处于幼稚不成熟的阶段。其所谓"不足"与"有余"，不能理解为功能的"亏、虚"与"过亢"，应理解为功能方面的不完善、不成熟。功能的不成熟，即是指小儿存在"气"方面的不完善，"气"之不完善，则"阴"方面相对有余，故小儿患病多以"虚寒"表现为主，就像蜡烛初燃的那种状态，明火虽烈但很不稳定，易为外邪所伤所动，故临证时，当以固护中阳之气为本，切忌过分苦寒攻伐，否则会使令原已不足之"气"更虚。由此我更坚信自己的"儿为虚寒"观点，并以此指导临证，每能收到提纲挈领之功。

"儿为虚寒"的学术观点，是从生理特点层面认识孩子特点的，东南西北中皆可用，然由于我是从广东成长起来的中医儿科医生，故本观点的指导性，特别适应于岭南地区的小儿体质状态，其他地区的运用须根据当地的风土人情、水土特点、饮食习惯、气候变化灵活变通，但需谨记虚寒是孩子的根本，故用药不可过于寒凉、攻伐；饮食当以少、热、细软烂、易消化为准则。小儿原本就为肺、脾、肾不足之体。首先在喂养方面，由于现在人们生活水平的不

断改善，孩子大多食以肥甘厚腻之物，常伤及脾胃，体质越加虚弱，这就是目前普遍家长养育孩子出现事倍功半的现状——孩子去医院多于去公园。正如岭南儿科先师陈复正所言："夫膏粱者，形乐气散，心荡神浮，口厌甘肥，身安华屋，颐养过厚，体质娇柔，而珠翠盈前，娇妍列侍，纵熊罴之叶梦，难桂柏以参天。"其次，岭南湿热之地，小儿体质弱，易感湿热之邪，而动则予清热利湿之品，会中伤中阳，使阳气越加虚损。最后，岭南之地多湿热，四季不甚分明，夏长而冬短，故冬藏过短，肾主藏，冬藏不足则生发无力，肾藏之不足而常常用之，使肾阳气愈伤。此所以致儿之虚寒尤甚也。因此，我在治疗上强调固护中阳、温养脾胃的重要性，与明代万全的学术观点相吻合。"儿为虚寒"的观点不仅用于指导临床各种病证的诊治，而且在儿童保健、中医儿童治未病方面也有广大的应用价值，丰富了岭南中医儿科的学术内涵。

以"儿为虚寒"理论为指导思想，我提出了"升气壮阳"的治疗大法，对临床上常见的气虚、阳虚等正气虚损的病证疗效显著。该法主要运用在哮喘、过敏性鼻炎、遗尿及汗证、顽固性咳嗽、反复性口腔溃疡等。但对于本法的运用范围，我认为可以更为广阔，因为"儿为虚寒"是从生理特点认识儿科，故对岭南地区甚至于全国来说，"儿为虚寒"具有普遍性。具体就上述几个病种来说，过敏性鼻炎与哮喘的病位均涉及肺、脾、肾三脏，发病都以风邪侵袭为主要外因，内因责之于肺、脾、肾三脏俱虚。而遗尿的病位主要涉及肺、脾、肝、肾四脏，发病多以先天禀赋不足，下元虚寒；或久病失于调养，肺脾气虚；或湿热内蕴，郁于肝经，但其虚证者居多数。汗证多为肺脾不足、营卫失调、气阴亏损等。因此我认为，过敏性鼻炎、哮喘、遗尿及汗证临床上皆以气虚、阳虚为主要表现，这些病的病因病机不尽相同，但是其病证状态在大多数时间都是属于气虚、阳虚的证型中。故治疗予以升气壮阳法，"升气"意在提升健脾益气功效，也指升提后天之本之能力；"壮阳"指能补益肾元，壮先天之本，意在温壮阳以治下元之虚寒，扭转其虚寒体质，提高巩固先后天之本。我自创的升气壮阳汤治疗此类病证，疗效显著。同时该法也体现出了中医异病同治的观点。升气壮阳汤的组成一般包括三部分：一是温肾壮阳之品，如杜仲、补骨脂、肉桂、菟丝子、熟附子等；二是健脾益气之品，如白术、茯苓、太子参、党参等；三是提升元气、引药上行、沟通脾肾之味，如升麻、桔梗、柴胡、葛根等。而具体到不同的病种，虽会有随症加减，但其方之本意及思路是一致的。临床上这些疾病皆是比较难治的，因其本为虚寒，缓则治其本，故治疗起来需要的时间会比较长，用升气壮阳汤常常效如桴鼓，长期使用可以固本培元，扭转其虚寒体质，从而根治这类疾病。但需提醒的是，这些疾病之顽固者当发挥中医综合治疗手段，方可收到更理想的疗效。

三、重视"脾胃"后天之本，提出消食导滞是儿童治未病之关键

脾为后天之本，历来岭南中医儿科学派就有重视脾胃之传统。"四季脾旺不受邪"，"脾胃虚损，诸邪由生"，小儿的生长发育，全赖后天脾胃化生精微之气以充养；疾病的恢复依赖脾胃健运生化；先天不足要靠后天调补。因而我高度重视小儿"脾常不足"的生理特点，处处顾及脾胃之气。小儿具有"脾常不足"的特点，饮食稍有不慎则易患脾胃疾病，现在很多孩子有过敏、轻度贫血以及其他营养不良的表现，这均为长期损伤脾胃的结果。在治疗上，若偏补则壅碍气机，峻消则损脾伤正，如吴鞠通所言"稍呆则滞，稍重则伤"。临床健脾不在补，贵在运。正如《注解伤寒论》中言："脾，坤土也，脾助胃气消磨水谷，脾气不转，则胃中水谷不得消磨。"具有补中寓消，消中有补，补不碍滞，消不伤正者谓之"运"，寓有行、转、旋、动之义，运者运其微，故欲健脾者，皆在运脾，欲使脾健，则不在补而贵在运。善于调理脾胃者，可杜渐防微。

基于此，我提出消食导滞是儿童保健的关键，也是儿科治未病首用之法。同时，我还提出了建设中医儿童保健体系的概念，儿童保健的关键是对孩子的衣、食、住、行、情志、医疗6个方面进行全方位综合性合理呵护，从而有助于孩子健康成长。所谓中医儿童保健体系就是运用中医学理论和方法，对儿童群体和个体进行有效干预，以研究小儿生长发育规律及影响因素，保护和促进儿童身心健康的一套系统。而其保健方法里最重要的一点就是消食导滞法。儿科是最有价值治未病的学科，而消食导滞法是儿科治未病的首法。《小儿病源方论》中云："养子若要无病，在乎摄养调和。吃热、吃软、吃少，则不病；

吃冷、吃硬、吃多，则生病。"《景岳全书》云："小儿饮食有任意偏好者，无不致病。"《万氏家藏育婴秘诀》言："小儿无知，见物即爱，岂能节之？节之者，父母也。父母不知，纵其所欲，如甜腻粑饼、瓜果生冷之类，无不与之，任其无度，以致生疾。虽曰爱之，其实害之。"现在很多家长普遍存在着追求营养的片面理念和哄吃喂养的不合理做法，往往导致孩子脾胃积滞、脾土受伤，所以对于小儿来说，脾胃积滞是最常见的现象，脾胃为后天之本，脾胃安则百病消，而小儿之脾胃不在补而贵在运，故及时消食导滞尤为重要。我结合岭南地区民间爱喝汤的习惯，潜心研究儿童食疗之法，领悟元代医家曾世荣之"殊不知忍一分饥胜服调脾之剂"之深层含义，创建了三星汤、四星汤、五星汤、七运汤、云术消食方等，皆是药食简便之方，临床上广受家长好评。

四、重视儿童四时保健，尤其重视食疗

人生于天地之间，属于自然的一部分，儿科为"芽儿"，更应当与自然界融为一体，好生养护。故须特别重视小儿四时养生，只有顺应自然，才能更好地成长，而其中最为强调的就是饮食调护。我特别推崇多位古代医家的学术观点，如唐代孙思邈"天和暖无风之时，令母将儿抱日中嬉戏，数令见风日，则血凝气刚，肌肉牢密，堪耐风寒，不致疾病。若常藏于帏帐之内，重衣温暖，譬如阴地之草木，不见风日，软脆而不任风寒"之言论，宋代陈文忠"忍三分寒，吃七分饱"的观点以及元代曾世荣"常须三分饥与寒"之育儿理念。可见，小儿不可着衣太厚，并应适当予以见风日，以提高免疫力；要养成良好的生活规律，建立良好的生物钟；还要加强体育锻炼，而对于锻炼的形式，不可过分剧烈，最好有一定的耐力，无论是武术、舞蹈、游泳、跑步等皆可，但贵在坚持，最好选择小儿感兴趣的体育活动，以提高其运动成效，且应在"天和暖无风之时"选择适当的运动方式。

科学的运动很重要，而最重要的是饮食调理。结合岭南地区民间爱喝汤的习惯，我着重于饮食调理，药食同源。中药一般都比较苦，小儿常常难以接受，但如果用药食同源的方法如喝汤等，则更容易被小儿喜欢和接受。饮食调护不仅在日常小儿保健中有重要作用，在疾病的治疗过程中也十分重要。如感

受风寒的患儿，如果在治疗过程中还在进食寒凉或补益的食物，则会影响疗效，延长病程。要想在病初就能正确地饮食调护，首先要做的是节制饮食。宋代陈文忠也提出"忍三分寒，吃七分饱"的观点，节制饮食，不可过饱；其次，要根据疾病的寒热温凉属性，制定相应的食谱；最后，予以相应的食疗方进行治疗。对于具体的日常饮食调理，我编写出版了《儿童食疗大全》《许尤佳育儿丛书》等著作，书中针对儿童不同年龄段、不同季节及常见疾病制订了详细的食疗方，如三星汤、五星汤、小儿疏春方、健夏汤、安秋方、暖冬汤、白术佛手汤、桃苓汤、健脾养胃方、七运汤、儿童三豆饮、秋宁饮、冬斛饮等300多个食疗汤方，较全面地体现了我在儿童保健方面的学术思想，该书一出，广受好评，成为很多家长必备的育儿宝典。

五、治咳嗽重在调肺脾两经，但须兼顾情志

咳嗽为儿科临床常见的病证，我认为咳嗽一证，虽有五脏咳，但当以手太阴肺经与足太阴脾经受损所致的咳嗽为多见。肺属金、脾属土，两者为子母关系，肺为五脏六腑之华盖，主表，外合皮毛，外邪侵袭，首先犯肺，肺为娇脏，受邪易致肺失宣肃；脾位居中焦，喜燥恶湿。然小儿饮食不懂自调，常因饮食不节、不洁而致脾胃受损，令其运化失健。从临床观察，若脾失健运，湿滞内蕴，则肺脏极易受邪，二脏受累则百病丛生，咳嗽一证尤为明显，也最为多见。

对咳嗽病证的治疗，多从肺、脾二脏入手，认真分析二脏所属证候之偏盛，用药有所侧重。但用药的关键在于辨证之寒热虚实，注意咳嗽之病程长短，区别四时咳嗽之不同及根据每日阴阳盛衰与咳嗽的关系等诸多因素，遵循陈复正辨"咳"与"痰"的偏重合理用药的观点。晨起咳盛为风咳，治当重视祛风；早晚咳频为寒咳，治当温肺散寒；白天咳频为热邪偏盛，治当清肺利咽；昼夜均咳者为寒热夹杂之证，治当寒温并用。另外，咽痒而咳者为风盛，胃气不和，或为咽喉红赤；新咳为实，久咳常虚或虚中夹实；偶咳不止且顽痰难除者，常为虚寒之体，本虚标实之证，治当以调本为主，化痰止咳为辅才能奏效，若苦苦钻于宣肺化痰止咳法则中，则病无痊愈之期。总之，对咳嗽的治

疗，应时刻不忘急则治标，缓则治本，中病即止。以此临证，多收奇效。

临证时，我认为儿科治咳嗽，虽重在手足太阴经的辨证，但若为顽固性的咳嗽，千万不可忽略对肝木或心火的调治。肝木与心火的变异，往往与情志受伤相关，情志受伤引致之咳嗽，多为西医学儿童慢性咳嗽范畴，仅仅调治肺脾是不够的，须兼顾心肝。

小儿咳嗽的论治，除了精准辨证论治之外，尚应高度重视孩子饮食之调节，即所谓的辨证施食。据观察，很多久咳不愈的患儿都是由不注意饮食引起的，没做好辨证施食。如小儿咳嗽初发时，饮食不宜过饱，更不宜饮食生冷、寒凉之品，以清淡为主；咳嗽后期常常以脾虚痰咳为主，这时又不宜过补，导致食积壅滞。而食疗方的使用可以起到更好的效果，如风寒咳嗽早期用生姜苏叶红糖饮，可祛风散寒止咳；后期痰湿咳嗽用陈皮白果薏米粥，以健脾化痰止咳。又如顽固难愈之咳嗽常可辨证使用七味白术散加减、乌梅抗敏汁、蜂苓汤等食疗汤方。

六、治泄泻当治脾胃，饮食调理很关键

泄泻是儿科临床常见病证。泄泻之本无不由于脾胃。脾胃为水谷之海，脾主运化、喜燥恶湿、以升为要，胃主受纳、喜润恶燥、以降为顺，脾胃和则水谷腐熟，化生气血以营全身。若脾胃受损则谷反为滞，脾反为湿，谷反为滞，清浊不分，合污而下则成泄泻，即所谓"无湿不成泻""湿胜成飧泄"。因此，本病的治疗重在除湿，然要除湿当运脾、理脾、健脾。岭南由于处于湿热之地，湿热致泻也是常见的发病原因，故清热利湿也是常用的治泻之法。此外，小儿"脾常不足"，且饮食不懂自调，临床常因饮食积滞致泄者也不少，故小儿泄泻的治疗又常常当佐以消滞之法，同时配合科学的饮食调理。一般来说，急性泄泻以实证、寒热证为主，慢性泄泻以虚证、虚实夹杂证为主，但无论何种腹泻，皆有脾胃之受损及湿邪的存在。临床上，我常运用岭南中草药，如火炭母、鸡蛋花、木棉花、芒果核、布渣叶等，随症配以温中、健脾、导滞、清热、分利等药，临床屡试屡验，患者有口皆碑，受益者众。饮食调理在小儿泄泻的治疗过程十分重要，因为小儿本就脾胃不足，如果再饮食不节，将会加重

脾胃负担而令中焦脾土受损，使腹泻迁延难愈。腹泻期间进食须遵循少吃多餐、由少到多、由稀到浓的原则。容易胀气的食物（如牛奶、豆制品），糖类、高蛋白类、脂类和不易消化的食物应忌食。食疗方面常用蒸苹果给泻泄患儿食用，可养胃消滞、涩肠止泻，同时配合小儿外治法，如穴位敷贴、小儿推拿等，疗效立竿见影。

七、化裁七味白术散治疗小儿肠系膜淋巴结炎

腹痛是小儿时期的常见疾病，而慢性腹痛很多时候是由小儿肠系膜淋巴结炎引起的，而这些非特异性的肠系膜淋巴结增大常常没有特效的治疗方法。在多年的临证中，我总结出以儿科之圣钱乙的七味白术散化裁治疗本病，疗效显著。

对于小儿肠系膜淋巴结炎的病机，我认为，脾常不足是本病根本，反复积滞、痰湿、气滞、血瘀是症结所在，本虚标实使腹痛迁延难愈。小儿本为"脾常不足"之体，加之现在生活改善，多食肥甘厚腻之物，长期饮食喂养不当每伤及脾胃，脾胃则越加虚弱。《诸病源候论·腹痛诸候》云："久腹痛者，脏腑虚而有寒。"可见脾胃之虚为本病之根本，且重在阳气之虚、中焦功能之乱。长时间的积滞，易致痰湿内生，阻碍气机，中土气机不畅，气滞血瘀，不通则痛，故生腹痛，反复日久，更致脾胃虚弱，特别是脾阳受损，形成本虚标实、虚实夹杂之证，虚实之间相互作用使腹痛迁延难愈。本虚在于脾常不足，特别是脾阳不足，标实在于痰湿、气滞与血瘀互结。疾病早期可见邪实为主，甚可出现实热证，但很快转入虚实夹杂证。脾胃虚弱则运化无力，痰湿内生，阻碍气机；气机不畅，血瘀内停则又伤脾胃之气机，使脾升清、胃降浊之功受阻而脾胃更伤，如此循环则致腹痛迁延难愈。基于上述对小儿肠系膜淋巴结炎病因病机的分析，化裁七味白术散，标本兼治本病。以健脾化湿、行气化瘀为治法。健脾者，在于温健脾胃，治本虚以医其根；化湿、行气化瘀者，在于解其痰湿、气滞及血瘀互结，治邪实以祛其症结。标本兼顾，扶正祛邪。其基础组方包括太子参、白术、藿香、木香、茯苓、甘草、威灵仙、石菖蒲、芒果核、乌梅、丹参等。临床疗效显著，获益者众，并反复运用于临床实践中，同时已

开展了多项临证科研，为后学者提供了有效的临床证据。

除上述经验之外，我在其他疾病的诊治方面也有很多经验和方法，如治疗婴幼儿湿疹、便秘、厌食、疳证、肾病综合征、急性肾炎等疾病。近些年更是在儿科治未病方面颇有建树，在推动中医儿科学的发展做出了应有贡献。而我提出的"儿为虚寒"的创新性中医儿科基础理论，也得到了中医儿科学界有识之士的认可，成为中医儿科学继《颅囟经》的"纯阳"理论、万全的"三不足两有余"理论和吴鞠通的"稚阴稚阳"理论后对小儿生理特点的重要补充。另外，我在中医儿童保健方面，提出了全新的模式和理论基础。儿童保健应从孩子的衣、食、住、行、情志、医疗6个方面进行全方位合理呵护的保健方案以及独特的儿童体质辨识理论，即在气虚质（虚寒之体）基础上不同体质特点的兼夹或演变，为今后中医儿童保健工作提供了新思路。

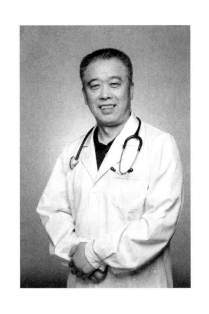

持岐黄重器，
当"疫"往无前

山东中医药大学附属医院急诊
与重症医学科主任、教授、
博士生导师

孔立

孔立，男，1963年出生，山东省曲阜人，医学博士。1981年考入山东中医药大学中医系学习，后相继于山东中医药大学完成硕士、博士学业，先后师从山东省名中医卢尚岭教授、国医大师张灿玾教授。山东中医药大学附属医院东区急诊与重症医学科主任，急诊学科带头人，山东省第一批高层次优秀中医人才，国家中医药管理局中医、中西医结合急诊重点专科项目负责人，山东省中医急症质量控制中心主任。主持及参与国家级课题7项，其中国家自然科学基金3项，同时还承担省部级课题6项、厅局级课题7项；主编著作15部，参编国家高校规划教材4部，发表学术论文50余篇；任《中国中医急症》《环球中医药》杂志编委，中国民族医药学会急诊专业委员会会长、中华中医药学会急诊专业委员会副主任委员、世界中医药联合会急诊急救专业委员会副会长、中国中西医结合学会重症医学专业委员会常务委员、中国中西医结合学会急救医学专业委员会常务委员、中华中医药学会中西医结合重症医学分会常委、中国医师协会心脏重症委员会委员、中国医师协会急诊专业委员会委员、山东中西医结合学会急救医学专业委员会主任委员、山东省医学会急诊专业委员会副主任委员、山东省医师协会急救医学医师分会副主任委员、山东省医师协会灾难医学与应急救援医师分会副主任委员、山东省医师协会重症医学分会常务委员。

医路漫漫　上下求索

一、从"理科男"到岐黄弟子

我出生于一个普通教师家庭，从小就有当科学家的梦想。中学时，我对科学的探究兴趣演变成对数学、物理、化学的狂热追求，当时有一句俗语是"学好数理化，走遍天下都不怕"。高中毕业正赶上恢复高考，当时恰逢父亲的好朋友刘成才先生是山东中医学院（现山东中医药大学）的著名学者，咨询他后，我便报考了山东中医药大学，可以说刘成才先生是领我进中医门的人。

1981 年夏末，我走进了山东中医药大学校门，就读于中医系。初入大学校园，到处都是新鲜感，作为"理科男"的我，对阴阳五行等哲学问题感到新鲜和有趣，但对于中医经典，如《内经》《伤寒论》《金匮要略》《脾胃论》及中医基础理论、中药学，还有解剖、生理、病理等需要大量背诵的知识和理论，我常感到困惑，不愿下苦功夫。毕业后我被分配到曲阜师范大学校医院当了一名中医医师，基层工作使我面对不同的患者，经过初期的彷徨，不断地实践，渐渐地我开始有了治好患者的成就感和责任感，对中医药的信心也逐步树立了起来。我边学习、边实践、边总结，并拜访了多位名医，其中有一位姓祚的名中医对我影响很大，他善治不明原因发热，如何治疗气虚发热就是我从他那里学来的。

随着年龄的增长，面对家庭和社会，我意识到必须专注于一项事业，为了消除杂念，我写下了"一心向医"四个字，以提醒自己要专注临床工作。要在医路上不断进步就要拜名师、考研究生，于是 1995 年我考取了山东中医药大学硕士研究生，师从山东省名中医卢尚岭教授。卢教授是著名心脑血管疾病专家，他治学严谨，穷究医理，常在下班后或周末组织学生们学习。老师常从中药讲起，讲一些用药经验和心得，这也培养了学生们的良好学习习惯。卢教授强调气机逆乱是疾病发生之根本，尤其是中风病，这对我日后的临证影响很大。硕士毕业后，我留在了山东省中医院工作，被分配到了急诊科。我把气机逆乱理论引入中医急诊学和危重病学，以此阐释急危重症的病机，有效指导了临床诊疗。

2002 年我考取了中医文献学博士，师从张灿玾教授。张教授是全国著名中医文献学家、首批国医大师，不仅在中医学上成就极大，在传统文化、诗词歌赋方面亦造诣颇深。他对于收我这个临床学生颇有顾虑，觉得临床工作很忙，无法保证学习时间。后来在得到我的保证后，张教授才收下我这个学生。

中医药文献浩如烟海，各朝各代文献在传抄、翻刻、注释中不免产生许多错误、曲解。辨章学术，考镜源流，张教授认为做学问有三个境界，即够份、够劲、够味。他建议我要想长学问就应考证一部书，并根据我的专业特点，推荐我研究《金匮要略》。

通过对《金匮要略》的研究，我提出：张仲景首重辨病，其次是辨脉，再次是辨证论治，最后是经方，以方正序。《金匮要略》每篇的题目都是"辨某某病脉证并治"，反映出张仲景思维的规律和层次。"病"是个过程，包括发病、进展、预后、并发症等，有其基本的病机和演变规律，可采用统一的治疗原则，如"病痰饮者当以温药和之"、黄疸病当利湿退黄等。"脉"客观真实，直通脏腑，可灵敏地反映脏腑信息。辨"证"是为治病服务的，如外感病用六经辨证，脏腑病用脏腑辨证，温病用卫气营血辨证等。经方之所以是经典名方，是因为我认为经方的配伍大都是相反相成的，有寒热并用、开阖并用、升降并用，其与人体正常脏腑功能特点相吻合，正如共振可产生超出想象的效果一样。我把这种思维应用到临床，时时把握辨病为先，辨证论治，始终紧抓疾病的根本病机。同时，在新型冠状病毒肺炎的治疗上，我应用该法也取得了很好的疗效。

二、体会中医药对急危重症的重要性

初到急诊科时我感到迷茫，中医院急诊起步晚、发展时间短，出去开会甚至有西医院的医师不知道中医院有急诊科。消除这种误解的办法就是多接触、多学习，为此我到西医院进修过两次，有时下了夜班还去西医院参与查房、学习。随着科学技术的提高，我体会到急症和重症领域大有可为。急诊以救命为第一要务，当垂危的患者在自己手下"起死回生"时，那种成就感是在其他科室难以获得的。渐渐地，我发现中医药理论和技术更适合急症与危重病症。中医历来就有治疗急危重症的经验，《内经》《伤寒论》《金匮要略》《温病条辨》中皆有大量论述，并且"治未病"也是在《金匮要略》中具体阐明的。"见肝之病，知肝传脾，当先实脾"说的就是已病防变，是治疗重病、大病的原则。急危重症病情变化迅速，往往波及全身，故需要中医的整体观和辨证论治。因此，临床上我充分利用中医理论与方药，并将经验分享给同行们，如"中医药理论在急诊中的应用""中医理论在重症医学中的应用""中医脾胃理论在重症营养的应用"等。随着治疗效果被认可，患者数量在不断增加，我的工作也逐渐被专业学会认可，并在国家和省级急诊、重症医学会担任各种职务，担任高校规范化教材《中医急诊学》《中医急诊临床与研究》的副主编和多本专业期刊的编委。

三、勇挑重担，开创新局面

2004 年我开始担任急诊科主任，提出"西医技术卓越，中医药技术优势"的建科目标，以"主一无适""修己以敬"为科训，踏实做人，心无旁骛做业务，积极交流、鼓励进修、合理分工，通过几年的努力，科室在全院树立了威信，我也获得了信心和同行们的认可。

2009 年山东省中医院东院区开业，东院区急诊与重症医学科组建遇到了困难，如人员少、业务前景不明等，面对种种困难，我们学习、开展新技术，加强科室科学管理，选择合适的突破口，如提出"服务相关科室，培育相关科室""让患者及家属放心，让相关科室信赖，让同行认可"等理念，并举办"ICU 能干什么？""你需要 ICU 干什么？"等专题讨论。经过半年多的努力，科室步入了正轨，迅速在医院和患者中树立了口碑，床位也开始逐渐增加，医护人员也从 20 余人增加到 100 余人。科室扩大了，人员增加了，只有及时转型，才能从做大到做强。我时时关注前沿技术的发展和应用，思考团队建设的合理性、创新性、凝聚力。通过学习和思考，我意识到我们科基本没有科研基础，更没有优势研究方向，科研工作不好开展，于是就组织了全科讨论，确定了集中优势主攻脓毒症研究的方向。目前我们科承担了国家自然科学基金项目和青年基金项目 4 项，省级课题 7 项，横向课题 4 项等。

四、逆行报效国家，敢"疫"往无前

2008 年 5 月 12 日汶川发生特大地震，全国各地组织抗震救灾。2008 年 5 月 17 日中午，我正在电视台做一个健康节目，电话关机，当做完节目开机时，看到数条短信、数个未接电话。后来，我接到救灾任务后，直接去了医院准备抗震救灾物品，第二天就出发赶往前线，作为 ICU 医生参与救治。一群陌生的队友们，逆行进入灾区——四川眉县，一路上都是从灾区外出的车辆。余震、饮食不适应、气候不适应、复杂的救治环境和团队配合都是挑战。我努力创造条件，积极开展工作，并取得了优秀成绩，获山东省优秀共产党员称号，荣立二等功。

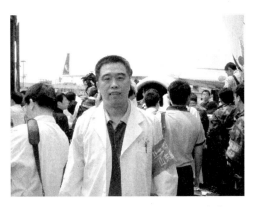

2008 年 5 月摄于四川抗震救灾前线

2020 年初以来，新型冠状病毒肺炎疫情席卷全球。大年初一开始我就参加了由省长、省委书记牵头的疫情防控会议，并加入了省医疗专家组、省中医专家组，协调医院发热门诊等工作，还参与了省新型冠状病毒肺炎专家组会诊、值班，和宋鲁成主任一起负责日照和济宁两地新型冠状病毒肺炎患者的中医药治疗工作。中医历来就长于治疗瘟疫，有完整的理论体系，并且有行之有效的方药和技术，很多中医仁人志士积极争取和参与，使中医药能够广泛参与到新型冠状病毒肺炎的救治工作中，包括危重症的治疗。

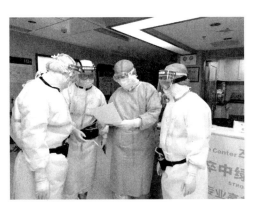

在抗疫前线隔离病房内指导治疗方案调整

2020年2月18日深夜，我接到国家卫生健康委员会（简称"国家卫健委"）专家组（中医专家组）刘清泉院长的电话，他告诉我国家卫生健康委员会要组建重症巡查组（12个组，每组3人，中医、西医重症专家各1名，当地专家1名），征调我前往抗疫一线。疫情就是命令，第二天，还没有准备好行李的我匆匆启程，当天深夜抵达武汉。面对不同医院的复杂环境、不同团队的

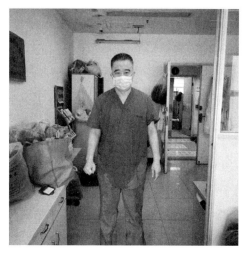

脱下层层防护服才发现汗水早已湿透衣服

工作风格，我克服种种困难，进仓、处方、会诊、制定中医药诊疗计划、参与国家新型冠状病毒肺炎中医治疗方案的修订，想尽一切办法推进中医药治疗，同时整理病历，开展线上教学、经验分享。随着有效方案的推广，一名名患者通过中医药治疗好转、痊愈，尤其是和山东中医专家团联合会诊的大部分患者都获得了意想不到的效果，大家的信心也增加了，成就感战胜了恐惧、寂寞和疲劳。同时驰援抗疫一线的还有我的3名博士学生，他们是郝浩、张飞虎、周蕾，我们师徒四人以自己的勇气、技术，用中医武器战斗在抗疫最前线。

中医自古便有疫病治疗的记载，最早可追溯到殷商时期，其理论体系完善于明清。古代医家已认识到瘟疫具有传染性，邪自口鼻而入，人群普遍易感，常见家庭聚集性发病，多有潜伏期等特点，如《素问·热论》有"五疫之至，皆相染易，无问大小，症状相似""大约病偏一方，延门阖户，众人相同者，皆时行之气""其感之深者，中而即发，感之浅者，未能顿发"等论述。

我第一次遇到新型冠状病毒肺炎疫情这样的"大疫"，并较早参与了一线抗疫工作，为了更好地救治患者，我及时补充相关知识，收集相关资料，虚心向抗疫一线的同道请教，结合自己的经验，形成了对此次疫情的系统认识，以此指导临床，取得了良好效果。我对新型冠状病毒肺炎的认识如下。

1. 新型冠状病毒肺炎是瘟疫之湿毒疫

新型冠状病毒肺炎不同于外感六淫，也区别于普通的温病，其病性为湿、毒、热（一说寒）。湿为阴邪，与寒同类，湿在早期未化热之前表现寒象是湿的本性，并非湿夹寒。湿化热为湿热，热之极为毒。因此该病的基本病机是疫戾湿邪入太阴肺和脾，困脾阻肺，进而湿邪伏于膜原、弥漫三焦、充斥内外、化热成毒。

2. 重视舌诊

中医有"时病重舌，杂病重脉"之说，叶天士的《外感温热篇》中每一条都不离开舌象辨证。舌象包括舌体、舌质和舌苔，舌体大小、胖瘦，舌质淡、红、绛、紫体现津液的多少、热势的强弱；舌苔厚薄、燥腻，苔色的白、黄、黑，体现邪气之盛衰进退。新型冠状病毒肺炎要重视舌诊，还有个现实的原因，即患者穿了防护服，戴了2~3层手套，并大多应用了血管活性药物，故脉搏基本摸不清，也不准确了。

3. 辨病和辨证相结合，辨病为纲，辨证为目，驱邪为第一要务

这里的"病"是中医概念的病，不能等同于西医的病名，如不要看到肺部CT有磨玻璃影就想到宣肺等。新型冠状病毒是外来之邪，需驱邪外出，即西医所说的"让病毒停止复制，核酸转阴"。该病毒属湿毒之邪，因此祛湿、化湿、透湿、解毒、护阴就是本病的基本治则，应该贯彻始终，有变证和兼证时辨证论治，根据症状差异，有针对性地配合宣肺、活血解毒、化痰散结等方法。本病可见乏力、纳呆、恶心、腹泻、咳嗽、胸闷、憋喘、发热，以及伤津耗液等表现，因此，治疗中保得一分津液，便得一份生机。对于危重症，更应重视存津液、祛湿毒，以保生机。一般来说，按照本病发展规律，前期以化湿、护阴为主，方以达原饮、三消饮加减；中期在化湿、护阴基础上加宣肺解毒、活血散结，方选麻杏石甘汤、达原饮、承气汤、升降散类；后期以护阴、活血、化湿为主，可选用清营汤、达原饮、升降散、柴胡养荣汤等；恢复期要活血散结、调脏腑、清余邪，可选用柴胡养荣汤、青蒿鳖甲汤、生脉饮等。腹泻重者，酌情合用葛根芩连汤、半夏泻心汤；呕吐恶心重者，酌情合用小半夏汤、半夏泻心汤；大便不通者，酌情加用小承气汤。治疗过程中注意使邪有出

路，切勿"闭门留寇"，即见热勿盲目退热、见泻勿止泻、见咳勿止咳、见咳血（痰中带血）益解毒。

4. 重视通腑泻浊

本次新型冠状病毒感染侵犯的主要靶器官是肺，表现为肺部大片阴影，氧合指数下降，进一步导致全身多脏器的缺氧和损伤。同时，胃肠道也是该病毒的靶器官，有许多证据显示胃肠道有被新型冠状病毒侵犯的情况，主要引起厌食、恶心、腹泻等症状。通腑泻浊一方面可以清除新型冠状病毒，另一方面可以泻下存阴，并且大黄还有解毒、活血等作用，因此本病要保持大便通畅，见泻不止泻，正如痢疾的治疗一样，通因通用，只要维持电解质平衡即可。

5. 重症与危重症是中医讲的坏证和变证，基本治疗原则是"知犯何逆，随证治之"

其重点有三：其一，只要病毒仍复制，中医学认为邪气仍留体内，就要贯彻驱邪，即化湿。其二，"留得一分津液，便有一份生机"。津液以水分为主，含有大量营养物质，是构成人体和维持生命活动的基本物质。在体内，除血液之外，其他所有正常的体液均属于津液范畴。津液"质稠而滑利"，新型冠状病毒肺炎损伤的是淋巴细胞、白蛋白，它们都符合中医津液的特点。因此我们需要保护好淋巴细胞和白蛋白，找到提高淋巴细胞和白蛋白含量的方法。"五死证"之所以为"死"，无不因津涸液竭，故救"死"急需固护津液。救阴不单指应用生津滋阴药，护津不失、液无耗皆属救阴之意，如急下可以存阴，清热也可达到救津的目的。需要注意的是，现在静脉滴注治疗普遍，可能存在液体超负荷、水湿内停的情况，需及时辨证论治，及时化湿。其三，危重病遵循共同的传变规律，瘟疫尤重三焦传变，中焦是枢纽，而胃肠道是多器官功能障碍综合征的重要启动器官，故要始终顾护中焦脾胃，如调和中焦升降、通腑泻浊、改善运化功能等，以期阻断病情进展，不使病邪深入下焦。

医案举例

医案 1

李某某，女，49 岁。2020 年 1 月 28 因"发热 7 天，加重 1 天"入院。初起体温 37.5℃，最高 38.2℃，咳嗽，咳黄色黏痰，口干、乏力、恶心、头晕。入院时血常规示白细胞 3.91×10^9/L，中性粒细胞百分比 62.9%，淋巴细胞百分比 24.6%，C 反应蛋白 32.6mg/L，血沉 31mm/h；胸部 CT 示双肺实质内多发斑片状磨玻璃样，边缘模糊，考虑双肺新型冠状病毒肺炎表现。追问病史，述有新型冠状病毒肺炎确诊患者接触史；新型冠状病毒核酸检测阳性，确诊为新型冠状病毒肺炎。

患者 2 月 5 日血氧饱和度下降，经鼻高流量吸氧、无创呼吸机无法改善，行气管插管接呼吸机辅助呼吸，吸入纯氧情况下，血氧饱和度维持在 88%~90%，呼吸急促，血流动力学不稳定，需用去甲肾上腺素维持血压；阵发性汗出、烦躁、入睡困难，需用镇静剂；大便略稀，尚能成形，少尿，病情危重，考虑使用 ECMO（体外膜肺氧合）救治。经调整呼吸机参数、CRRT（连续肾脏替代疗法）优化液体管理、抗感染等综合治疗，2 月 7 日，患者血流动力学较前稳定，但缺氧改善不明显，仍吸纯氧。2 月 8 日，患者生命体征有所好转，吸入氧浓度降为 60%。2 月 9 日复查胸片，肺内病灶较前加重。

2 月 13 日，患者开始接受中医治疗。此时患者多器官功能障碍，气管切开接呼吸机辅助通气，血氧饱和度 93%；少量血管活性药物维持下血压尚平稳；少尿，需要床旁血液滤过；胃肠功能衰竭，胃瘫，肠内营养通过鼻空肠管少量进行，腹泻，胃肠反流，舌苔厚腻，舌质稍红。从病情发展的过程看，患者早期舌苔并不黄，也不厚腻，表示病邪不重，西医的 ICU 常规诊疗和管理未能改善病情，随着病情加重，舌苔逐渐厚腻，舌质变红。

该患者瘟疫湿毒之邪弥漫三焦，决渎失司，气机逆乱，肺气郁闭，水液不能通调，有关格之势，湿毒阻遏中焦，升降息，纳运停，气、血、津液化生无权，诸症蜂起。辨病把握疾病的基本治则，即化湿、护阴、宣肺化痰，三焦气机逆乱，调中焦，方予达原饮加半夏泻心汤加减，组成为麻黄 7 克、葶苈子 25 克、当归 10 克、泽漆 12 克（先煎）、炒杏仁 10 克、人参 10 克、清半夏 9 克、炮姜 15 克、黄芩 10 克、黄连 6 克、苍术 15 克、草果 10 克、葛根 20 克、赤芍 15 克、炙甘草 6 克、生姜 6 克、大枣 3 克。

患者服药后排出 1300ml 黑褐色稀便。2 月 14 日，患者晨起神志转清。2

月 15 日，患者恶心、腹泻减轻，略有焦躁，腹胀，胃纳欠佳，舌苔黄厚减轻，舌质紫红，大便新型冠状病毒核酸（+）。肺部 CT 较最重时有所减轻，但仍有大量渗出及密度增高阴影，氧合改善，已成功脱离呼吸机。调上方去葛根、黄连、大枣，改炮姜 6 克，加槟榔 10 克、连翘 9 克、焦三仙（焦麦芽、焦山楂、焦神曲）各 10 克、厚朴 6 克。

2 月 17 日，患者鼻导管吸氧，血氧饱和度 98%~100%，血糖平稳，血压 160/70mmHg（已停用血管活性药），烦躁严重，夜间不能入眠，腹胀明显好转，食欲好，大便质稀，尿量 1560ml，已停血滤。舌尖红，舌苔黄腻。减半夏泻心汤，加疏肝、化痰、清热、安神药物：炙麻黄 5 克、当归 10 克、黄芩 6 克、生姜 6 克、大枣 3 克、苍术 15 克、草果 10 克、炙甘草 6 克、槟榔 10 克、连翘 9 克、焦麦芽 10 克、焦山楂 10 克、焦神曲 10 克、青礞石 20 克、炒栀子 9 克、柴胡 12 克、郁金 10 克、琥珀粉 2 克（冲服）、知母 10 克。

2 月 18 日，患者神志清，精神差，夜间睡眠较前好转，无明显躁动，小便正常，大便呈黄褐色性状较稀薄，体温 37℃，食欲正常，守方继服。后患者经过调理最终康复出院。

医案 2

韩某某，女，95 岁。2020 年 2 月 26 日因"胸闷 1 周，发热 2 天"入院。刻下症见干咳，无呼吸困难，体温最高达 39.0℃，神志清，饮食及睡眠欠佳，二便正常。血常规示白细胞 26.8×10^9/L，胸部 CT 示双肺支气管扩张并感染，考虑新型冠状病毒性肺炎合并支气管扩张并感染。入院后给予阿比多尔、莫西沙星、连花清瘟胶囊等药物治疗。患者 3 月 1 日、3 月 3 日、3 月 5 日核酸检测均阴性。3 月 9 日复查 CT 示双肺感染较前吸收，呼吸道症状好转，但仍精神欠佳，心慌，胃脘部痞满，嘈杂不适，食欲差，纳少，大便干、量少，2~3 日 1 次，舌红少津，少苔。

患者高龄，病程长，当前主要矛盾是脏腑功能衰弱，气虚津亏，治当养胃气、存津液，方选生脉散加减，组成为红参 6 克、西洋参 10 克、麦冬 12 克、沙参 12 克、山药 15 克、牛蒡子 10 克、白术 15 克、生地黄 12 克、升麻 3 克、五味子 6 克、炙甘草 6 克。患者服药当天即精神好转，心慌发作减少，胃脘部嘈杂减轻，食欲好转，进食较前增多，眠可。服药 3 天后精神、体力恢复良好，心慌及胃脘部症状消失，饮食正常，大便通畅，后经调理康复。

学术思想

一、参与建立和完善中医急诊医学的理论体系

我院的急诊科是由早期的急诊室发展而来的，急诊科和急诊室的区别在于急诊室实行轮转制，没有固定的医护人员，更没有配套的病房和 EICU，只是患者的分诊、转运站，缺乏对复杂疾病、多系统疾病的治疗能力，没有系统、统一的治疗方案，而急诊科是一个独立的科室建制，需要固定的医护人员、配套的病房和 EICU。急诊科建立后，规模不断扩大，经过多年的发展，逐渐完成了从急诊科到急诊医学科的转变。急危重症虽然病种涉及临床各科，但有其自身规律，经过众多中医急诊人在临床实践中的不断探索，中医急诊学的理论体系逐步建立、完善、系统化，我在其中也是重要的参与者和贡献者。

2000 年，我参与了由姜良铎教授主编的高校统编教材《中医急诊学》的编写。当时姜良铎教授就提出了急危重症的中医根本病机是"正气虚于一时，邪气暴盛而突发"，急症的辨证要抓住根本病机，主张虚实辨证为纲，分为虚、实、虚实夹杂三种证型。后刘清泉教授任该教材的主编，每一版的修订我都有参与，从编委到副主编，逐步完善了中医急诊学的病因学、诊断学、治疗学等系统理论体系。如病因学提出阶段性病因、内伤基础、气机逆乱等；诊断学提出重视望诊、降阶梯诊断、探病等理论；治疗学提出降阶梯治疗、先救命后治病、危及生命的症状诊断与治疗等；临床思维方面提出以横向思维为主，结合纵向思维的原则等。

二、中医重症理论体系的建立

1. 提出多器官功能障碍综合征（MODS）的根本病机是气机逆乱

重症医学不是针对某一个或某一系统的疾病，其核心问题是救命，任何疾病危及生命的阶段和状态都属于重症医学的范畴，核心病理改变是新陈代谢紊乱危及生命，表现为多器官功能障碍，进而发展至多器官功能衰竭，新陈代谢停止而死亡。那么MODS是如何发生、发展和演变的？其根本病机、治疗原则是什么？我认为MODS的根本病机是气机逆乱，其发于一处，始于肺，乱于中，五脏皆乱，病位由气及血，沿上、中、下三焦传变，中焦是演变和治疗的关键。

2. 阐释重症的治疗原则是治未病，调理气机，尤其是调理中焦气机

重症医学的MODS在中医理论中是什么概念？中医对其有没有认识？其实中医对MODS不仅有认识，而且理论体系还比较完整，如《伤寒论》所论述的三阳合病、三阴合病，伤寒传经的病情演变都是多器官功能障碍的相关内容，其治疗也有系统的理论和方法，其中治未病理论最符合急危重症的治疗。治未病思想起于《内经》，所谓"上工不治已病治未病"，通常大家的理解是未病先防。真正深入解读治未病理论的是医圣张仲景，"见肝之病，知肝传脾，当先实脾……余脏准此"，他提出未病先防固然重要，但已病防变才是医疗的重点。如脓毒症多为由感染、创伤、应激导致序贯发生危及生命的多器官功能障碍，它是怎样"序贯"的呢？仔细分析发现，其就是"见肝之病，知肝传脾"，治疗的重点不仅是当下表现的症状和脏器衰竭，更重要的是发现和治疗将要衰竭的脏器，截断MODS的传变，因此"治未病"其实是治疗急危重症最重要的原则。

在国内，我率先提出了MODS的根本病机是气机逆乱，其起于肺，乱于中，五脏皆乱，治疗上应调理气机，尤其是恢复中焦的气机升降。"起于肺"，一方面是因为临床MODS患者常常最先需要进行机械通气；另一方面是因为中医学认为肺在上焦，主气、朝百脉，机体任何部位产生的痰、瘀、热、毒等病理产物均上行入肺，而在MODS的发展过程中，其他部位的病变最先累及

肺，阻碍气机，引起气机逆乱。重视调理中焦气机，一方面是因为 MODS 患者大多数都伴有胃肠功能障碍；另一方面是因为中医学认为脾胃位居中焦，一升一降，为气机升降之枢纽，调理全身气机必当先恢复中焦气机；此外，我认为 MODS 患者"有一分胃气，就有一分生机"，只要能吃饭患者就有救，因此治疗 MODS 首先要顾护脾胃，调理脾胃气机。半夏泻心汤是调理中焦升降的基础方，以半夏泻心汤为基础加减，调理中焦气机系列方药是治疗 MODS 的重要方法。

三、中医的继承与创新

中医与西医有许多不同之处，其中一个重要的不同点是西医需要不断淘汰与更新，而中医则需要继承和不断积累。西医作为现代医学，随着科学技术的发展，其理论与技术需要不断创新和突破，新的理论和技术逐步取代旧的理论与技术。中医作为祖国传统医学，其理论体系是一笔巨大的财富，被一代代中医人继承和发扬，尤其是其体系中的经典部分，在反复实践中不断完善和深化。中医药的首要任务是继承，也只有继承才能掌握中医药的精髓。中医药浩瀚的文献是中国文化、中医药文化、中医药理论与技术的宝藏，值得深入挖掘并加以提高。

一个学科、一个体系必须是系统与完整的，但也需要不断创新，如果不能发现新问题、解决新问题，就会失去生命力。中医药的创新需要中医药的现代化，需要像青蒿素一样的创新和发明，也需要中医药理论和技术的创新与发展。我个人认为中医药的理论与技术创新还需要调整辨病与辨证的关系。目前人们普遍认为中医的灵魂是辨证论治，即辨病与辨证相结合，但大多局限在西医辨病、中医辨证，同病异治、异病同治。我认为中医药的历次创新无不伴随着对新的疾病的认识，病是一个发生、发展、传变、转归的全过程，是有规律可循的，而证虽是某个阶段病机的概括，但随着病情的变化，证型也是不断变化的，辨证论治虽然可以随时调整，但疾病谱系的发展演变却是难以预测的。在面对新的疾病时，现有的辨证方法和方药也未必能完全覆盖。因此，只有实现对疾病认识的突破才能创新，如《内经》主要阐述了中医药的基本理论，

《伤寒论》主要论述了外感伤寒，《金匮要略》主要论述了内伤杂病，而《温病条辨》主要论述了温病，并且都采用了不同的辨证方法。对疾病认识的突破就会带来新的辨证方法，如《伤寒论》之所以用六经辨证，是因为外感伤寒是从外来的，沿六经传变；《金匮要略》论述的内伤杂病，是自脏腑而来，故用脏腑辨证；《温病条辨》是论述温病的，"温邪上受，首先犯肺"，自卫气营血、三焦传变，故用卫气营血辨证和三焦辨证。可见辨证方法和治疗方药是由疾病的性质和规律决定的，只有发现中医概念下"病"的规律，才能创造新的辨证方法、发现新的方药。

最后我想说，中医药人需要"主一无适""修己以敬"的治学修身精神。读经典，做临床，静心悟道方可走到大师、先贤的身旁，走入大师、先贤的内心。面对人类疾病的变化和西医学的冲击，只有发掘属于中医药的理论和技术，才能推动中医药的发展，为中医药事业、人类的健康做出贡献。敬畏生命，敬畏学术，路漫漫其修远兮，吾将上下而求索！

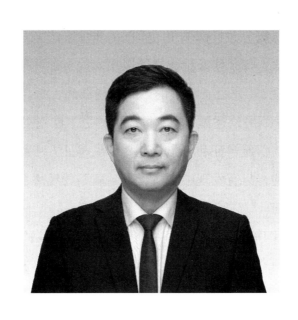

中医药防治疫病的历史
贡献和现实价值

医学博士、博士研究生导师、首席科学家

刘剑锋

刘剑锋，男，1963 年出生，山东单县人。医学博士，博士生导师，首席科学家。国家重点研发计划中医药现代化专项首席科学家，国家中医药管理局中医药传统知识保护研究中心主任，中国中医科学院广安门医院干部特需门诊主任医师，中国中医科学院中国医史文献研究所副所长、研究员，中国中医科学院研究生院博士生导师、教授，世界中医药学会联合会中医特色诊疗研究专业委员会会长。

兼任国家中医药管理局首批养生保健技术标准化课题组长，《中华人民共和国中医药法》（草案）3 个立法课题负责人；国家卫健委卫生行业特有职业教材起草、审定专家；国家药品监督管理局医疗器械界定评审专家；国家自然科学基金委同行评议专家；文化部非物质文化遗产"数字化保护标准"传统医药类标准起草人；民政部养老标准"中医部分"负责人；新闻出版总署"养生保健书籍"审读专家等；中国老年保健医学研究会副会长兼中医养生保健技术分会主任委员，世界中医药学会联合会中医特色诊疗研究专业委员会创始人、会长，中国民间中医医药研究开发协会会长助理等。

致力于抢救、挖掘濒临消亡的民间中医单方、验方、"一招鲜"的特色诊疗技术，开展文献、临床、实验、标准化等研究以及推广和转化工作，旨在提升中医药服务能力。

气色形态手诊手疗、气色形态罐诊罐疗创始人、著作权人，已培训 40 多个国家和地区 2.9 万余人；主持国家级、部局级科研课题 11 项，出版专著 15 部，发表论文 30 余篇；北京卫视"养生堂"、CCTV4"养生有道"、CCTV10"健康之路"、上海卫视"X 诊所"等栏目主讲人，是国内外比较公认的手诊手疗、中医特色诊疗、中医养生保健技术标准化、民间医药、中医药传统知识保护领域的领军人物。

中华文明数千年，伴随着与大大小小疫病的不断斗争。从公元前243年到公元1911年，有史可考的重大疫情有300多次。其中，秦汉34次，三国8次，两晋24次，南北朝16次，隋唐22次，宋金70次，元朝24次，明朝34次，清朝115次，平均6.1年发生一次大疫情，后期频率更快，到了清朝是平均2.3年发生一次。

在中华文明的大部分时期，中医是中华民族应对疫病的唯一医学，中医很好地护佑了中华民族的繁衍昌盛，为中华文明的延绵不绝做出了巨大贡献，这是不争的历史事实。在此次抗击新型冠状病毒肺炎疫情的斗争中，中医也发挥了重要作用。

一、中医药防治疫病的历史贡献

在几千年的生产生活实践中，中华民族形成了对生命、疾病独有的认知理论和方法。《说文解字》曰："疫，民皆疾也。"意思是，疫病（西医称传染病），人人都可以被传染而患病。

成书于春秋战国时期的《黄帝内经》曰："五疫之至，皆相染易，无问大小，病状相似……然不相染者，正气存内，邪气可干，避其毒气。"中医已认识到预防疫病有两个关键点：一是各种疫病被传染后无论年龄大小，临床表现都是相似的；二是通过培育自己的正气，可以避开导致疫病的邪气。

东汉名医张仲景所著的《伤寒杂病论》，是第一部系统论述治疗疫病的专著，后人整理成为《伤寒论》《金匮要略》两本书。《伤寒论》曰："余宗族素多，向余二百。建安纪年以来，犹未十稔，其死亡者，三分有二，伤寒十居其七。"张仲景"勤求古训，博采众方"，总结东汉之前的成就著《伤寒杂病论》，起因即在于家族200多人中，10年之内死亡2/3，其中70%死于伤寒病。《伤寒杂病论》问世后，经过多年的反复实践，后世相继有多种围绕该书的著作问世，历代的实践无不证明其正确性。书中记载的方药被尊为"经方"，张仲景被尊为"医圣"。在国外，如日本称中药为"汉方药"，应用的主要是汉代该书的方剂。

后世医家不断实践《伤寒论》，在明清时期形成了温病的理论与方法。明清时期，医家对温热类疾病的认识层出不穷，相关著作也呈井喷式涌现。后世有"温病四大家"之称的吴又可，其《温疫论》开温病学著作先河，首次提出戾气致病观点，创立邪伏膜原理论；叶天士的《温热论》创卫气营血辨证，用药崇尚轻清之品，可谓"四两拨千斤"；薛生白的《湿热病篇》寥寥数页，将湿热为病的情况与治疗之法分析得透彻深刻；吴鞠通的《温病条辨》创立三焦辨证，既自成体系，也可"羽翼伤寒"。

中医史上，对疫病有伤寒、温病等不同称呼，实际指同一个病。晋代葛洪在其专著《肘后备急方》中称："伤寒、时气、温疫三名同一种耳。"

《肘后备急方》是中医历史上的重要著作，屠呦呦教授借以获得诺贝尔奖的青蒿素研发，主要受其中"青蒿一握绞汁服"的启发。

二、防治新型冠状病毒肺炎的现实价值

中、西医学由于历史和文化渊源不同，对生命和疾病有不同的认知，形成了各自的理论和方法，实践证明二者都是正确的。发挥各自优势更好地为人类健康服务，是两种医学的终极目标。

面对突发的新型冠状病毒肺炎疫情，按照中医学的认知，根据患者的临床表现，即可诊断为寒湿疫；按照治病求因、辨证论治的原则，即可制定出温肺健脾、化湿排毒的治疗原则；从《伤寒论》中筛选出麻杏石甘汤、五苓散等方剂，即可化裁形成创新方剂清肺排毒汤。

1. 未病先防

河南省通许县人民医院是当地一所收治新型冠状病毒肺炎的定点医院。在最初对新型冠状病毒肺炎认知有限的情况下，医护人员仅使用普通外科口罩和帽子防护，并用中药、艾熏等手段进行预防，用《伤寒论》记载的大青龙汤等为主对患者进行治疗。2020 年 2 月 20 日，该院 4 例确诊病例、31 例疑似病例全部痊愈出院，全院 1200 多位医务人员无一感染。

2. 既病防变

以中医治疗为主的武汉江夏方舱医院收治的 564 例患者，无一例转为重症，无一例复阳。据四川省援鄂医疗队专家、成都中医药大学扈晓宇教授介

绍，在西医支持治疗同其他病区基本相同的情况下，其负责的病区 2020 年 3 月 11 日出院了 56 位患者，入院时全部为重症、危重症，后全部转为轻症，且实现了气管插管为零、使用有创呼吸机为零、使用体外膜肺氧合（ECMO）为零的成果，这主要是中药起了作用；同时，缩短了住院时间，大大降低了救治费用。

3. 愈后防瘥

湖北省中医院开设了专门的康复门诊，防止后遗症和复发。疫情中使用中药的患者，未发现明显的肝、肾等损伤。

在中西医并重的方针指导下，中医药在此次抗疫中发挥了重要作用，充分显示了先进、安全、有效、经济、实用的特点。中医学的理论和方法不仅可以用于疫病防治，而且对于预防保健、防治慢病，不得病、少得病、晚得病、不得大病，建设健康中国，都具有重要价值。

当前，中西医结合的抗疫中国方案已经走向海外，为全世界提供中国智慧。可见，中医学这一中华文化瑰宝在抗疫中对世界人民的贡献，必将更加受到国际社会的欢迎和重视。

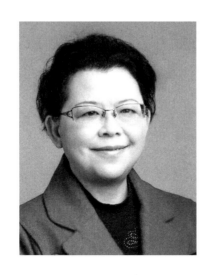

躬耕杏林　赤心护幼

云南中医药大学党委副书记、校长

熊磊

熊磊，女，汉族，1963年3月出生。医学硕士，二级教授，博士研究生导师。云南中医药大学党委副书记、校长，享受国务院政府特殊津贴专家、国家卫生计生突出贡献中青年专家、岐黄中医传承人、全国第六批名老中医学术经验继承指导老师、国家中医药管理局"中医儿科学"重点学科学术和学科带头人、云南省中医药领军人才、云南省名中医。兼任中华中医药学会儿科分会主任委员、世界中医药学会联合会儿科分会副会长、中国民族医药学会儿科专业委员会副会长、教育部高等学校中医学类专业教学指导委员会委员等。

发表论文120余篇，主编、副主编教材专著15部；主持国家自然科学基金2项、中国工程院重点咨询项目1项、云南省重大科技计划等项目9项；获云南省高等教育教学成果一等奖2项、省科技进步三等奖2项、二等奖1项，卫生厅科研成果二等奖1项、三等奖2项；获专利4项，医院制剂批文1项。

从事中医儿科临床36年，主张以"自然之法治自然之身"，提倡内外合治，药食同用，将耳穴、推拿、洗浴、贴敷等疗法广泛运用于儿科。致力于中医芳香疗法在儿科的应用研究，建立了云南省中医治未病理论应用研究创新团队、芳香中药重点实验室、芳香疗法体验室等，研发了一系列惠民生的儿童健康产品，形成从理论到实践、从创意到产品的转变，成为云南生物医药和大健康产业发展的实践者和代言人。

一、父命难违，求道岐黄

我出生在云南昆明，父亲是地质工程师，母亲是外科医生。受母亲工作的影响，儿时的我认为医学是一项很血腥且令人恐惧的工作，希望像父亲一样，学工科，将来成为一名工程师，但被父亲坚决否决。1979 年高考后，父母为我选择了中医专业，当我以重点大学（理科）的考分踏入云南中医学院（现云南中医药大学）的大门时，很多人为我惋惜，如我的高中班主任觉得一个理科很好文科也不错的学生应该选择一些现代的学科。记得当时我跟老师说："以后您生病了，我给您治病。"这话引得同学们一阵嬉笑，在他们看来，老师在大学时是运动健将，当时是那么的年富力强和精力充沛，怎么可能生病找我看病呢？而如今我的班主任已是耄耋之年，这么多年来，有什么不适第一时间总是会来找我，我也以兑现当年的承诺来回馈老师的教导之恩。

记得第一学期开设的医古文、中医基础几门课，我听着一段段深奥晦涩的古文，如坠五里云雾之中，想象与现实的巨大反差使我一度情绪低落，意志消沉，为当初的选择懊悔不已。时隔不久，我因十二指肠球部多发性溃疡住院，年轻的我拿着病危通知书，感觉世界末日即将来临。治疗一个多月后，疼痛仍反复发作，我当时的针灸带教老师罗老师建议并亲自给我施行针灸埋线（中脘透上脘）治疗，2 个多月后羊肠线几乎被吸收，症状全部消失，胃肠钡餐检查提示溃疡愈合。紧接着，把我一手带大的 72 岁的外婆股骨颈骨折，专家断定此生只能在床上度过了，是一名中医骨科医生采用夹板固定加外敷草药的方法，使她奇迹般地站了起来。亲历目睹这些神奇疗效，让我对中医产生了浓厚的兴趣。1984 年 7 月，我以 32 门课程总平均分 91.4 分的优异成绩被分配至云南省中医中药研究所从事针灸临床研究工作。1987 年，我以第一名的成绩再回母校，成为首批 5 名硕士研究生之一。那时虽然条件简陋，但给了我一个跟名师的机会，我的导师是毕业于重庆医科大学儿科系的中西汇通的管鹏声教授，还有幼承家学在云南大名鼎鼎的儿科名医杨振邦教授，两位导师联袂指导，耳提面命，倾囊相授，读研 3 年，受益终身。

1990 年，研究生毕业留校后，我到一个贫困县乡镇卫生院社会实践一年。

那里条件艰苦，人才、设备奇缺。在中医科，从药物的加工、炮制，到开处方、计价、司药都是一人包干。针对当地风湿痹证较多的现状，我从微薄的工资里省出 200 元钱，购买了针灸器材，创建了第一个针灸治疗室，立竿见影的疗效令人叹服。不久，十里八乡都知道从省城来了一个会扎"钢针"的医生。诊疗之余，我们上山采集随手可得的中草药，如益母草、车前草、龙胆草、夏枯草等，为乡亲们免费配药。这一年，我接过生、拔过牙、复过位，学到了许多书本上没有记载的知识，还收到了行医生涯中第一面凝聚着心血和汗水的锦旗！记得离开时是 7 月里的一天，车上堆满了乡亲们送来的蔬菜、桃子，还有尚未成熟的葡萄和刚刚采来的蘑菇，车旁围满了送行的人们，他们拉着我的手，久久不忍松开，我激动得热泪盈眶，那一刻，我深深体会到作为一名医生的崇高和自豪！那一年，确立了我今后行医的准则，即为人民服务。

此后，在临床和教学工作中，我"勤求古训，博采众方"，拜师学艺，授业传道，逐步领会中医理论的个中奥妙。我家曾住在就医不太方便的郊区，家里有不少廉便效验的自制药，栽种着葱、姜、薄荷，还有银针、火罐等，以此为媒介，我赢得了众多朋友，成为公认的人缘最好的人。时至今日，这些单方验方和手法技艺我依然用之实践，效果显著。

二、名师提携，登堂入室

1988 年，我以在校研究生的身份参加了广州中医药大学举办的第四次全国中医儿科学术大会，第一次见到了心目中的偶像和泰斗级人物。他们不是想象中高不可攀的严苛学者，而是可亲可敬又可近的长者。尤其难忘的是，有一年参加儿科学术人会，我聆听了王烈教授的讲座后意犹未尽，回昆明后到书店遍寻王老著作未果，遂斗胆给王老去信询问买书事宜，没想到不久竟收到了王老寄来的《婴童肺论》《婴童哮论》《婴童医论》《婴童金方》等 8 部婴童系列书籍及信函，这让我感动万分，我收到的不仅仅是王老的新作，更是前辈沉甸甸的期冀和心意。从此，我更加潜心向学，虚心求教，躬身实践，医术也在慢慢长进，逐渐有了自己的"粉丝"。2000 年，我破格晋升教授，成为那个年代的佼佼者。2001 年，通过云南省"一推双考"公开选拔地厅级干部考试，我从一名普通教授成为云南中医药大学副院长。2003 年，在云南省中医药学会前辈们的推举下，我担任了云南省中医药学会儿科专业委员会主任委员。2006 年，第 23 次全国中医儿科学术大会在昆明召开，在那次会上，我被推选为中华中医药学会儿科分会最年轻的副主任委员，此后，在汪受传教授和马融教授的领导和带领下，通过搭平台、建学科、强专科、编教材、写指南、定标准、做科普、广交流，儿科分会的凝聚力、影响力、辐射力和贡献力大幅提升，参会人数越来越多，学术交流日益频繁，学科队伍也逐步壮大。14 年来，作为学会的小字辈，我有幸得到了王烈、张震、刘弼臣、张奇文、王霞芳等大师栽培，得到了汪受传、马融、贾六金、张士卿、孟如、丁樱、朱锦善等名家面授，学到了幼科真经，更重要的是，耳濡目染，潜移默化，前辈们的专业敬业乐业、至真至爱至善，让我领悟了大医精诚的真谛。"高山仰止，景行行止，虽不能至，然心向往之。"无论在哪一个岗位，我都妥善处理好管理和学术的关系，利用业余时间坚持门诊和带教。2016 年，我履任云南中医药大学院长；2017 年，我入选"国家卫生计生突出贡献中青年专家"；2018 年，任云南中医药大学校长，获国务院政府特殊津贴专家称号，同年 10 月，我接过了马融教授的接力棒，担任中华中医药学会儿科分会主任委员。在前辈们的指引和指导下，我坚持传承精华，守正创新，砥砺前行，不忘初心，不负时代，力争在新一轮的接力赛中跑出好成绩。

三、抱持仁心，恪守医德

吾常省，净心明德，遂立志为铭："人命至重，有贵千金。夫医者，非仁爱不可托，非通达不可任，非廉洁不可信。矜名者忧，计利者惑，心正而药自真，性淳而意自明。采撷古往之精华，合于今时之变化。愿奉教化之挚情，传道授业；企发医门之奥旨，赤心护幼。"

有一年我生病住院，有小朋友给我发短信："你是我们小朋友的大朋友，爸爸妈妈的好朋友，我们找不到你，才知道你生病了，你住在哪里，我想来看你，希望你好好养病，早日回到我们中间来。"童真的祝福让我感动万分，行医三十多年，我深深体会了被需要、被牵挂的幸福，这份医患之间的深情厚谊，使我收获了精神上的满足，给了我坚持下去的理由。

医者，父母心，只要谨记"大医精诚，志存救济""捧着一颗心来，不带半根草去"，真正视患者如亲人、朋友，最终患者也乐意与你交朋友，既然是朋友，就不存在解决不了的矛盾。

我很喜欢冰心散文中的一段话："爱在左，同情在右，走在生命的两边，随时播种，随时开花，将这一径长途，点缀得花香弥漫，使穿枝拂叶的行人，踏着荆棘，不觉痛苦，有泪可落，却不是悲凉。"这一直是指引、鼓励我前进的方向和动力。

四、发皇古义，融会新知

莫道古籍无今用，须向旧卷索新知，纵观中医学术发展的历程，无论是金元时期的流派纷呈，还是明清之际温病学的灿然登场，这些中医学史上的伟大创新，皆是在传承经典的基础上发展起来的。书读百遍，其义自见。岳美中先生曾说："对《金匮要略》《伤寒论》，如能做到不假思索，张口就来，到临床应用时就成了有源头的活水，不但能够触机即发，左右逢源，还会熟能生巧，别有会心。"刘渡舟先生说："对中医学的原文和汤头、药性及歌诀，既要明其义，又要背其文。不背一点书，是没有功夫可言的。"夯实中医理论基础，熟读经典，熟谙阴阳五行、四诊八纲、药性方剂，坚定信念，犹如胸中雄兵百万，临证遣方用药，才能运用自如。而背经典是一种水磨功夫，需要潜移默化，绵绵用力，自然水到渠成，出口成章。我认为，读经典应该成为中医人的日常。

勤求古训，更须博采众方，一家之言，好像是璞玉，经过加工，方成晶莹；一家之说，是其毕生的总结，吸取所长，避其不足。学习既要钻得进去，更要跳得出来。经方派中有高手，时方派中有能人。学医者应"不为积习所弊，不为时尚所惑"，不要拘泥于经方、时方，画地为牢，故步自封，应当活学活用，融会贯通。一言以蔽之：记诵、勤思、博览、体悟，夜以继日；尝药、侍诊、求师、省身，终身为之，是成为名医的必经之路。

五、赤心护幼，快乐为医

儿科医生很累也很辛苦，但我钟爱这个职业，一是因为与小孩打交道，有利于保持好奇心和上进心；二是因为成就感来得快。小儿患病有发病快、传变快、恶化死亡快、好转恢复快的特点。当医生最希望得到的就是为患者解除病痛后的愉悦感。让孩子们少生病、不生病是我最大的心愿，为此我组建了"知了"科普团队，开办《幼幼心经》专栏，崇医道之真，汇学人清淡，传幼幼心经，推出最专业、最走心的育儿宝典；普及最简便、最实用的防病攻略，全方位呵护儿童健康成长，体验"幼吾幼以及人之幼"的快乐。

六、"疫"不容辞，战"疫"有我

中医学有着丰富的防疫治疫医学体系，几千年来的中国医学史可以说就是一部防治瘟疫史。本次新型冠状病毒肺炎疫情发生后，我带领团队充分发挥专业特长，积极作为，赶制"苍艾挥发油"系列防疫品用于抗疫一线；申报医院制剂"香芩解热颗粒"，被优选认定为防控新型冠状病毒肺炎疫情唯一指定儿童用医疗机构制剂；牵头起草制订、联合云南省中医药学会发布《防控新型冠状病毒感染肺炎中成药使用建议》，为临床医疗工作者和公众防控疫情使用中成药提供参考；参与论证修订《云南省新型冠状病毒肺炎中医药防治方案》，提出具有云南中医药和民族医药特色的预防救治处方；担任云南省中医药防治专家组成员，对口指导新型冠状病毒肺炎救治工作；组建空中义诊儿科专家团，开展网络义诊活动；在"云南中医"公众号发表《疫不容辞　中医有为》，普及中医防疫知识；网络直播"春季育儿——防病和助长"公益讲座；发布自编自唱的"幼幼心经，我唱你听"科普宣教视频，助力抗疫；接受缅文综合性月刊《吉祥》采访，分享中医药防控新型冠状病毒肺炎经验；反思疫情下中医药教育存在的不足，向教育部中医学教学指导委员会提出8条"疫情下中医高等教育改革的建议"；针对疫情防控与经济社会发展，向云南省政协、省社会科学界联合会提交《发挥中医药防疫作用，促进云南生物医药产业发展》《加强中医药防治传染病基础研究》的提案和建议，入选政协云南省第十二届委员会第三次会议好提案，刊登在开会当天云南政协报"两会提案抢先看"头条。

七、临证心得，有感而发

1.巧用四诊

章虚谷云："望、闻、问、切，名曰四诊。医家之规矩准绳。四诊互证方能知其病源，犹匠之不能舍规矩而成器皿也。"由于小儿"脉难于消息求，证不可言语取"，故临证需灵活运用四诊。

（1）望诊：重在察神色形态官窍。若面部山根脉现则可能夹滞，面三部青（眼眶、鼻梁、口周围青）考虑风淫于内，面部见生长癣、毛发苔藓者多伴脾虚。审苗窍中望舌最为重要，因舌色之深浅、舌质之润燥、舌苔之厚薄腐腻，最易辨识也最为客观。若遇尿频患儿必查会阴，以判断是否有蛲虫病、包皮过长或包茎等。

（2）闻诊：重在辨声息气味。《幼科精要》云："小儿有病最为难，口不能言辨是非，唯在揣摩而测度，听声察色探元微。"

（3）问诊：除尊何廉臣"十问歌"外，咳嗽患儿应重点询问咳嗽时辰、痰之清稠、有无咽痒、饭后或运动后是否加剧等。《幼幼集成》曰："清晨嗽者属痰火，午前嗽者属胃火，午后嗽者属阴虚，黄昏嗽者，火浮于肺，五更嗽者，食积滞于三焦。"对于久嗽患儿，据此选药，实用实效。对发热患儿，除问发热外，问其大便最为重要，若大便秘结，则釜底抽薪，以通腑泄热为治；若大便稀塘，则应在清解剂中反佐辛温之品如生姜等，以防变生他疾。

（4）切诊：重在按颈项、额头、肚腹、皮肤等，以了解寒、热、汗的情况。手足心热、肚腹热多为食滞内热。由于颈项部与经络系统有广泛的联系，十二经脉中除手厥阴心包经外，其余经脉或其分支均经过颈项部，临床观察发现，额头不热而颈项热者多为发热前兆。

凡此种种，在有限的时间内巧妙运用四诊采集到最可靠的信息是小儿医师必备的基本功。诚如儿科名家徐小圃所教导的"一是看得准，二是听得清，三是问得明，四是摸（切）得细，缺一不可"。

2. 治病求本

治病求本，就是寻找出疾病的根本原因，并针对病因进行治疗。《伤寒来苏集》云："外邪之感，受本难知，发则可辨，因发知受。"病因既是辨证的结果，也是论治的依据，是辨证与论治之间的连接点，因此辨证求因、审因论治是辨证论治的核心要义。尽管证候表现纷繁复杂，但某些症状或症状群的出现不是孤立的，究其病因具有同一性。临床所见，过敏性鼻炎患儿往往伴有湿疹、丘疹性荨麻疹等过敏性疾病，常由血热、湿毒、脾虚或血虚生风等所致，找准病因审因论治，则病状均会得到缓解。如腹痛（肠系膜淋巴结炎）常伴有扁桃体或淋巴结肿大，加用清热解毒散结之品如连翘、蒲公英、夏枯草、射干等，腹痛症状可减轻或消失；多发性抽动症表现更为多样，但万变不离"风胜则动"，治疗只要抓住"风胜"这一根本，或平肝，或清心，或化痰，或养血等，则可使风去而动止；治疗鼻渊流涕，常加化痰的瓜蒌、化橘红、草荸子等获效，痰、涕都是由于水液代谢障碍而停积于体内所形成的代谢产物，可谓同源而异物，口鼻相通，小儿不会吐痰，故化痰可以除涕。总之，临证要剥茧抽丝，求本溯源，方能知常达变，效如桴鼓。

3. 三因制宜

喻昌的《医门法律》云："凡治病不察五方风气，衣食居处各不相同，一概施之，药不中窍，医之过也。"在诊察儿科疾病过程中，亦需要根据患儿体质、生活习惯、饮食口味、居处环境、时令、地域等不同而选择适宜的治法，也就是要因人因时因地制宜，即三因制宜。

（1）因人制宜：《灵枢·卫气失常》指出"人有肥瘦、大小、寒温之别"，治疗当"先别其三形，血之多少，气之清浊，而后调之"。临床所见，肥儿肌松者多痰湿，常伴湿疹、哮喘等疾病，治疗多从分消湿邪；瘦儿唇红者多虚火，常伴扁桃体炎、淋巴结炎等，治疗多从养阴清热。《素问·五常政大论》曰："能毒者以厚药，不胜毒者以薄药。"人的体质有强弱之分，疾病发生有轻重缓急之别，故用药有厚薄之不同。

（2）因时制宜：《素问·宝命全形论》云："人以天地之气生，四时之法成。"人与天地相应，人体营卫的运行、气血的流注、阴阳的消长、脏腑的功能活动、疾病的发生发展及演变等无不表现出与自然界相应的节律。小儿最常见的感冒就有明显的季节性，春天风热，多用桑菊银翘类；夏天伤暑夹食（湿），多用新加香薷饮及藿香正气散类；秋天肺燥，多用沙参麦冬汤或清燥救肺汤类；冬天风寒，多用荆防败毒散等。

（3）因地制宜：《素问·异法方宜论》中明确提出不同地域与居民身体和疾病的相关性以及因地制宜的原则。我在前期研究收集了上千例昆明地区不同季节小儿感冒病例资料，对其证治规律进行了初步总结，结果发现，昆明春季冷空气活动剧烈且频繁，日夜温差相差 10℃以上，忽冷忽热易导致小儿感冒多发，并常表现为风热袭表证、寒热错杂证；夏季日温差相对小，气温较稳定，雨水集中，多表现为湿热郁表证；秋季风高物燥，常见燥邪伤肺证，又因盛产瓜果美食，多夹滞夹痰；冬季温差大，降水少，冷空气活动频繁，常见时疫感冒和寒热错杂证。

4. 活用汗、吐、下，重剂起沉疴

小儿脏腑娇嫩，血懦气弱，体疏神怯，有"夫补者人所喜，攻者人所恶"之说。小儿虽脏腑细微，骨肉轻软，但五脏六腑、荣卫血气皆全，求平以治，邪在表宜汗，在上焦宜吐，在中下宜下，不必有惮。

（1）汗法：小儿寒暖不知自调，机体不密，易以生患，应明辨而用汗法。如《幼科发挥》云："凡肿自上起者，皆因于风，治在肺，宜发散之。所谓开鬼门者是也。鬼门，汗孔也。参苏饮合五皮汤主之。"小儿外感病居多，临证常用汗法。其常用方多为麻黄汤、桂枝汤、香苏散、桂枝加葛根汤、柴葛解肌汤等，常用药多为麻黄、桂枝、荆芥、白芷、细辛、苏叶、生姜、葱白、薄荷、葛根、苍耳子、防风、前胡、柴胡、羌活、升麻、浮萍等。

（2）吐法：小儿饥饱不知自节，肠胃绵脆，易寒热也易从湿化，致上盛不已，宜吐而夺之，如《圣济经·慈幼篇》言："若病在胸中，秽汁既吞，必吐而愈。"吐法可畅气、通窍、祛痰、开关等，凡在上者之积滞、痰涎，一切闲物，均可以吐法治之。临证发现，用压舌板查看咽喉常致患儿呕吐，吐后患儿病减三分，判若两人。邪壅聚于上，常因势利导，以吐止吐、以呕止呕。

（3）下法：小儿易虚易实，易寒易热，邪易壅滞，转传迅速，常宜下而疏利之。《圣济经·慈幼篇》云："若病在肠中，乳哺不进，必下而愈。"然医多以为下法即是通胃家糟粕，差矣。下法含多法，如张从正言："催生下乳、磨积逐水、破经泄气，凡下行者，皆下法也。"临证常用大黄、枳实、厚朴、番泻叶、瓜蒌仁、郁李仁、杏仁、牛蒡子、槟榔等药，方以大承气汤、小承气汤、调胃承气汤、枳实导滞丸加减辨证治疗小儿腑脏有热之大便不通、乳食积滞等，下之即愈。

汗、吐、下三法可蕴万法，究竟实为一法。一言以蔽之，邪去而正自安。邪正盛衰、表里出入、寒热去来，为致病之路，而愈病之道亦同。汗、吐、下三法用于小儿亦有禁忌，需据小儿体脉气血之盛衰、疾病新久虚实而用之。凡小儿体虚甚者、气虚极、亡血者，皆禁。且儿体怯弱，用时须中病即止，重视调养，固护正气。

5. 健胃调味

"人皆以脾胃为本，所当调理，小儿脾常不足，尤不可不调也。"胃主受纳，脾主运化，脾胃壮实，四时安宁，脾胃虚弱，百病蜂起，故调理脾胃者，医者之王道也。综观名医大家处方用药，无不以顾护脾胃为本。"小儿用苦寒，最伐生生之气"，因此处方常选用白豆蔻、神曲、厚朴等醒脾胃、化湿浊、行滞气之品，既清解又健胃，一举两得。常言道："良药苦口利于病。"对于儿科来说，要力争良药可口利于病，而要做到这点，必须熟谙药物的性味。朱良春先生说："知医知药，乃是良医。"昔日有"神农尝百草"，今日应"良医识药性"，尽量实现口感好、依从性好、疗效好的目标。诚然，并非每剂药都可口，个别苦涩之剂可选用白豆蔻、芦根、薏苡仁、淡竹叶、甘草等调味。

6. 药专效宏

看方犹看律，用药如用兵，贵在少而精。正如前贤所言："有是病而用是药，则病受之；无是病而用是药，则元气受之。"小儿为"稚阴稚阳之体"，不可大剂寒凉，也不可重剂温补，组方要做到理明、法清、方简、药精，目标明确，箭无虚发，方能击中要害，药到病除。如董廷瑶教授提出的小儿用药六字诀有重要的指导意义："轻"可去实有古训，"巧"夺天工效更宏，"简"化用药须求精，"活"泼泼地建奇勋，"廉"价处方大众化，"效"高何须药贵重。自古贤哲多求实，昭示后人莫磋跎。

7. 内外合治，针药并施

古有"良医不废外治"之说。外治法包括熏洗法、涂敷法、笔包法、热熨法、敷贴法、擦拭法、药袋疗法等20多种。基于吴师机的《理瀹骈文》所说："外治之理，即内治之理；外治之药，亦即内治之药，内服兼药浴，嘱家长药渣煎汁，年幼儿兑水洗澡、年长儿兑水浴足。"此举既节约资源，又协同增效，并且简单易行。此外，对痛症、鼻炎、抽动症等常配合耳压，对伤暑夹湿感冒常配合刮痧疗法而获良效。由此我深切体会到，艺多不压人，技强效更好。

八、大医之路，道阻且长

少年安知常少年，曾经沧海变桑田，从幼稚到成熟，从学生到校长，我学中医、用中医、教中医、扬中医、爱中医。是中医教我做人：医乃仁术，仁者爱人；是中医教我做学问：上知天文、下知地理、中知人事；是中医教我做事：凡大医治病，必当安神定志，无欲无求，先发大慈恻隐之心，誓愿普救含灵之苦。教书育人，桃李芬芳；治病救人，功德无量，身兼老师和医生这两个最伟大的职业，何其有幸！

回眸流金岁月，是先贤前辈的济世情怀让我信守医者仁心，是佩衡（吴佩衡，原云南中医学院首任院长）先生的"大道斯为"催我发奋砥砺前行。中医学是生命之学、社会之学和自然之学，是最有情怀与温度的医学。感恩中医，是这门古老的医学，助我走上了人生坦途。我坚信，天下无不治之症，只有难觅之方。今之中医，适逢良机；今之我辈，身处盛世。当前，中医药迎来了天时、地利、人和的大好时机，在"传承精华，守正创新"的路上，中医人应该更加自信、自立、自强，名医荟萃，明医辈出，民医涌现，这是中医之幸，也是黎民之幸。

"纸上得来终觉浅，绝知此事要躬行"，唯有"多读经典勤临证，发皇古义融新知""靠杏林真本事吃饭，用本草真疗效说话"，才能跟随名医大家的脚步，成为深明医理的明医、知名度高的名医、一心为民的民医。"路漫漫其修远兮，吾将上下而求索"。

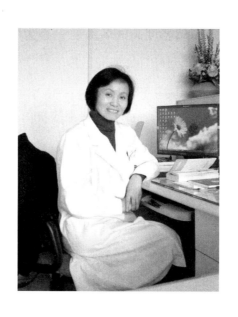

万文蓉教授：海内外有她无数的"中医粉"

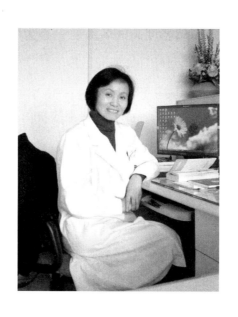

北京中医药大学厦门医院主任医师、
教授、硕士研究生导师

万文蓉

万文蓉，女，1964 年 7 月出生，江西省南昌市人。北京中医药大学厦门医院主任医师、教授、硕士研究生导师，中华中医药学会系列期刊《中医药通报》常务副主编；全国第三批老中医药专家学术经验继承人、国家中医药管理局第二批全国优秀中医临床人才，闽江科学传播学者，厦门市拔尖人才。

曾获中华中医药学会全国中医师"学经典"标兵、北京中医药大学临床教学医院讲课比赛一等奖、福建中医药大学"说课"二等奖及主讲的《针灸学》教学成果奖、福建中医药大学研究生部"北京固生堂名中医传承栽培奖学金"，福建省三八红旗手称号、厦门市三八红旗手称号等荣誉。

主编《万文蓉临证心悟》《针灸处方新解》《小大夫抄方日记》等著作 8 部；发表论文 100 余篇；主持或参与国家、省市级课题 30 余项。

兼任中国中医药研究促进会报刊图书编辑与信息专业委员会常务副主任委员，中华中医药学会期刊编辑分会常委，世界中医药学会联合会中医临床思维专业委员会常务理事，中华中医药学会内经学分会委员，中国针灸学会腧穴分会委员，福建省中医药研究促进会副会长，福建省针灸学会副会长，福建省针灸学会科普分会副主任委员，福建省中医药学会中医经典分会副主任委员和呼吸病分会常务委员，厦门市中医药促进会会长；农工党厦门市委副主委；福建省人大代表、厦门市人大常委及人大科教文卫委员会委员。

几根细细的银针，在她手中理法方穴、君臣佐使丝丝入扣，从医 30 余载，她用精湛的技艺和面对生死时的冷静果敢，为数不清的患者驱散了病痛的阴霾，海内外有她无数的"中医粉"。

"中医学博大精深，我们要终其一生地学习、思考、探索，才能对得起我们的患者"，万文蓉教授常常这么教导自己的学生。这些年来，她始终谦逊好学，勤求博采，将优秀传统文化宝库中的中医学与西医学结合，在医疗工作一线不争自艳。

一、以仁存心，守正创新

万文蓉教授 1964 年 7 月出生在江西南昌一个高知家庭，家族中几代辈出名医，尤其是她舅舅，不仅是中医大学的教授，亦是中国工程院院士、国医大师、针灸界泰斗、中国中医科学院程莘农教授的开门弟子。"在这样的家庭环境熏陶下，很难不被影响，小时候印象最深的就是看到舅舅为患者治病，几根银针下去就病去身安，登门感谢送牌匾和锦旗的患者不计其数，所以高考时我就选择了中医专业。"万文蓉教授说："记得在我上大学临行时，舅舅特意给我写了一句鼓励的话'青出于蓝，更上一层楼'。"所以大学教育和家传绝学共同滋养了她在中医科学路上的扎实功底。

1986 年，她大学毕业分配到江西省中医药研究所工作，跟师国医大师、中医呼吸病专家洪广祥教授，从事中医药诊治支气管哮喘的科研和临床，目睹了洪广祥教授运用纯中医治疗危急重症及疑难杂症的疗效，深感震撼，从此下决心成为"铁杆中医"。

1988 年，她考入中国中医研究院攻读针灸专业研究生，在王琦、王岱、彭荣琛、夏玉卿、何绍奇和江幼李等教授的指导下，对中医四大经典及其在临床中的运用、古今针灸疗法产生了全新的认识，更加坚定了对中医的信心。1991 年研究生毕业后，她来到国家中医药管理局厦门国际中医培训交流中心工作。中心为推动海内外中医学术交流，提高厦门中医的影响力，在全国范围内邀请知名中医专家，如朱良春教授、干祖望教授、王琦教授、彭荣琛教授等莅临厦门讲学和临床带教，她有幸跟师学习和随旁侍诊。朱良春教授"每日必有一得"及其运用娴熟技巧论治疑难病的方法，干祖望教授"耕读不止"及其"望、闻、问、切、查"的诊疗思路，洪广祥教授"知难而进"及其"治肺不远温"的学术思想，彭荣琛教授"处处留心"及其针灸临床讲究"治神为先""细节为重"的思路等，体现了大师们严谨的治学态度、深厚的中医功底、广博的临床视野，对她的从医生涯产生了极其深远的影响。

坚持守正不泥古，创新不离宗，万文蓉教授临床擅长针药并治慢性呼吸系统疾病、过敏性疾病、神经系统疾病及难治性疾病等。在"读经典、跟名师、做临床"的基础上，她勤于思考，善于总结，并遵循创新性、先进性和科学性的原则，重点研究中医、针灸治疗呼吸系统疾病的机制，形成了较系统的中医诊治慢性呼吸系统疾病的思路和方法。临证时，处处体现中医的整体观、衡动观、辨证观的思想，面对疑难杂症悉心谛思，圆机活法，知常达变，有者求之，无者求之，则疑者不疑，难者不难，以辨证论治为核心，结合西医的辨病，善用经方出奇制胜，并在中医经典理论的指导下，创制了许多有效的针灸经验方，如治疗哮喘的温阳利气针刺方、治疗自汗的固表敛汗方、治疗老年性癃闭的行气通窍方及治疗耳鸣的益肾通窍方等，其组方缜密，依据充分，寓意深远，均屡建殊效。

温阳利气针刺方是万文蓉教授在《针灸大成》等古籍止哮方的基础上，经临床反复验证而拟定的，是治疗支气管哮喘的有效方。其由阳三针（即大椎、双风池）、肺俞、太冲、支沟、间使组成，急性发作期加风门、天突；持续期加列缺、膻中；缓解期加足三里、太溪。她认为，哮喘虽分期论治，但始终以辨证为纲，无论虚实之变化、标本之急缓，但始终以温阳利气为法。

方中以阳三针为君穴，其中大椎属督脉，为手足六阳经与督脉之交会穴，督脉乃阳脉之海，总督一身之阳，温阳之力尤甚；风池属足少阳胆经，少阳乃小阳，既升阳疏肝，又祛风散邪，合之温阳以散寒化痰、疏肝以行津化瘀，正如《素问·金匮真言论》曰："病在肺，俞在肩背。"背部之肺俞为臣穴，乃"肺之疾，取之俞"，其为肺气输注之穴，正如《针灸资生经》曰："凡有喘与哮者，为按肺俞，无不痛，皆为缪刺肺俞，令灸而愈。"其具有宣肃肺气以平喘之功。君臣相配体现阴病治阳思想，正如《素问·通生气天论》曰："阴阳之要，阳密乃固。盖阳密，则邪不能外淫，而精不内亡矣。"佐使之穴太冲、支沟、间使，其中太冲是足厥阴肝经之原穴，肝主疏泄，既可利气以化痰行瘀，又有升肝气以降肺气之性，肝升肺降，气机运行有序乃生化无穷，形成"龙虎回环"而气机升降有序；支沟、间使为临床常用对穴，以行化痰祛瘀之职。支沟属手少阳三焦经，三焦既为气道又为水道，正如《难经·六十六难》云："三焦者，原气之别使也。"《类经》曰："三焦气治，则脉络通而水道利，故曰决渎之官。"指出支沟主利水化痰。间使为手厥阴心包经之经穴，属金，心包乃相火之官，代心司职，主血脉，行活血化瘀之职。诸穴远近、阴阳、表里相配，共奏温阳利气、化痰行瘀之效。

当风寒诱发，引动痰瘀，导致哮喘急性发作时，急则治其标，加风门、天突以祛风散寒，降气平喘。其中风门属足太阳经，太阳为人身之藩篱，风为百病之长，其可祛风关门，固守肺窗；天突属任脉，位于胸通于肺，犹如肺气出入之灶突也，乃降逆化痰、镇咳平喘之妙穴，正如《玉龙歌》有"哮喘之症最难当，天突妙穴宜寻得"之言。

当邪气留连盘旋，正邪胶着，导致哮喘慢性持续不解时，证属虚实夹杂，加列缺、膻中以通络透邪、益气扶正。其中列缺属手太阴肺经之络穴，通阳明，可疏风解表，宣肺平喘；膻中属任脉，为八会穴之气会，可宽胸理气、化痰散瘀。

当邪去正虚，哮喘处于缓解期时，加足三里、太溪既补先、后天以益肺，又因五行均属土以培土生金。其中足三里为足阳明胃经之合穴，健脾益气达"四季脾旺不受邪"；太溪为足少阴肾经的原穴，肾经"其直者，从肾上贯肝膈，入肺中"，通过补益肾精以补土生火、金水相生，达到纳气平喘之效，正如《针灸大成·东垣针法》云："气在于肺者……成痿者以导湿热，引胃气出阳道，不令湿土克肾，其穴在太溪。"两穴相合乃治病求本。全方切中支气管哮喘的病机核心，方随法出，穴随方立，理、法、方、穴环环相扣，屡试屡验，为内病外治提供了新的思路。

技术娴熟、精益求精是同行们对她最多的评价；而温暖如春、一丝不苟是她留给患者最深刻的印象。临床门诊以幼儿、女性和老年患者居多，日常工作虽繁杂而琐碎，但在诊治过程中，万文蓉教授非常用心细致，注重患者资料的收集，观察病程中的蛛丝马迹，讲究针刺过程中的细节。为达到最佳的临床效果，在针刺的全过程，她不仅注重调整自身的神、患者的神，而且对每一名患者腧穴的针刺左右先后、针刺深浅、捻转次数都是不一样的，力求精准化、个性化。

万文蓉教授认为，针灸不仅是技术更是艺术，而且针灸是一门系统的学科，所以临床中建立了独特的诊疗思路，如三散方针刺治疗慢性阻塞性肺疾病、全程温法治疗支气管哮喘、四步法治疗周围性面瘫、大接经全息疗法治疗中风后遗症、特效穴针灸治疗失眠等。一次，一位年过六旬的老太太因为弯腰提重物后突感腰部剧痛，活动受限，就近入院治疗，当时以"急性腰扭伤"收入住院，予静脉滴注、口服药及针灸治疗1周，未见好转，经介绍前来求治。万文蓉教授经过认真诊查后，让老人在两位家属的搀扶下站立，以通经行气方针刺治疗，第一次针刺后，老人的腰痛就有明显改善，且可逐渐站直，在针灸治疗3次后，老人自行来到科室向她连声道谢，赞叹太神奇了，"没想到取穴少疗效却这么好！"万文蓉教授对学生说："急性腰扭伤本就是针灸的优势病种，当常规方法无效时，就该另辟蹊径。而针灸治疗能否一矢中的关键在于准确辨证、精准选穴、手法到位，这就是针灸家与针灸匠的区别。作为医生，患者的病痛我们感同身受，希望尽快解决患者的痛苦，所以临床面对疾病就如同打靶一样，最好的疗效是准确地打在10环上，怎样才能做到，这就需要我们不断地学习、总结，提高自己的医疗技术。"每次门诊，万文蓉教授总是第一个到，最后一个离开，有时候一天门诊下来，身体极为疲惫，但看到患者的笑容，她心里却感到无比高兴。没有人能数得清她曾解除了多少患者的病痛，没人说得清她为患者度过了多少个不眠之夜。

二、传承中医，推动传播

作为北京中医药大学和福建中医药大学教授、硕士研究生导师，至2020年，万文蓉教授为福建中医药大学培养针灸专业研究生43名，已毕业27名。在教学中她自始至终以身作则，要求学生在学业上刻苦、认真，常常告诉学生，临床中所有取得的疗效都是站在巨人的肩膀上，中医是以人为本的，既有严格的原则性，又有较大的灵活性，要想做一名好的中医，必须有"处处留心是学问"的心态，养成多思考、多提问的习惯，做到"知其然而知其所以然"。临床带教时，她毫不保留地给学生解析临床疑难杂症病机，为提高学生们的理论素养和临床技能，经常利用业余时间为学生开设系列讲座，拓展学生的临床思维，并布置临床案例让学生思考分析，与学生共同探讨，给他们今后的职业生涯打下扎实的基础，同时也实现了教学相长。2015 年，她在北京中医药大学临床教学医院教师讲课竞赛中获得一等奖第一名。2017 年，她荣获福建中医药大学研究生部"固生堂名中医传承栽培奖学金"。2019 年 10 月，她主编的《小大夫抄方日记——万文蓉教授针药结合临证思辨带教实录》出版，成为中医临床带教的首部著作，受到中国科学院院士陈可冀教授的赞誉，并得到了国家级百强出版社中国中医药出版社的大力推广。

　　一颗真心锁中医，中医是中国传统文化最璀璨的瑰宝。作为福建省中医药研究促进会副会长、厦门中医药促进会的会长，万文蓉教授认为，让世界了解中医、让中医走向世界是责任也是义务。她以医会友，积极促进海峡两岸和海内外中医药界同仁的交流和合作。2012 年，她被中国台湾台南大学聘为研究生班《针灸学》主讲教授，多次受邀授课，其深入浅出的教学方式得到学生的赞誉，学生们天马行空的思维方式也让她觉得很有意思。一次，万文蓉教授在针灸课上讲到三条经脉交汇的穴位叫"三阴交"时，立刻有学生提问："请问是立体交还是平面交？"万文蓉教授觉得很吃惊，因为这个问题提得很好，但在她二十多年的教学生涯里，从来没有学生问过。"三阴交是立体交！有意义吗？当然有！"万文蓉教授回答道："腧穴的层次分为天、人、地，根据病证的不同，针刺的深浅度是不同的，治疗效果也就不同，这就是细节决定成败。这个问题对临床针灸医师很有指导意义，对临床治疗也很有指导价值。"

　　同时，她每年还要往返东南亚各国，为海外的中医同仁们讲课和带教，推动中医文化的海外传播。曾有一位马来西亚学生在给她的信中写道："特别感谢老师，让我真正深刻地爱上中医、爱上针灸，老师的教诲启发了我的中医思维、拓展了我的临床思路，从而提高了我的临床疗效，让我的患者体会到了中医学的美妙。而老师对患者永远温和的态度让我在工作中也牢记医者仁心，也许这就是真正意义上的中医'师承'吧。"

2019年10月，作为主旨嘉宾，万文蓉教授受邀出席了新加坡中医中药联合会90周年学术交流大会，并被聘为新加坡中医中药联合会学术顾问，专门为新加坡中医同仁开设了为期1周的针灸高级提高班，受到当地中医同仁的好评，并获得新加坡政府颁发的"中医之光"称号。

三、搭建平台，促进交流

2002年，万文蓉教授兼任中华中医药学会系列期刊《中医药通报》杂志的编委会委员、编辑部主任，自创刊之初，她秉承着学习、提高、交流的心态，以专业人做专业事的认真，以为中医人提供精神家园为己任，使期刊呈现中医特色突出、大家云集、稿件质量优良的特点，得到我国港澳台及东南亚各国中医药同仁的认可，成为中国香港浸会大学"中医大讲堂"、马来西亚东方中医药进修学院、新加坡中医药学院、中国澳门中医药学院等中医院校及中医学术团体重点推荐的中医药学术期刊之一，也成为他们开展中医药学术交流的平台。

《中医药通报》杂志曾在全国中医药期刊评选活动中，获得国家中医药管理局颁发的全国中医药优秀期刊奖，成为福建省唯一获此殊荣的期刊，获得海内外同行的赞誉，受到新闻出版行政管理部门的关注和肯定，2009年以来多次被福建省新闻出版局推荐参加由国务院台湾事务办公室主办的海峡论坛之海峡两岸优秀期刊展。因为《中医药通报》在海内外读者群和作者群中具有较高的知名度、美誉度，作为《中医药通报》杂志常务副主编，万文蓉教授被选为中华中医药学会编辑出版分会常委、全国中医药期刊审读专家。

万文蓉教授希望通过自己的努力，让更多人看到中医工作者的坚守和中医的独特优势，让更多的生命有绽放的机会。

（李方芳整理）

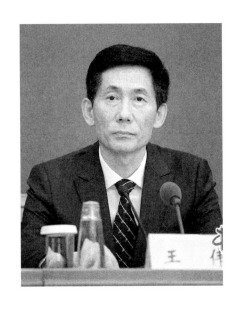

清肺排毒汤

北京中医药大学副校长

王伟

王伟，男，1964年出生，医学博士。现任北京中医药大学副校长，二级教授，主任医师，中西医结合药理学和中西医结合内科学博士生导师，国家一流学科中西医结合学科负责人，国家中医药管理局中西医结合药理学科带头人，证候与方剂教育部暨北京市重点实验室主任。入选国家千百万人才工程、国家级"有突出贡献中青年专家"，首届岐黄学者，吴阶平医药创新奖获得者（2019年），国际欧亚科学院院士（2019年当选）。获得国家科技进步奖3项，发表学术论文390篇，其中SCI论文90篇。

新型冠状病毒肺炎疫情初发，科学家用最短的时间确定了病毒的种类，西医缺乏特效的药物进行治疗。众所周知，中医药在历史上有过多次与疫病对抗和较量的经历，积累了丰富的经验，留下了大量经典医籍。

中医对于疾病的认识与西医不一样，中医更重视的是人，重视对人体产生的病理损害、主要的临床症状、舌象和脉象、发病时间及发病地域等，通过这些资料进行归纳分析，根据六经辨证或其他辨证方法，分析疾病的病位、病性、病情转归、患者体质等，从而采取相对应的方药或针灸进行有针对性的治疗。中医既讲究辨病也讲究辨证，中医治疗的特色之一是辨证论治，最好是一对一个体化辨证治疗。但新型冠状病毒肺炎传染性强，靠有治疗疫病经验的中医医师一个个把脉开方是不切实际的。中医治疗瘟疫自古就有用通用方的经验，东汉名医张仲景在长沙为官时，适逢瘟疫流行，就开辟一处空地，支起大锅，熬药煎汤分给众多患者，救人无数。

从中医角度分析此次疫情，首先从天时分析，起病在 12 月初，正值冬季，天时以寒邪主令。本来天地间的风、寒、暑、湿、燥、火是正常的六气，但是过则为害。寒邪太过，则伤人体，《黄帝内经》讲"冬伤于寒，春必病温"。因此大寒节气过后，进入第二年春，此时容易发生温病，在用方上需要适当加石膏。

从临床表现来看，本病重型、危重型患者病程中可为中、低热，甚至无明显发热；轻型患者仅表现为低热、轻微乏力等，再结合其"恶寒发热或无热、脘痞、呕恶，便溏，舌质淡、苔白腻，脉濡"等临床表现，都符合寒（湿）疫的特点。邪气作用的部位在肺，甚则累及心、肝、肾。寒性凝滞，湿性黏腻，两者都能阻滞气机的运行，在明确寒湿的同时需要兼顾其产生的郁热。三焦是人体水液运行的通道，故治疗时需要重视调畅气机，给邪气以出路。单一的组方无法满足此次疫情的病机特点，因此清肺排毒汤融合了麻杏甘石汤、五苓散、射干麻黄汤、小柴胡汤。使其共同发挥发汗平喘、调和营卫、和解少阳、健脾化湿、清热解毒、生津之效。事实证明，该方在新型冠状病毒肺炎治疗中显示出了良好疗效。其具体组成是麻黄 9 克、炙甘草 6 克、杏仁 9 克、生石膏 15~30 克（先煎）、桂枝 9 克、泽泻 9 克、猪苓 9 克、白术 9

克、茯苓 15 克、柴胡 16 克、黄芩 6 克、姜半夏 9 克、生姜 9 克、紫菀 9 克、款冬花 9 克、射干 9 克、细辛 6 克、山药 12 克、枳实 6 克、陈皮 6 克、藿香 9 克。

麻杏石甘汤为《伤寒论》中十大名方之一，原文记载："汗下后，不可更行桂枝汤，汗出而喘，无大热者，可予麻黄杏仁甘草石膏汤。"在新型冠状病毒肺炎早期，外感寒湿之邪袭表，表现为恶寒发热、咽干、乏力、胸闷、呕恶、便溏、舌淡、苔白、脉濡等寒湿之邪在表之象。如表证不解，则可入里化热传变，表证失治误治，表证入里化热、寒湿化热生火，则形成肺热蕴实证，肺气上逆，表现为咳嗽、气喘、大热、烦渴、舌红、苔黄、脉数，这正是麻杏石甘汤所主治的典型病症。

五苓散出自《伤寒杂病论》，主治蓄水膀胱，气化不利，兼有表证不除的太阳病腑证蓄水。本证的实质为痰饮水湿内盛，凌肺伤脾，致使肺气不利，短气咳逆；脾喜燥恶湿，湿邪为患，损伤脾阳，致使脾气、脾阳亏虚，升清降浊之功失常，胃失和降而恶心、呕吐。太阳经行于体表，感受外邪，首当其冲，也是最先发病的经脉，即所谓太阳为开。新型冠状病毒肺炎以湿邪为主，寒湿、湿热疫毒外感人体，太阳经最先受邪，且寒湿、湿热等湿邪致病，最易伤脾损肺，致使肺脾两伤，肺失宣降则通调水道之功失司，痰饮内蕴愈盛，脾失健运则五谷不化，升清降浊之能受损，最终导致肺、脾气机蕴滞，更加重了痰饮、痰湿等病理产物的进一步阻滞。故在整个治疗中应时刻不忘健脾利湿，脾胃为后天之本，脾健则生命活动所需要的营养物质会源源不断地产生，通过脾阳温煦、脾气运化则濡养全身。五苓散正是健脾利湿的代表名方。

射干麻黄汤为张仲景的《金匮要略》中治疗咳嗽上气病的经典方。《金匮要略·肺痿肺痈咳嗽上气脉并治》中记载："咳而上气，喉中如水鸡声，射干麻黄汤主之。"本方主治寒饮郁肺所致的肺气上逆，喘息有声，其辨证要点为寒饮之邪犯肺。《新型冠状病毒感染的肺炎诊疗方案》中提示新型冠状病毒肺炎轻型、重型患者病理因素之一是以湿邪为核心的寒湿痰饮或湿热疫毒，实质就是痰饮，或寒湿痰饮，或痰湿热毒。发病早期，多数患者临床表现为寒湿痰饮阻肺，气机不畅，肺失宣降，肺气上逆而为咳嗽喘息，肺气上逆冲击喉鸣而作响，治疗方法为温肺散寒、化痰涤饮。

小柴胡汤见于《伤寒杂病论》，是治疗少阳证的代表方。寒湿疫毒之邪侵袭人体，出现寒热往来，是病入少阳，枢机不利，正邪相争于半表半里之间，正盛则热，邪盛则寒，寒热交替出现，谓之寒热往来。本病不管是感邪初期出现的寒湿郁肺证、寒湿阻肺证、湿毒蕴肺证，还是湿瘀化热之后出现的湿热蕴肺证，邪入少阳、气机郁滞是其病理核心，患者始终处于正邪相争的状态，出现恶寒发热，正盛则邪退，正衰则邪进。和解少阳，驱邪外出，使病邪趋于肌表，给外感疫毒邪气以出路。疏解气机，则可升降协调、三焦通达、内外宣通；湿热疫毒之邪外出肌表，则热退病愈。如少阳不解，湿热疫毒内闭，则可最终形成内闭外脱之危候。这是贯穿新型冠状病毒肺炎整个治疗过程的关键，能否驱邪外出是决定患者预后的关键点。

纵观全方，组方中有宣、有清、有健脾、有和胃，处方涵盖面广，并考虑到了寒、热、燥以及胃肠问题。该方可减轻新型冠状病毒肺炎患者的主要症状，对普通型、轻型和重型均有明显疗效。

清肺排毒汤的疗效优势主要体现在显著降低发病率，缩短核酸转阴时间，迅速缓解临床症状，且无明显的不良反应，安全系数高，最关键的是它能够截断病势、扭转疾病向危重症转化，医疗费用相对低、减少国家的医疗负担。

清肺排毒汤是全国临床应用最广的方剂之一，全国有28个省（区、市）的定点医院使用该方开展临床救治。截至2020年5月9日时，10省（不包括湖北省）66个定点医疗机构纳入1330例（不含输入性病例）确诊患者，其中1286例已经治愈出院。另外，山西、陕西、河北、黑龙江、四川、广西6省输入性病例中103例使用清肺排毒汤治疗，92例已治愈出院。

另据山西省报告，在全省548例疑似病例中，未使用清肺排毒汤进行治疗的361例患者中，有123例转为确诊病例，发病率为34.07%；使用清肺排毒汤的187例患者中，有10例转为确诊病例，发病率为5.35%，提示该方能够显著降低发病率。

目前，清肺排毒汤促进病毒转阴时间等总体数据分析正在统计中，其中山西省数据分析显示，2020年4月7日至30日住院仍未转阴的患者26人（包括无症状感染者2人），自4月30日起服用清肺排毒颗粒，截至5月9日已有25人治愈出院。相较于其他治疗方法，对于无明显临床症状的病毒阳性患者，若尽快服用清肺排毒汤进行治疗，不论从治疗效果还是患者依从性都是较好的，且一个疗程仅需3天，起效迅速。

据统计，清肺排毒汤治疗组（多中心）平均第1次核酸转阴天数为8.65天，比纯西医治疗组少1.89天；平均住院天数14.4天，比纯西医治疗组少3.15天。清肺排毒汤治疗组（单中心，黑龙江某医院收治的38例患者）比纯西医治疗组，平均第1次核酸转阴天数少3.81天，平均住院天数少6.68天。

非重型患者（含轻型和普通型）清肺排毒汤治疗组（多中心）平均第1次核酸转阴时间为8.08±3.65天，比纯西医治疗组少1.22天；平均住院天数为14.02±4.75天，比纯西医治疗组少2.48天。非重型患者（含轻型和普通型）清肺排毒汤治疗组（单中心，黑龙江某医院）平均第1次核酸转阴时间为6.32±3.01天，比纯西医治疗组少2.98天；平均住院天数为10.41±3.64天，比纯西医治疗组少7.2天。

重型患者（含重型和危重型）清肺排毒汤治疗组（多中心）平均第1次核酸转阴时间为8.69±3.48天，比纯西医治疗组少2.89天；平均住院天数为18.34±6.93天，比纯西医治疗组少0.54天。重型患者（含重型和危重型）清肺排毒汤治疗组（单中心，黑龙江某医院）平均第1次核酸转阴时间为8.83±1.72天，比纯西医治疗组少2.75天；平均住院天数为12.86±12.86天，比纯西医治疗组少6.02天。

在临床症状治疗上，治疗前有46.8%的患者咳嗽，其中54.0%表现为干咳，28.0%的患者乏力，11.3%的患者气喘，11.2%的患者厌食，10.3%的患者咽痛。清肺排毒汤治疗1天后，50%以上的患者咽痛、气喘、乏力症状消失。清肺排毒汤治疗3天后，50%以上的患者咳嗽症状消失。清肺排毒汤治疗6天后，92%的患者气喘症状消失，65%的患者乏力症状消失，56%的患者咽痛症状消失，54%的患者厌食症状消失，51%的患者咳嗽症状消失，47%

的患者干咳症状消失。

在控制体温方面，清肺排毒汤治疗前，发热患者（体温 ≥ 37.3℃）占44.2%，清肺排毒汤治疗 1 天后，71% 的发热患者体温降至正常范围。清肺排毒汤治疗 3 天后，82% 的发热患者体温降至正常范围。清肺排毒汤治疗 6 天后，91% 的发热患者体温降至正常范围。

在胸部 CT 影像学吸收情况方面，治疗后有 87.4% 患者肺部病灶有不同程度的吸收（包括完全吸收、显著吸收等），12.0% 患者治疗前后肺部病灶未见改变（均未见异常），0.6% 患者肺部病灶呈现增多加重情况。

在湖北，清肺排毒汤获得了全面推广并发挥积极效用。武汉市政府自2020 年 2 月 5 日以来为定点医院、方舱医院、隔离点配送清肺排毒汤汤剂数十万袋；多家中药企业已为武汉方舱医院无偿提供复方颗粒剂近 10 万剂；湖北省卫生健康委员会依托当地中药企业为全省无偿制备配送复方颗粒剂近50 万剂，在湖北省各地定点医院使用。在湖北的广泛使用，显示出该方在治疗轻型、普通型患者以及疑似患者中的良好疗效，且未收到严重不良反应报告。

最关键的是，目前该方在治疗期间没有一例由轻症转为重型或者由普通型转为危重型的病例，说明清肺排毒汤可以有效阻断患者向重型危重型方向发展。陕西及重庆 2 个中心患者治疗转归纯西医治疗组有 24 例，痊愈出院 22 例（91.7%），死亡 2 例（8.3%）；清肺排毒汤组有 71 例，全部出院，无死亡病例。单中心（成都公共卫生中心）153 例治疗转归患者中，清肺排毒汤药组有 136例（其中 3 例危重型，4 例重型），均痊愈出院；纯西医组有 17 例（其中 4 例危重型，2 例重型），死亡 3 例（17.6%）。

西医的理念是点对点靶向治疗，认为能够直接杀死新型冠状病毒并且可以安全用于人体的药物才算特效药。相比而言，中医更强调整体调节，把临床治疗效果作为衡量方剂是否为特效药的核心标准，同时把适用人群是否广泛、能否全面覆盖轻重症等作为参考指标。从临床观察结果看，清肺排毒汤符合这三条标准，可以称其为"特效药"。

救治新型冠状病毒肺炎患者，核酸检测、CT 扫描、呼吸机等西医检测和生命支持技术不可或缺，而中医方剂在阻断轻症向重症发展、避免炎症风暴等方面同样至关重要。中国最具独特的优势在于中西医结合的治疗方法，如果两者结合得好，对患者来说将是巨大的福音。

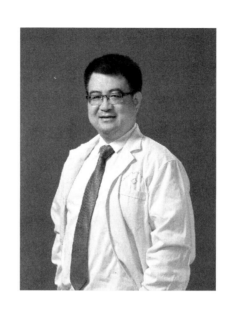

"五辨"思维在新型冠状病毒肺炎防治中的应用

医学博士，福建中医药大学校长、教授，
博士研究生导师

李灿东

李灿东，男，1964年出生，医学博士。福建中医药大学校长、教授，博士研究生导师。中华中医药学会中医诊断学分会主任委员、世界中医药学会联合会中医健康管理专业委员会会长、教育部高等中医学教学指导委员会副主任委员、全国高等中医药院校教材建设指导委员会委员，WHO ICD—11传统医学项目专家组成员。国家中医药管理局重点学科中医诊断学学科带头人，中医诊断学国家级精品课程、国家级精品共享课程和国家级教学团队负责人，第六批全国名老中医药专家学术经验继承工作指导老师、福建中医药大学"首届名中医"、中华中医药学会中医健康科普首席专家，第二届"全国百名杰出青年中医"、全国首届中医药科普"金话筒奖"获得者，入选国家级"百千万人才工程"，被授予"国家有突出贡献中青年专家"和"国家卫生计生有突出贡献中青年专家"荣誉称号，享受国务院政府特殊津贴专家。

主持国家重点基础研究发展计划（973计划）项目课题、国家自然科学基金重点项目、国家自然科学基金海峡基金重点项目、科技部支撑计划等多项课题；获福建省教学成果特等奖、一等奖，教育部科学技术（科普类）二等奖，中华中医药学会科学技术一等奖、二等奖、三等奖，福建省科技成果三等奖等多项奖励。

主编著作32部、副主编著作9部，代表作有《中医误诊学》《身在中医》《中医状态学》《中医健康管理学》等，担任"十二五""十三五"国家级规划教材《中医诊断学》主编，在国内外报纸杂志上发表学术论文261篇，被引2402次。

新型冠状病毒肺炎（NCP）传染性极强，主要症状为发热、乏力、干咳等，常起病隐匿，即使无症状携带者也可成为感染源。目前，本病尚未有可靠的抗病毒治疗方法，故将中西医结合取长补短，共同探索以提高疗效，降低病死率，已成为共识。国家卫生健康委员会办公厅、国家中医药管理局办公室已连续印发多版《新型冠状病毒肺炎诊疗方案》，要求各有关医疗机构在医疗救治工作中积极发挥中医药作用，建立中西医联合会诊制度，以促进医疗救治取得良好效果。笔者现基于整体观念，阐释"五辨"思维的内涵，发挥中医三因制宜原则，整体、动态、个性化、全程把握新型冠状病毒肺炎特征，以期为中医药防治新型冠状病毒肺炎提供参考。

一、"五辨"思维在新型冠状病毒肺炎防治中的应用

整体观念作为中医思维的灵魂，贯穿于中医思维的全过程，无论中医如何传承与发展都离不开以整体视角考量生命、健康与疾病的宗旨。目前，中医既迎来发展机遇也面临着发展瓶颈，而只有立足于整体观念，凝练出中医思维的特质，才能真正发挥中医优势。辨证论治是中医治疗疾病的主要原则，而准确辨证是治疗的前提。"辨"是中医临床思维的核心特征，也是中医诊断最基本的过程，"五辨"是在中医整体观念的基础上，凝练中医诊治疾病的特点与精髓而提升出的中医临床思维。全国"十三五"规划教材《中医诊断学》中正式提出"五辨"思维——辨症、辨证、辨病、辨人和辨机，强调临证时应紧扣"五辨"思维，树立整体、动态的视角，并结合实际情况来辨治疾病。本次疫病的突然暴发，一时使很多医者束手无策，而理清疫病辨治思路具有重要意义。

1. 辨症

症，是疾病的外在表征信息，为中医诊断的主要依据，是组成疾病和证候的临床要素。在新型冠状病毒肺炎的诊断中，首先，应辨症的主次。根据新型冠状病毒肺炎的临床研究发现，其主要症状为发热、咳嗽、乏力、咳痰、气短、关节肌肉（酸）痛、咽痛、头痛、恶寒。此外，部分患者有咳血、恶心、呕吐、腹泻等症状。在对 NCP 中医证候特征的调查中发现，除常见临床表现

外，不少患者还存在纳差、口干、自汗、盗汗、口苦、便秘等症状，多数为舌苔厚腻，脉濡或滑数。其次，要辨症的真假轻重。作为一种全新的疾病，NCP常传变迅速，同时可出现相互矛盾的症状，此时不但要辨症的真假，注意遵循"杂病重脉，温病重舌"原则，还要重视对轻症和重症的判断，如出现呼吸困难、高热常提示病情加重，应迅速作出相应处理。再者，要辨微观表征。尤其是在无症可辨时，微观指标可作为中医辨证的参数之一，充分探索 NCP 的微观参数如实验室指标（淋巴细胞）、胸部影像（肺部斑块影）及血氧饱和度等与中医证候的关系，更有利于临床辨治，但目前还需进一步展开研究。最后，应辨症的偏全。把人当作一个有机整体，在采集临床信息时，不能仅针对 NCP患者出现的某一组特征性表现，而要同时注重患者的自觉症状，还要考虑包括季节、节气、气候、地理环境等在内的其他因素，这些都是辨症的重要依据，这对于没有典型临床症状患者的诊断显得弥足珍贵。

2. 辨证

证是对疾病当前阶段的病理概括。疫病往往传变迅速，在疫病的不同阶段可呈现出不同的证候特点，即使在同一阶段也会因人而异出现不同的证型。第五版《新型冠状病毒肺炎诊疗方案》中根据病情发展阶段的不同来划分证型，主要分为寒湿郁肺证、疫毒闭肺证、内闭外脱证、脾肺气虚证四型。早期为寒湿郁肺证，临床表现以肺失宣降与寒湿碍脾为主；中期疫毒闭肺证，多有化热、化燥症状；重症期内闭外脱证，肺闭进一步加重，患者出现呼吸困难、呼吸窘迫，需要借助机械通气，甚至神昏；恢复期多以肺脾气虚证为主。第六版《新型冠状病毒肺炎诊疗方案》中，针对本病不同阶段并兼顾邪毒化热与"寒、湿、热"不同，将中医辨证分型更为细化，同时考虑邪毒化热入营血出现大热烦渴、喘憋气促、谵语神昏，或发斑疹、吐血等表现，故增加了气营两燔证的辨治。最后针对恢复期，考虑热病后期耗气伤阴的特点，增加气阴两虚证。可见，在本病辨证过程中，应注意以下两点：一是辨证的缓急，本病具有发展迅速的特点，而证为当前阶段病理特点的概括，抓住当前阶段的主要矛盾是治疗关键，即"急则治其标"；二是辨证的兼夹与主次，本病具有虚实夹杂的特点以及湿毒化热、入营、伤阴的情况，故应注意辨明兼夹证，以针对性加减用药。治疗立法要以辨证为依据，不能以静止、绝对的观点思考，而应根据不同地区、气候、人群进行整体、动态、个性化的辨识。

3. 辨病

辨证是对当前病理阶段的纵向把握，而辨病是对疾病全过程整体的横向把握，每种疾病变化有相对固定的规律，掌握疫病的变化规律，则更有利于进行辨证，故中医强调将辨证与辨病相结合。NCP 作为疫病的一种，其特点在于具有疾病的阶段性及演变的一般规律。第五版《新型冠状病毒肺炎诊疗方案》将 NCP 分为四个阶段，即早期、中期、重症期、恢复期，随着对本病研究的不断深入并考虑临床应用问题，第六版《新型冠状病毒肺炎诊疗方案》在此基础上进一步分为轻型、普通型、重型、危重型和恢复期六类。其中轻型临床表现一般仅有低热、轻微乏力等轻微症状，无肺炎表现，此时疫毒初入机体；普通型常出现呼吸道症状，可有肺炎表现，疫毒犯肺；重型出现呼吸急促、困难，疫毒闭肺或热毒入血分，气营两燔；危重期往往出现呼吸衰竭和多脏器损伤，并出现内闭外脱的病机特点。而关于本病的传变，王玉光教授等指出本病存在正局（顺传）和变局（逆传）之分。湿性黏滞，病程缠绵，留恋在肺，早期经治疗后，发热逐渐减轻、乏力缓解、咳嗽减少，为顺证，大部分患者在本期自愈或治愈。若病情在 10~14 天逐渐出现高热、喘憋气促加剧、咯血，此为湿毒化热，毒损肺络，由肺及胃腑，为逆证，将转化为危重症，此时需要进一步结合影像学资料、血氧饱和度判断病情及诊治。

4. 辨人

中医诊治时辨人很重要，因为中医看的是"病的人"，而不是"人的病"。不同患者（包括不同种族）有不同的个体特征，在年龄、性别、体质等方面都存在差异，故强调"因人制宜"，即根据患者不同特点制定适宜的治疗原则。因此，在 NCP 的诊治中应考虑个体的差异。首先，要辨年龄。NCP 人群普遍易感，研究分析显示，NCP 患者平均年龄在 47 岁，其中重症组年龄中位数为 52 岁，非重症组年龄中位数为 45 岁，患病人群以中青年为主，其次是老年人，15 岁以下儿童患病率仅为 0.9%。但危重症患者往往是年龄较大且伴有慢性基础疾病的人群。《素问·上古天真论》载："女子七岁，肾气盛，齿更发长……

七七，任脉虚，太冲脉衰少，天癸竭……"中医学认为，儿童肾气充足，其正气亦盛；而老年人，脏腑功能失调，正气不足以抗邪，而易使病情加重。其次，要辨体质。由于个体的体质差异，所以不同人对疾病的反应不同，也称"体质从化"，如阴虚体质感受邪气易于化燥，阳虚体质感受邪气易于化湿等。因此，不可一味照搬方案治疗，谨记须"因人而异"。

5.辨机

中医强调审证求因，即根据患者的证候表现推断疾病发生的根本原因，该原因是内、外因的综合，寓有病机的含义，只有充分把握疾病的病机特点，治疗方向才不会偏失，因此临证时必须从整体、动态的观念出发，联系具体病情，进行全面分析，才能切合实际。治疗本病应先辨瘟疫的病机。《素问·刺法论》曰："五疫之至，皆相染易，无问大小，病状相似。"疫病变化迅速，症状相似，在这一过程中要抓住时疫的病机特点。顾植山教授认为"本次疫情的发生……不管湿热还是寒湿，'伏燥'和'木疬'之气是贯穿始终的病机之本，随时变化的火、湿、寒等是病机之标。"临证发现，新型冠状病毒肺炎的核心病机是湿毒入侵，肺经受邪，正气亏虚。湿性重浊黏滞，既可阻肺碍脾，影响气血运行，出现肺失宣降与脾失运化的表现，又因湿为阴邪，亦可损伤阳气；而毒不等同于"四时温病"，一方面疫毒作为一种特殊的致病因子，毒随邪入，发病急骤，传播迅速，极易导致喘促厥脱；一方面邪盛酿毒，浸淫脏腑，导致功能严重失调，甚则发生实质损害，影响病情的发展与转归。故本病在发展过程中可出现湿毒化热、阳明腑实、热毒致瘀、湿毒瘀热内闭、热深厥深的演变。其中，湿热毒瘀皆为实邪，可兼夹为患，也可在不同病理阶段有所偏重，故临床上应重视"湿毒"的核心病理要素，同时把握正气与病邪斗争的动态演变，从而作出应对策略。

二、基于"五辨"思维的疫病防治原则

1.动态观察，治调并重

中医防治疫病是一个整体、动态的过程，始终贯穿预防、治疗、康复、调养等于一体。中医药在流行性感冒和冠状病毒感染治疗中之所以能起到良好的

效果，是建立在中医理论和实践经验基础上的。中西医对疾病认知的角度是不一样的。对于病毒感染的诊断，西医主要是寻找特异性指标，治疗上主要针对病原采取特异性的、对抗的治疗方法；而中医是把人当成一个整体，主张天人合一，在临床应用过程中，一方面强调整体观念和辨证论治，另一方面强调因人、因时、因地制宜。本次疫病的流行，虽然都是新型冠状病毒感染，但是中医学认为，疠气侵犯人体，随着季节、节气的变化，病情也将发生相应的变化。因此，诊断和治疗方法也要相应变化，不能一成不变。要关注疾病全过程，把疾病的前期、中期、后期以及治疗后的调养当作一个整体看待，尤其当疾病"治愈"之后，病毒核酸检测已转阴，但此时正气未复，余邪未清，患者依然存在疲乏、无力、食欲不振等症状，这就需要中医的调理。在调理过程中，还要注意饮食宜忌，不能因为要"增加营养"而随便吃喝，正如《黄帝内经》云："病热少愈，食肉则复，多食则遗，此其禁也。"

2.辨证论治，病证结合

随着肺系疫病的不断出现，中医在应对疫病的过程中，辨治模式也在不断变化和发展，并逐渐从传统的卫气营血辨证和三焦辨证为核心的模式向辨病与辨证相结合的模式转变，此即病证结合。清代徐灵胎曾提出"欲治病者，必先识病之名……一病必有主方，一方必有主药"的观点，认为一种疾病应有其主方主药，突破了以辨证论治为核心论治模式的局限性，使病证结合思想得到了一定发展。具体来说，在以辨病为纲、以辨证为目、以病统证等符合中医传统辨治原则的前提下，选用现代药理研究证实对疾病有针对性治疗作用的药物可进一步提高临床疗效。研究表明，清热解毒类中药不仅具有抗病毒作用，而且在降低内毒素损害、改善微循环和保护脏器等方面具有明显优势。目前在对抗新型冠状病毒的药物中，金花清感颗粒、连花清瘟胶囊等中成药已被推荐作为防治方案使用。此外，在以往研究中发现，肺系疫病如严重急性呼吸综合征（SARS）的后期出现肺部纤维化时，及时使用活血化瘀药物，既可阻断病情向危重方向发展，也可以改善预后，减少肺纤维化的发生，而这亦可借鉴用于本次疫病。但由于NCP作为一种新的疫病，所以许多具体的药理学机制研究还需进一步展开，以更好指导病证结合治疗。

3. 三因制宜，灵活加减

三因制宜，即因时、因地、因人动态制宜，既要抓住疫病的共性特点，亦要把握其个性之处，这也充分体现了中医防治的原则性和灵活性。纵观历史，李杲治疫用普济消毒饮，吴又可治疫用达原饮，杨栗山治疫用升降散，余霖治疫用清瘟败毒饮等，各家方药相距甚远，却总能活人无数，此乃三因制宜使然也。此次新型冠状病毒肺炎在全国范围蔓延，国家发部的《新型冠状病毒肺炎诊疗方案》中指出："建议各地区根据病情、当地气候特点、不同体质及实际临床情况，参照方案进行辨证论治。"各地区也相继出台本病的防治方案，并在预防方案中充分体现了三因制宜的原则。因疫病发生在冬季，故在治疗本病初起且无传变之时，用药总体以辛温为主，此为因时制宜。通过调查发现，北方多地区防治用药中滋阴润燥中药如玄参、麦冬等较常见，而南方多地区用芳香除湿类中药如苍术、藿香等更为常见，这体现了因地制宜的特点。同时，针对不同年龄阶段和体质特点的患者，不少地区的防治方案对其进行了细分，如体质偏虚弱者，采用益气固表、扶正解毒法，多以玉屏风散加减；体质偏热者，采用清火生津法，使用北沙参、桑叶、菊花等。此外，老年人脏腑功能偏弱，疾病多虚实夹杂，故治疗时应兼顾基础病，攻补兼施，也这突出了因人制宜的原则。

4. 给邪出路，调护正气

温疫之为病，毒邪伤人最速，故应以祛邪为治疗第一要务。吴又可的《温疫论》曰："大凡客邪贵乎早逐。乘人气血未乱，肌肉未消，津液未耗，病人不至危殆，投剂不至掣肘，愈后亦易平复，欲为万全之策者，不过知邪之所在，早拔去病根为要耳。"通过"五辨"分析NCP，治疗本病始终须注重祛除湿毒，并结合疾病发展的不同阶段，分别对湿、热、毒、闭、虚的病机关键进行治疗。注意祛邪，更要使邪有出路，正如叶天士所说："或透风于热外，或渗湿于热下，不与热相结，势必孤矣。"但治疗不是只与病毒对抗，而是既注意祛邪，更注意调护人体正气，正所谓"伤寒偏死下虚人"，尤其是在防病阶段，应注意从饮食、心情、起居等方面增强人体正气，而疾病后期应注意扶助正气。综上，本病应在总结辨治规律的基础上，注重湿邪的祛除，或通过汗解，如麻黄、羌活、藿香之类，或健脾燥湿，如苍术、陈皮、厚朴之类，或通利小便，如茯苓、猪苓之类。此外，还需注意三点：一不可过早给予补益，以防"闭门留寇"；二不可用药可过于寒冷，以免出现"冰伏之势"；三不可用峻下之剂，以恐耗伤正气。一般初期芳香辟秽、宣畅气机，透表散邪、分消走泄，达于膜原、促邪溃败，给邪以出路，是治疗本病成败的关键。若治疗及时，可阻断本病向重症发展而直接进入恢复期。

5. 早期介入，分期论治

因 NCP 的病情发展呈现明显的阶段性特点，故应遵循"以病统证，分期论治"的原则，《新型冠状病毒肺炎诊疗方案》中根据本病的发展阶段及病情的轻重给予辨证论治指导，对于早期轻型的治疗，寒湿郁肺者以散寒祛湿、除秽化浊、健运脾胃为原则，予以藿香正气散、九味羌活汤、神术散等加减；湿热蕴肺者，以清热解毒、化湿透邪为原则，予以甘露消毒丹、达原饮等。对于中期普通型的治疗，湿毒郁肺者，注重祛湿解毒，予以虎杖、青蒿、藿香、薏米等；寒湿重者，注重散寒祛湿解毒，加麻黄、草果、生姜、槟榔等。对于重型的治疗，疫毒闭肺者，治疗上以宣通肺气、通腑解毒为主，予以宣白承气汤、麻杏石甘汤等加减；气营两燔者，以清热泻火、凉血解毒为主，予以清瘟败毒饮等加减。若疾病进一步加重，进入危重症期，患者呈现内闭外脱之象，应中西医结合积极救治，中医以回阳救逆、开闭固脱为原则，选用参附汤配合苏合香丸或安宫牛黄丸。而进入恢复期，肺脾气虚者，治疗以益气健脾为主，推荐使用参苓白术散、六君子汤等方剂加减；气阴两虚者，以养阴益气为主，可予百合固金汤、清燥养荣汤等加减。但并非每位患者都会经历完整的四个阶段，若在早、中期及时治疗，则可避免疾病进一步发展，故强调尽早发现、尽早中医干预。

三、小结

新型冠状病毒肺炎属于中医"疫病"范畴，在与疾病抗争的几千年中，中医以整体观念为核心，三因制宜为总则，建立了独特的辨证论治方法体系。辨证准确是有效治疗的前提，"辨"是中医临床思维的核心特征，通过辨证、辨症、辨病、辨人、辨机的不同角度凝练出中医对 NCP 的认识过程，有利于全面、规范诊治本病。基于"五辨"思维的分析，湿毒为本病主要病因，临床上应把握湿、热、毒、虚、瘀的病理特点，并充分考虑疾病发展的阶段性特征，遵循动态观察、治调并重，辨证论治、病证结合，三因制宜、灵活加减，给邪出路、调护正气，早期介入、分期论治的原则。要想思路越辨越清，临证时就要多思辨、多总结，作为中医人，身在中医，更要心在中医，只有立足中医原创思维并结合疫病实际，才能真正更好地在关键时刻发挥出中医本身价值。

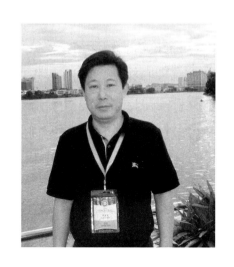

玄冥幽微探医理
变化难极觅踪迹

医学博士、主任医师、教授

孙喜灵

孙喜灵，男，汉族，1964年10月出生，籍贯山东省栖霞市。医学博士，主任医师，教授；享受国务院特殊津贴专家，国家中西医结合临床重点学科带头人。主要从事中医学人体结构理论、证候基础及中医心脾病证的中西医结合治疗研究。

理论研究上首次提出了中医学人体隐态系统与显态系统的结构新理论，引起医学界的广泛关注；在人体隐显态系统理论指导下进行的证候演化规律研究，发现了证候内蕴的拓扑结构，理论推证并临床验证了肝气虚的病证。在临床业务及研究上，刻苦钻研消化系统常见病及疑难病的有效治疗方法，积累了20万余例中医心脾病证的诊疗经验。

在核心期刊发表论文63篇，出版学术专著《中医学人体结构理论研究》《破解中医证候数学之谜——心脾证候动态演化规律研究》等。

科研上承担了国家自然科学基金项目3项、参与4项，山东省自然科学基金项目2项、参与1项，山东省科技发展计划1项，山东省优秀中青年科学家科研奖励基金项目2项。

获得山东省自然科学二等奖1项，山东省教育厅科技进步三等奖2项，山东医学科技奖三等奖1项，烟台市科学技术进步奖三等奖1项，滨州市自然科学优秀成果一等奖1项，烟台市自然科学优秀成果一等奖1项。

医家简介

人体的结构和功能，是至精至微的。中医学用阴阳五行和脏腑经络气血理论，解释人体的精妙运行规律。张仲景的《伤寒杂病论》中更是用"玄冥幽微，变化难极"论述中医学的深奥。面对如此精妙复杂的人体，学习中医学及其研究应用过程都要精益求精，才能探究其精髓，领悟其内在奥妙。我从1983年8月开始学习中医至今，对中医学有一些心得，在此总结如下，希望对同道及后来者有所启发和裨益。

一、朦朦胧胧学中医，似懂非懂追真谛

1. 朦朦胧胧学中医，解疑释惑多读书

中医学的基本概念，如阴阳、五行、脏腑、经络、气血、精神等，要弄清楚并理解其含义，并不是件容易的事情，而在临床上灵活运用，就更难了。1983年8月我进入原山东中医学院（现山东中医药大学）学习中医学专业，在5年的时间里，我对中医学这些基本概念的理解，还是相对模糊、肤浅的，对整个中医学的认识，是一知半解的。

1988年9月大学毕业后，我来到福建中医学院（现福建中医药大学）读硕士，在杨护生、郑家铿、李植延三位教授的指导下，从事中医体质学说的研究。我对体质这个词虽不算陌生，但体质学说却是一个新的概念。三位老师治学非常严谨，如何开展研究、从什么地方开始、要达到什么目的、得出什么结论等问题几乎时时萦绕在我脑中。导师们常说，难以确定从何研究而起是非常正常的，要想找到起点，就要先读书，读得多了自然而然就会产生一些想法，想法多了就有了起点、开端。

于是，在近3年的时间里，我经常去图书馆阅读，翻阅了大量的中医学古今文献资料，同时也读了许多自然科学如数学、物理、天文学、化学、生物学等科普书籍。这期间我常常思考如何能深刻认识中医学关于气、脏腑、经络等问题，并写了数十万字的随想录。这3年的知识积累，为我后来做博士研究及未来的研究打下了坚实的基础。对于有关中医学气、人体结构、证候结构的研究观点，就是在这个阶段形成的。

2. 学习现代物理学，追求中医之真谛

1991 年 9 月，又回到母校山东中医药大学攻读博士学位，师从著名中医学家张珍玉教授研究藏象学说。张老师博学多才，既是理论家，又是实践家；教学方法独特，每周会进行一次让学生提出若干问题，然后由他来解答的讨论会。尽管如此，但当时我对气血、脏腑、经络等问题的理解，仍有不少困惑，很难形成一个完整的深刻认识。

为此，我觉得需要借助于现代物理学的一些理论和观念，来探讨这些困惑。于是，我有幸得到山东大学晶体研究所管庆才博士的帮助，到光学系进修物理，系统学习了固体力学、光学、电学、电磁学、声学、热力学、量子力学及高等数学等知识，认识了现代物理学关于物质结构及其存在形式与规律的一些新观念。在攻读博士学位的 3 年时间里，我一边随张老师学习做研究，一边到山东大学学习物理学，以促进课题的研究。在山东大学学习期间，我又有幸认识了张其弟教授，他对中医学的基础理论有浓厚的兴趣，并做过相关研究工作。我们常在一起讨论关于人体气、经络等问题，深受启发，受益匪浅。通过这 3 年的学习，让我对气血、脏腑、经络等概念又有了不少新的认识，并形成了中医学人体结构理论的观念。

1994 年 7 月毕业后，我从理论研究转到了临床实践。在临床过程中，对气和经络的认识又产生了许多新的想法，进一步探索研究了中医学人体结构理论与现代医学人体结构理论之间的关联问题。人体，既是中医学的人体，也是西医学的人体，二者必然有一定的关联，但是其关联点在哪、内在的关联规律又是怎样的？这是一个更为深刻而严肃的课题，需要进行深入研究。

在我从事中医学学习、研究、临床 35 年多的时间里，要特别感谢的一位老师，即山东中医药大学的李心机教授。李心机老师是我一生的恩师，我们经常见面一起交流，有讨论不完的学术问题、说不完的话题。李老师出版的著作《伤寒论疑难解读》《伤寒论图表解》《沂源山区从医记》等，我都认真拜读；李老师著作中的字里行间，反映出了他治学和做人的点点滴滴，值得我学习一辈子。另外，李老师对我所做的研究工作给予了很大的关注与支持。我们经常会讨论中医学与中国传统文化背景之间的关系，中医学与自然科学技术发展之

间的关系，时间空间演进与中医学发展之间的关联，气在自然界、人体上的存在形式等问题，同时在不断的探索研究中，我们又各自形成了对中医学关于气血、脏腑、经络等基本概念的不同认识。

二、玄冥幽微探医理：关于人体隐态系统与显态系统

人体是一个结构与功能对立统一的有机体。通过系统学习现代物理学的知识，让我对人体结构与功能的思考也逐渐深入，现代物理、数学、哲学等对宇宙、世界、物质不同角度的解读，把我带入了一个新的思考领域。读博士期间，在导师张珍玉教授的指导下，我主要进行了中医学人体结构的探索与研究。

通过对中医学和现代物理学诸多知识的积累，我逐渐形成了基于现代物质结构观的中医人体结构认识论的一个创新理论——人体隐态系统与显态系统，并在这个新的理论认识的基础上，创立了疾病状态的"四态五阶段"辨证体系。1995年1月11日《健康报》头版曾报道了《孙喜灵提出人体两种形态结构说——气化脏腑为隐态系统五体五官为显态系统》一文。这个新理论的问世，得到了中医专家的肯定。古老的中医学，通过不断创新而焕发了新的生命色彩。

此后，系列的研究成果不断问世，一批有代表性的论文纷纷发表，进一步完善了这个理论。2003年8月，《中医学人体结构理论研究》一书由中医古籍出版社出版发行。在这部学术专著中，使我在中医理论基础上对人体结构的认识基本成熟。

1.关于中医学的人体结构问题

中医学作为人体科学研究领域中的一门古老而年轻的学科，一直在努力解决、回答关于人体结构及其不同结构层次上的生理功能、病理变化等规律性问题。物质结构及其层次问题，一直是自然科学基础研究领域中最基本的问题。物理学家、化学家、生物学家及人体科学家，都在从不同角度对这一问题进行探索，并积极规范物体、生物体、人体等在不同结构层次上的运动规律。

人体是一个实实在在的有机体，中医学多年来是以人体为研究对象的，存

在着中医学关于人体的结构及其结构层次，其理论是有人体结构基础的。对其内在的规律认识，首要问题是应如何阐明"气"在人体中的结构层次。西医学借助现代科学和生物技术成果，对人体结构的认识已从系统、器官、组织，深入到细胞、基因、亚细胞等层面上了，并对不同结构层面上的生理活动、病理变化进行了系统研究。回答中医学关于"气"在人体中的结构层次问题，首先要纳入现代物理学对物质结构及其存在状态的研究成果。

2. 中医学的人体隐态系统与显态系统

中医学发展之初，虽然也遇到了人体结构与功能的问题，但由于历史条件的限制，先人无法认识解剖术中的形态结构上的规律，因而在后来的发展中，撇开了解剖层次上的形态结构问题，但中医学并没有放弃解剖术之外的人体结构及层次研究，一直在寻求与脏腑经络等功能相对应的人体结构层次，努力构建中医学人体结构理论。

世界上具体的物质存在形态具有无限多样性，目前已发现的有最基本的两种，即场和实物粒子。场（如引力场、电磁场等）是连续的、弥漫的，实物粒子（如分子、原子等）是间断的、有静止质量的，场与粒子可以相互转化。有形的物质形态是从物理真空即"无"产生出来的，物质的存在和变化不仅有空间形式，表现出解剖形态，而且有时间形式，表现为过程流。中医学把人体的结构规范为两个层次系统：一是以气为中心的脏腑经络，这个结构系统类似于非实物粒子性质，像场物质，是以不可见形态结构的形式存在的，称为隐态系统；另一个是与隐态系统相对而言，为中医学的"五体""五官""荣华"等，这个结构系统类似于实物粒子性质，称为显态系统。人体是由隐态系统与显态系统构成的有机统一体。

尽管显态系统具有可视性，隐态系统具有不可视性，但这并不妨碍我们感知隐态系统的客观实在性，并对这一层次系统的运动规律进行探索、研究。"有诸内者形诸外"，隐态系统的内在各种变化，都会不同程度地在显态系统的"五体""五官""荣华"上有所反映。正如物理学对非实物粒子物质的认识、感知是通过实物粒子物质来实现的一样，人体隐态系统的运动规律是由显态系统体现和反映的。

物质的存在形态与形状是有不同之处的。非实物粒子物质虽然存在的形态是隐性的，但其表现形式是多样的，不同条件下有不同的几何形状。人体的隐态系统也是如此，如五脏、六腑、十二经络等，在人体中有各自不同的几何形状，某些方面虽与显态系统中实物粒子性质的组织器官存在形状有相似之处，但其实质却有根本的区别。

三、变化难极觅踪迹：挖掘中医理论中的数学内涵

1984 年，记得接触学习中医学不久，一次与山东中医药大学李心机教授聊天时，李老师无意说起一位同学想用数学方法研究中医学，但遗憾的是半途辍学。正是这么一句淡淡的感慨，却激起了我的无限想象和好奇："还能用数学的方法研究中医学？"此后，这个问题便久久萦绕在我的思绪中，因此我会有意识地朝这个方向进行研究探讨。至今记得，自己第一次接触高等数学中的拓扑学是在 1987 年，就是当年那本《拓扑学》小册子，言简意赅地阐释了拓扑的概念，着力于讲解有形物体在不断变换下怎样保持不变的性质，让我印象深刻，并对此痴迷不已。

1. 中医学理论的数学之问

关于一门学科的科学性和数学之间的关联的论述，历史上有不少著名的论断。马克思认为，一种科学只有当它达到了能够运用数学时，才算真正发展了。康德则坚定地认为，任何一门自然科学，只有当它能应用数学工具进行研究时，才能算是一门发展渐趋完善的科学，而且一门科学对于数学工具的应用程度，就是这门科学渐变为真实科学的发展程度。一百年前，恩格斯根据当时数学方法在各学科应用的情况，曾做过如下概括：数学的应用，在固体力学中是绝对的，在气体力学中是近似的，在液体力学中已经比较困难了；在物理学中多半是尝试性的和相对性的；在化学中是最简单的一次方程式，在生物学中等于零。现如今，数学在上述学科的应用，已使其得到了快速发展，彰显了学科发展与数学在其中浸透、具体应用之间的天然联系和重要性。中医理论具有自然科学的属性，自然应该有其数学科学基础，其发展同样离不开对其理论体系数学内涵的挖掘与应用。

2.古老的中医学生命之树常青，源自本身的科学基因

理论的创新，使基于中医视角的人体结构更加清晰，病机、证候之间的关系也更加清晰。因而我创立了疾病"四态五阶段"辨证体系，它从单一的证候研究切入，按证候的不同存在形式，即"证型"的所有表现形式，对证候进行分列梳理。如脾气虚作为中医学中一种常见证候，能被梳理出608种不同的具体存在形式。在疾病变化的不同阶段，这些脾气虚证候的具体存在形式体现在患者身上，会出现如纳呆、腹胀、下肢无力，或便溏、消瘦、面色萎黄，或纳呆、消瘦、乏力等不同的存在形式或组合。识别这些证候的具体存在形式，就是中医治病的灵魂所在——辨证论治。这是决定治疗效果的前提。单一的脾气虚证候可梳理出608种存在形式，而且一个人身上往往会表现出不只一个证候，而是多个证候的复合，如果把中医诊断学中的80个单一证候进行梳理，可以有42万多个具体的存在形式。

能不能使中医辨证向现代客观标准体系迈出历史性的步伐，关键是在辨证上实现突破。具有了丰厚的理论思维工具，以新的视角像观测天象一样观测症状之间的排列组合，探索发现它们之间是否存在排列组合规律，最终可以发现，这些"斗转星移"的证候的存在方式，就是一个个点在演变过程中遵循着一定的规律排列组合，整体呈现出的是典型的现代数学"点集拓扑"结构。

为了证实这个发现是否与实际证候表现完全吻合，我又以脾气虚证候存在的表现形式为切入点，用"点集拓扑"的方法进行计算，结果发现脾气虚证候的证型也正好是608种。接着，我又用这种方法推演别的证候存在形式，也逐一被证实。基于中医理论和临床证实之后的发现，以及发现后原理的主动运用，证明了这一关于"证候候动态演变规律"的发现和揭示符合证候的本质特征。

关于"中医证候动态演化过程呈现点集拓扑规律"的这一发现，运用到中医临床实践中解决的是辨证量化为客观标准体系。研究出这个客观标准体系，不仅是中医研究的梦想，更是中医关于生命科学探索的梦想。谈古论今、回归原始，古老的中医学生命之树常青，源自其本身的科学基因。基于这些研究工作的积累，我于2012年由人民卫生出版社出版了《破解中医证候数学之

谜——心脾证候动态演化规律研究》专著，并获得了山东省自然科学二等奖。

四、柳暗花明又一村：肝气虚病证的发现与治法方剂的创新

从事中医学习、研究与临床 35 年来，让我难以忘却的事情，往往是面对患者的病情，开具的处方没有效果，甚至是长时间没有效果，或病情反而加重了。无效医疗的问题，几乎每天困扰着我的临证实践，尤其是面对大量慢性良性疾病患者，临床有多种不适症状，给患者带来几年或几十年痛苦，而不能发挥好中医优势取得好的效果时，让我不得不对其深刻思考。

30 多年前，一位亲戚经常出现口苦发涩、烧心、胃胀等不适，共吃了 10 个月左右的中药，但一直没收到理想的效果。又过了 2 年，当年种的山楂大丰收，却没有销路，亲戚怕浪费，就天天煮着吃，吃了一整个秋季和冬季，结果胃病好了，平时出现的口苦发涩、烧心、胃胀等症状也全部消失了，吃饭十分香甜。通过这个案例，我悟出了两个道理：一是山楂是酸性食物，常吃山楂中和了胃里过多的碱性，故使平时的症状消失；二是许多过去没见过的新病、疑难杂症，与"吃"相关，由于时代、饮食习惯、生活方式的不同，会产生不同的"时代病"。由此，我总结和创新了治疗肝气虚病证的治法方剂。

1. 酸味食物和中药的独特作用

酸、苦、甘、辛、咸五味入五脏，酸入肝补肝是中医学的基本理论之一，它既是古代医家临床实践的总结，更是古代劳动人民饮食文化的积累与反映。人类在进化过程中，对饮食的自然选择，有很多是酸味的食物（包括自然的和人工制作的）；相对而言，很少选择碱性发涩的食物。若把传统的饮食观念与中医学酸入肝的理论相联系，与中医临床实践相联系，会有意想不到的收获和深层次的理解。

回顾临床积累的消化不良、胃酸分泌减少缺乏性胃炎、胆汁反流（或糜烂）性胃炎、慢性萎缩性胃炎等以胃酸分泌减少、消化能力下降、胃肠动力障碍为特点的胃病患者的治疗病案，其中酸味食物和酸味中药在治疗过程中显现出了独特的功效；而这方面起初的经验，多是来自患者自身的体验。这类胃病的一些症状如纳呆、食少、胃腹胀闷或疼痛、呃逆、恶心、干呕、或呕吐黄

水、烧心、口干、口苦，或呕吐苦水、口涩等，患者经过一些饮食结构的调整后，会有明显减轻或缓解。例如，有的患者喜欢多吃醋，甚至喜欢喝点醋，胃会感到舒服，纳呆好转，饭量增加；有的患者喜欢喝酸奶或果汁果醋饮料，胃腹胀闷或疼痛会减轻；有的患者喜欢吃话梅、西红柿等，呃逆上气会缓解；有的患者喜欢吃山楂、酸菜、泡菜等发酵的酸味菜，烧心、口干、口苦、口涩或呕吐黄水等症状会好转。当然也有一些患者有因食某些食物而病情加重的情况，如吃香蕉、柿子后，口涩、胃腹胀闷或疼痛会反复；喝鲜奶、豆浆或吃油腻食物等，会出现恶心、干呕，甚至呕吐；食用含碱或苏打的稀饭、面食、饼干、点心或饮料后，烧心、口干、口苦症状会加重等。

通过总结这类胃病的治疗与患者的饮食体验，不难发现一个规律，即饮食偏酸性能起到有效的治疗作用，偏碱性会加重病情，这与酸碱中和的朴素道理是一致的，因此用抑制胃酸分泌的药物和碱性药物通治一切胃病显然是不正确的。

2. 肝气虚病证的发现与治疗方剂酸味补肝汤的创立

中医学中没有"碱"的概念，但有"涩"味的认识。实际上"涩"味与"碱"的性是相通的。如生活中柿子不熟时碱性较大，咬一口则满嘴发"涩"。要解这"涩"味，喝口淡醋漱口就能消除，这是因为酸味与涩味相反，酸味能解涩味，这与化学中酸中和碱的实质是一样的。

在临证过程中可发现，"口苦、口涩"等病症按传统的中医学理论辨证分析是无法对号入座的，故用原有的中医辨证理论治疗"口苦、口涩"等病症用药后的效果不佳。反思之余，我逐渐形成了肝气虚的病证思路和观点。通常饮食结构偏酸为主者对胃病出现的"口苦、口涩"等病症具有明显的治疗与预防作用，因此，选择适当的酸味中药治疗此类胃病及"口苦、口涩"等病症，疗效更明显。

《中药学》载有约500种药物，有26种具酸味，其中18种归肝经。这26种酸味药中除去外用药和兼涩味的药，余下的白芍、木瓜、香橼、山楂、乌梅、川牛膝、赤小豆、五味子、山萸肉等这些酸味药物，治疗胃酸分泌缺乏减少而有明显碱性液返流的胃病，症状如口涩、口苦或呕吐苦水、呕吐黄水、烧心（与吞酸、吐清水引起的烧心相反）等，有明显的效果；若再辅以辨证施膳、调整饮食结构（以"偏酸不吃咸"为原则），则疗效会进一步提高。

由此可推论：既然酸味药入肝、养肝、补肝，能治疗肝气虚，用于治疗口涩、口苦（或吐苦）、吐黄、（碱性）烧心等症状效果显著，那么口涩、口苦（或吐苦）、吐黄、（碱性）烧心等就应当是肝气虚的病症，其发生机制如下。

口涩：表现为自觉口舌发涩，或舌体感觉板、厚，或有粗糙感，或伴辣感，常于晨起前后明显，情志不舒、饮食不节加重。其病机为肝气虚则疏泄功能下降，中焦气机不畅，引起脾主运化水湿功能异常，脾土侮肝木，郁久生热化火。

口苦、吐黄：表现为自觉口苦或口吐黄水明显，常于晨起前后、饭前明显，情志不舒、饮食不节加重。其病机为肝气虚则疏泄功能下降，胆汁排泄功能异常，导致胆汁不下而返至胃，使胃主通降功能失常，胃气上逆，胆汁随胃气上溢于口则口苦，甚则呕吐黄水。

烧心：表现为自觉胃热或烧灼感，甚则连及咽喉、口舌，常伴口涩、口苦、口干，多于饭后、饮食不节、情志不舒时加重，或半夜前后发作。注意本症与烧心伴吞酸、吐清水之症不同。其病机为肝气虚则疏泄功能下降，胆汁排泄功能异常，胃主通降功能失职，胆汁郁而化火则烧心；胃气上逆，则烧灼感连及咽喉、口舌。

肝气虚引发的以上病症的基本病理机制皆为肝气虚弱，肝主疏泄功能下降，导致中焦气机枢纽运转失灵，升者不升，降者不降，通路不畅，引起脾主运化水湿、胆主排泄胆汁、胃主通降功能异常。

回顾文献，治疗肝虚、肝气虚的治疗大法和组方用药原则，早在《金匮要略》中已有明示："夫肝之病，补用酸，助用焦苦，益用甘味之药调之。酸入肝，焦苦入心，甘入脾……肝虚则用此法，实则不再用之。经曰：虚虚实实，补不足，损有余，是其意也。"这与临床实证分析的结果一脉相承。

由此，结合临床，我将治疗肝气虚的具体用方拟为酸味补肝汤。其药物组成为白芍 15 克、山楂 12 克、木瓜 9 克、香橼 6 克、乌梅 6 克、川牛膝 6 克、赤小豆 6 克、五味子 3 克、山萸肉 3 克、栀子 3 克、山药 3 克、甘草 3 克。具补肝气、强疏泄之功效，主治肝气虚引起的口涩、口苦（或吐苦）、吐黄、（碱性）烧心等病症。

方中白芍苦酸微寒，归肝脾经，为主药，其酸入肝能补肝气、强疏泄，恢复肝主疏泄的功能，保持中焦气机枢纽运转畅通，从而使脾能升、胃能降，胆汁下排而不上逆；其寒能制热，制胆汁之郁热。山楂酸甘微温，归脾、胃、肝经，其味酸入肝能补肝气、强疏泄，为消油腻积滞之要药；木瓜酸温，归肝、脾经，其味酸能入肝而补肝气、强疏泄，又能和胃化湿而治吐；香橼辛微苦酸温，归肝、脾、肺经，其味酸入肝补肝气、强疏泄，又能疏肝理气和中，调畅中焦气机枢纽。此三味辅助主药，共为臣药。川牛膝苦酸平，归肝、肾经，其味酸入肝而补肝气、强疏泄，又功擅苦泄下降，能引血下行，以降上炎之火，灭胆汁淤积于胃所化之火；乌梅酸平，归肝、脾、肺、大肠经，其味酸入肝而补肝气、强疏泄，又能生津止渴；赤小豆甘酸平，归心、小肠经，能利湿退黄；五味子酸温，归肺、肾、心经，可生津止渴，又能滋水涵木，还能敛金扶木、宁心安木；山萸肉酸微涩，归肝、肾经，其味酸入肝而补肝气、强疏泄，又能滋水涵木。上五药助君臣之力，共为佐药。

上述九味药体现的是"夫肝之病，补用酸"的原则，"助用焦苦"则选栀子，其苦寒，归心、肺、胃、三焦经，既可清三焦之热与火，又能清利湿热、利胆退黄；"益用甘味之药调之"选山药，其甘平，归脾、肺、肾经，可益气养阴；甘草甘平，归心、肺、脾、胃经，可调和诸药。以上诸药配伍，方证相合，药证对应，疗效显著。

酸味补肝汤的组方，一是基于中医学"酸入肝"的理论，二是基于张仲景治疗肝虚的组方原则；三是基于大量临床病例经验的总结，但本文论述的肝气虚的病症与酸味补肝汤，是中医理论中较特别的一组病症和方剂，没有可借鉴的经验和研究，仍需进一步在理论研究和临床应用中进行证实和深化。

在以上大量治疗胃病经验的基础上，我把中医学酸味入肝、补肝、养肝的理论与化学酸碱中和的理论相结合，推证出了肝气虚病证应有的临床表现，又在张仲景理论指导下确立了治疗肝气虚的用方酸味补肝汤，并通过临床应用及疗效进行了验证，以补中医学肝气虚病证理论之缺。

回顾 35 年来学习、研究与临床应用中医的心得体会，我认为临床疗效是中医强大生命力之所在，但是如何让中医疗效与优势充分发挥出来，是中医继承和创新面对的重要课题。随着社会的发展，现今临床大多数疾病为慢性的良性病种，而这正是中医药能发挥优势的领域，值得进行深入研究，让中医学为人类的健康事业发挥更大的作用。

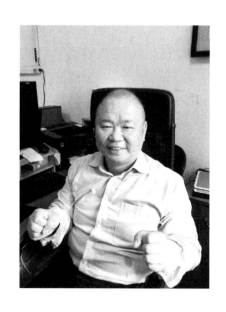

守正创新　辨理施治

深圳市中医院主任医师

杜少辉

医家简介

杜少辉，男，1965年4月出生，江西萍乡人，汉族，中共党员，博士。主任医师，教授，研究员，老年病科主任，博士研究生导师，深圳市优秀中医；中华中医药学会老年病分会常务委员，中华中医药学会扶阳论坛常务理事，深圳市中医药老年病副主委，深圳市中西结合老年病与虚证副主委。

师从国医大师邓铁涛及扶阳派传人卢崇汉等著名中医专家，获深圳市首届劳动技术竞赛中医冠军，悟道于钱塘侣山学派。从医30余年，擅长用中医扶阳方法诊治动脉粥样硬化症及其相关疾病如脑梗死、冠心病、高血压、糖尿病、周围血管病、帕金森病、阿尔茨海默病、更年期综合征、老年肾功能不全等血管退化疾病，以及肺癌、胃肠肿瘤、强直性脊柱炎、类风湿关节炎等免疫系统疾病。1986年毕业于江西中医药大学中医系，1988年攻读广州中医药大学中医内科学硕士研究生，1991年硕士毕业，任职于深圳市中医院，2007年在职博士研究生毕业。

出版《难病奇方温胆汤》《圣余医案诠解按》等专著3部，主编大型医著《中华名医医案集成（内科医案）》等，在《Cell Proliferation》《中华医学杂志》等国内外高水平学术期刊发表论文60余篇，部分SCI收录。曾主持国家自然科学基金项目以及省、市课题多项，研究成果多次获广东省及深圳市科技进步奖，已培养硕博士60余名。

一、按部就班，求学名师

1981 年，16 岁的我考入江西中医学院（现江西中医药大学）中医系。我学中医，完全是子承父命。那时的我涉世未深，对未来没有丝毫想法，而我的父亲深知从商与从政的坎坷，因而尽管我的高考成绩还不错，完全能够念一所重点理工科大学，父亲还是让我选择了学习中医，从而开启了我的从医之路。

初入大学校园的我，对中医没有太多认识。还记得在中医基础理论的课堂上，黄海龙老师第一次向我们讲解阴阳、五行等概念时，我的大脑完全是茫然的，不知为何物，甚至萌生了转学的想法。对于家境一般的人，读书是个很重要的出路。很多人都想着按部就班地本科毕业后再读个研究生，找份好工作、安身立命。抱着这样的念头，我学习还算刻苦。天道酬勤，1988 年我有幸考取了邓铁涛教授的研究生，主修心血管方向。那时，西医在心血管病的诊疗技术上正飞速发展，这让我心驰神往，于是我还去北京阜外医院进修学习了一段时间。但作为名老中医的入室弟子，还是得学中医、看中医书籍、跟老师门诊，颇显被动。导师善用东垣方治顽疾，他多次嘱我要多读《脾胃论》《内外伤辨惑论》《兰室秘藏》等书。正是这一阶段的学习，为我后来打下了坚实的中医基础。1991 年硕士毕业后，我被分配到深圳市中医院工作，开始了在实践中学习、提高、检验中医的人生历程。

初到深圳不久，我便拿到了深圳市第一个劳动技术竞赛中医组冠军，备受鼓舞；更凭着过硬的西医急救基本功，当上了急诊科副主任与 ICU 主任。我知道这些都得益于既往的努力和老师的谆谆教导。后来，我多次承担了国家自然科学基金项目。我中标的我院第一个国家自然科学基金项目与一氧化氮相关。我认为一氧化氮也遵循中医"气"的规律，如生物体内的一氧化氮是由一氧化氮合酶为底物而生成的，一氧化氮合酶分为结构型与诱生型，这与中医的正气、邪气有异曲同工之妙。诱生型一氧化氮合酶受到内毒素等刺激后则持续大量表达，产生的一氧化氮具有细胞毒性和细胞保护的双重作用，其在内毒素休克中的变化也依循中医"亢则害，承乃制"的规律。该研究设想中药在调控内毒素休克一氧化氮生成时，其机制是可抑制"过亢"的诱生型一氧化氮合酶，而不影响对人体有益的结构型一氧化氮合酶，或者可提高结构型的表达，从而弥补一氧化氮合酶抑制剂在治疗应用中的不足。该研究成果获广东省科技进步奖，并发表了 SCI 论文。

第二个项目与干细胞的转分化相关，西医学认识到骨髓中除有造血干细胞外，还存在一种间充质干细胞，并发现其能转分化为神经细胞，但在体研究其转化率较低，对其机制现代科学暂无法完全解释。而中医之脑与西医学的中枢神经系统密切相关，《内经》中明确指出骨髓与脑的关系，《素问·宣明五气篇》有"肾主骨"之说，《灵枢·海论》有"脑为髓之海"之说，《素问·阴阳应象大论》明确指出"肾生骨髓"，并有"肾者其充在骨"及"肾不实则髓不能满"等论述。依据中医这一学说，我们从益肾药中发掘出促进骨髓间充质干细胞向神经分发的物质，龟甲提取物对干细胞影响的文章也在《Cell Proliferation》发表。在此基础上，我们课题组其他成员又多次中标国家自然科学基金项目课题。我们科研的相关论文发表在《中华医学杂志》等核心期刊，并有多篇 SCI 收录。其成果先后获深圳市及广东省科技进步奖。

在从事中药退热的科研中，有些发现也让我惊叹不已。该实验是在中山医科大学动物实验中心完成的。我们用内毒素复制家兔发热模型，其中一组是用小柴胡汤退热，其退热效果虽并不比西药激素、解热镇痛药强，但是，奇迹出现在第 2 天：西药组大部分动物死亡，而中药组却无一例死亡。更让人吃惊的是，小柴胡汤能明显纠正内毒素所致的体内一些失衡的指标，此现象让国内一些知名的免疫学专家都感到不解，而这不正是小柴胡汤的"调和"功能吗？很多临床医生常常对科研无从下手，但其实只要多关注临床，多思考一些看似既成的理论，就能从中找到新的思路，科研成果可以反向指导临床，为中医正名。

除科研外，这段时间我在中医临证上也颇有心得，有的经历让我终生难忘，也彻底坚定了我对中医的认识。如一名大面积脑梗死的老年女性患者，尽管在急诊科经西药抢救过来了，但此后出现了严重的失眠、烦躁等症状。患者连续 18 天不能入睡，痛不欲生，几度想轻生自杀，后请我去会诊。诊其面红，脉大，舌红、苔黄少津，辨证为阳明热盛，遂予白虎汤加味，一剂而安，二剂则愈。又如，某年轻女性患者，高热 20 余天，在某西医院传染科住院治疗，用遍各种进口抗生素，花钱数万却不见好转。该院中医科处以"甘温除大热"之补中益气方也无效，邀我会诊。诊见患者虽语声低微，少气懒言，但舌不淡，脉沉取弦实，此乃"大实有羸状"，嘱其家人买表里双解剂防风通圣丸两盒，两天服用一盒后，热退身安，精神转佳。仅此数端，我深感中医不但临床有用，而且要善于应用，只要按中医理论辨证准确，真有桴鼓相应、立竿见影之效。

1996 年，我编著了《难病奇方温胆汤》，后来就有了难病奇方系列丛书，总结了前贤及邓铁涛教授对温胆汤的运用经验。1999 年，由导师邓铁涛教授牵头，国家中医药管理局举办了"全国名老中医临床经验高级讲习班"，我虽不能每期必去，但《碥石集》与讲习班录像则是每集必看。在学习班中，颜德馨、朱良春等老中医通调气血、善用虫类药的经验，给我留下了深刻印象。后我跟师王为兰老中医，其善用益肾通督法诊治强直性脊柱炎；何炎燊老中医用温病方药治疗高血压、脑动脉硬化等老年病，诸如此类经验，我临床试用，效如桴鼓。后经导师点拨，终在叶天士的《临证指南医案》中找到此类经验的学术源头，如按何炎燊老中医经验，用《临证指南医案》中风篇苦辛酸降法治疗高血压多例，效果明显。不久我又读到陈克正老师编著的《叶天士诊治大全》，不仅对叶天士的学术内容进行了系统学习，也了解到叶天士对后世医家的影响，进而加深了我对近代名医如丁甘仁、秦伯未、章次公等"叶派"前辈学术思想的理解。"若要金针暗渡，全凭叶案搜寻"，通过对叶桂及学习班诸多名家的学习，我从会用中医向善用中医、巧用中医进了一步，也对中医的博大精深、源远流长有了一定的认识。2004 年，在本科毕业近 20 年后，我重新回到广州中医药大学，攻读邓铁涛教授的在职博士，对多年的临证实践进行了一番检验与研究，并主编大型医著《中华名医医案集成（内科医案）》。

二、扶阳溯源，学艺火神

随着诊治的病证越来越复杂，按课本上的知识难以对号入座，而面对浩如烟海的前人治病经验，也无所适从，诊病时殚精竭虑，疗效却差强人意。正当我迷惘之际，2006 年 7 月 29 日，我有幸请刘力红教授来深圳讲学，会上他讲了扶阳大法，会后会诊了 8 位四处求医无效的疑难患者，其中多个随访疗效满意，这坚定了我学习扶阳学说的决心。2007 年 6 月 2 日，我邀请了李可老中医到深圳市民文化大讲堂进行中医养生方面的讲座，他对阳气的论述，更发人深省。2007 年 9 月 19 日，经导师邓铁涛教授及刘力红教授的引荐，我获幸到成都侍诊于卢崇汉老师，见其用阳主阴从及气机盈缩方法诊治不少西医所说的"不治之症"，让我触动很大，也使我重新认识了《伤寒论》。经此顿悟，我的中医临床疗效更上一层楼，诊病速度也加快了。每天从各地过来求医的患者络绎不绝，其中大多是西医与中西医结合诊治无效的患者，经过扶阳治疗后不但病证改善，体质也相应增强。2008 年我国南方发生雪灾，合肥有一陈姓年轻女性在家受寒 3 天，3 天后全身僵硬，在当地医院诊断为风湿病，粒细胞减少，肝功能受损，西医治疗不理想，回深圳后就诊于我处，我诊为寒邪直中少阴，予麻黄附子细辛汤治了两周后诸症改善，复查血常规、肝功能、风湿指标，皆转正常，从此让我深刻领悟到郑钦安所言："以脏腑分阴阳，论其末也。以一坎卦解之，推其极也。""道生一，一生二，二生三，三生万物"，这种从一阳入手治病而解决复杂问题的方法，让我感悟到《伤寒论》之博大精深。对我而言，亦可谓"齐一变，至于鲁；鲁一变，至于道"。回顾自己从中医学院的好学生变成独当一面的铁杆中医，深感中医学术"作者谓圣，述者谓明"，只是吾等后学难以"究其文，通其义，化而裁之，推而行之"。中医究竟有什么特点？此问题我一直冥思苦想，解此惑者，扶阳也！

随后，我多次奔波于深圳与成都二地，侍诊于卢老，并逐渐加深了对扶阳、火神派的认识。"溯洄从之"，我拜读了郑钦安先生的《医理真传》《医法圆通》《伤寒恒论》等书，郑氏于《医理真传》序言中道明其师从晚清蜀中大儒刘止唐先生。刘氏认为大道至简，医、儒、道三者同根同源，有互通之处，开创了槐轩学派，有《槐轩全书》传世，并由理入医，于讲学之隙，为人诊病。刘氏第六子刘桢文，字子维，于止唐先生之后执掌槐轩学派二十余年，于医一道，更有妙悟，提倡"救阳济幽"，录得医案二百余则，写成《圣余医案》，后由刘子维门人李子俊等人加以整理、诠解，方才有了《圣余医案诠解》。我在读卢老的《扶阳讲记》时得知《圣余医案》这本书，多方求索，却并无发现。后来，在国家图书馆与中医科学院图书馆找到了《圣余医案诠解》的民国年间德庆书局版本，万分欣喜，并有幸拜见刘子维之孙、刘咸炘之子刘伯谷先生，他在整理鉴泉先生八百万字的《推十书》之余，帮我对本书所涉及的人物事件进行考证，对《医理大概要说》重新点校，并教我习槐轩之术、授槐轩真谛，示坎阳之要，既要崇"阳"，更要"和"。通过对《诠解》的研读，加之临证时有所感悟，我整理出版了《圣余医案诠解按》。本人才疏学浅，自诩未敢为《圣余医案诠解》作校注，按语部分仅是本人从医阅历的感悟，并结合现行教材与扶阳大家专著谈些学习体会，以供同道分享探讨而已。

临床上，我运用扶阳法治疗老年心脑血管疾病如中风、脑微出血，冠状动脉粥样硬化性心脏病（冠心病）、帕金森病、阿尔茨海默病以及肿瘤、肾衰等病都有确切疗效。我的一些学生整理了我的学术经验，并发表在杂志上。如杨丽娜同学在《新中医》发表了《杜少辉教授运用封髓丹经验介绍》；杨嘉敏同学总结了杜氏新加附子汤加减治疗恢复期脑梗死患者，疗效确切；李伶同学发表了《杜少辉用扶阳固脱法治疗脑微出血相关认知障碍》，疗效明显；章林同学整理出《新加附子汤加减治疗帕金森病睡眠障碍临床研究》，表明新加附子汤治疗可明显改善帕金森病患者的睡眠障碍和运动障碍；杨珣同学发表了《视神经脊髓炎谱系疾病 49 例临床特点及中西医治疗分析》，得出麻黄附子细辛汤加减联合多奈哌齐能明显改善阿尔茨海默病患者的认知障碍，长期联合运用效果优于单纯西药治疗；李师同学发表了《杜少辉诊治肺积的经验总结》，总结了我以交合太少的方法治疗肺癌的经验；陶璐同学发表了《杜少辉辨治乳腺癌术后并发症经验》等。

三、守正创新，悟道侣山

郑钦安重视医理，专著《医理真传》一书，示人从阴阳辨理施治，其自序曰："医学一途，不难于用药，而难于识症。亦不难于识症，而难于识阴阳……余沉潜于斯二十余载，始知人身阴阳合一之道，仲景立方垂法之美……

余不揣鄙陋，以管窥之见，谨将乾坤化育，人身性命立极，与夫气机盈缩，内因外因，阳虚阴虚病情实据，用方用法活泼圆通之妙，详言数十条，以明仲景立法垂方之苦心，亦足以补修园先生之未逮。"又读陈修园之书，知陈修园从二张，而作《伤寒论浅注》，于浅注凡例言："唯张隐庵、张令韶二家，俱从原文注解……恰与仲景自序援用《素问》《九卷》'阴阳大论'之旨吻合，余最佩服。今照二家分其章节，原文中衬以小注，俱以二家之说为主。"逐渐明悉张志聪、陈修园、郑钦安的学术传承路线，遂溯流而上，拜读张志聪之著作。

张志聪，字隐庵，自诩为仲景四十六世裔孙。隐庵授道于侣山堂，因其居于杭州钱塘，后人将其与张锡驹（字令韶）合称为"钱塘二张"，将他们的流派称为钱塘医派，张志聪晚年为"俾后之学者，因证而知气候之出入，因治而识经脉之循行，庶正路可由，不入旁门家伎矣"，而作《伤寒论集注》，明言六经气化之活泼圆机。辩何者？理也。《侣山堂类辩·序》云："夫天下有理所同者，同无容辩；天下有理所异者，异亦无容辩……唯是理之同矣，而同者竟若异；理之异矣，而异者竟勿同。"故"辩之而使后世知其同，即知其所以异矣；知其异，即知其所以同矣"，明晰治病用药之理，实悟先祖之大道，开辨理施治之先河。我由侣山堂张志聪之气化学说、标本中及开合枢理论，窥见仲景六经之法眼，临证验之，知古人之神圣。因曾习扶阳，临证多从太阳少阴入手，尤其重视太阳、少阴的交合。曾有一六旬老妪以脑动脉硬化、头晕就诊，并未陈述其他病证，服新加附子汤，从太少相合入手，服药 3 个月后，体检后发现 5 年逐渐变大的肺结节治愈了，此患者未陈述病状，更无从辨肺结节的证型，未用活血化痰、散结抗癌之药，不治结而病愈，让我深悟太少相合理论之正确。又曾治一七旬老妪，以双下肢发热就诊，常规辨证属下焦湿热，处以四妙散等方药，如石沉大海，毫无转机，我据医理辨为太少不交，以麻黄附子细辛汤交太少，7 剂症大减。此辨理与辨病证之不同也，我因此二例而有所悟，于此不揣鄙陋，与言医者共作探讨。我根据仲景钱塘六经气化与标本中之理，辨理施治，参终生所学，由理生法，方随法出，新创附桂人参汤、新加附子汤、麻附大黄汤、柴葛归芍四方，用之临证，饶有良效。

1.附桂人参，纯阳之方

理中汤为太阴病之主方，太阴居人身中土，为后天之本所在。太阴中见阳明，太阴之气上升而化火，阳明之气下降而化水，中土实乃水火之枢机。而太少乃水火阴阳之源，理中汤加入附子、桂枝、砂仁、半夏等药后，附子合干姜、甘草，有四逆汤之义，可暖少阴之火而祛寒邪，桂枝开太阳而升土木，理中汤之干姜暖土祛湿，白术、人参、甘草培土补中，半夏降肺胃助水之源，砂仁纳气归肾。全方交太少以补中气，又从中气以治六经，使一气周流，水火得调，太少相济，六经得通，群阴立灭，生机化机得立，故为纯阳之方。临床中，我用此方广泛治疗各种疾病，有立竿见影之效。有些是西医无法解释的疾病，如某患者口流涎、大便干结，西医并不认为两个症状相关，服泻下药后流涎加重，而我从阳明与太阴的标本中入手，结合太阳、少阴相交，流涎与大便干的症状均缓解；有些是西医治疗无效的疾病，如根据《伤寒论集注》治痞证理论，用此方治疗消化道肿瘤（胃癌、食道癌、肠癌等）相关病症，常获良效。

2.新加附子，太少相合

有一次，一男子陪其母亲前来就诊，见我对其母亲病机分析颇为透彻，其患慢性咽炎多年，多方求治无果，遂也求我帮他诊治。刻下症见汗多，怕冷，易外感，眠差，舌淡、苔薄白稍腻，脉细，寸脉浮，关脉沉。诊为营卫不合，阳浮阴弱，处以新加附子汤。3剂后，患者诉3年的慢性咽炎已好转大半。经此例，我开始思索这两个方子背后的深层原理。新加汤原治太阳病误治过汗，伤及阴血，而身疼痛、脉沉迟，故加入人参补已伤之血分，并加大芍药、生姜用量，合桂枝汤调和营卫。附子汤治少阴病，身疼、骨节痛、手足寒、脉沉者，《伤寒论集注》认为乃少阴君火弱，神机不能周游，不与太阳外合，而有此诸症。营出中焦，卫出下焦，附子汤能助少阴生阳以暖太阳之卫阳，人参、白术补中，芍药、茯苓酸甘化阴资心主之神气，如此，营卫得和，太少得合，诸症可解。二方合用，可加强合太少之功用，因此我创立了新加附子汤，临床用于太少不合、营血不足、阳不化气所引起的头晕、心悸、失眠等病，取得满意疗效。而少阴肾经入肺中，循喉咙，故新加附子汤对慢性咽炎、肺结节和肺癌等，亦有良效。

3. 麻附大黄，承气交济

《伤寒论》第 180 条曰："阳明之为病，胃家实是也。"阳明之上，燥气主之，中见太阴。《伤寒论集注》认为阳明秉秋金之气，达于肤表而外合太阳，内合太阴而入于三阴，并运津液行人身四旁，下输于膀胱，而复归中土，周于表里上下，横充周遍。从部位来看，阳明下合脾土，上连胸膈，内通于心、胸、腹、胃，凭枢胁而转输于内外。夫阴阳皆从少而太，太少两阳相合，阳明从太少而生而居其中。阳明经脉合于太阳，阳明秉少阴生气而运化万物，又以中土之精以资先天，胃腑又有焦膜与心主相连，胃家实可交太少而解也。麻附大黄汤由麻黄附子细辛汤合承气类方化裁而来。麻黄附子细辛汤，乃交太阳、少阴之方，附子启少阴上交太阳，麻黄、细辛引阳入阴，可交太少之气以驱邪外出。合承气类方，《伤寒论集注》谓大承气汤可"上承火热之气而下泄其腐秽"，言承气者，实乃承在上太阳之邪气以下行也，使邪热去而阳气留。《本经疏证》中大黄的功用，在于"行火用……，实得火能生土之机栝，何者？大黄色黄气香，固为脾药，然黄中通理，状如绵文，质色深紫，非火之贯于土中耳"，行火用必太少相交，非常所言大黄温下清下之理，应之临床，颇有效验。如治男子因 2010 年脑梗死遗留左侧面热 6 年，伴耳鸣，虽头面部灼热为阳明热盛，但其本为太少不交，用麻附大黄汤，面热和耳鸣皆好转。土气通、太少交而血脉畅通，经粪便使热下行。

4. 柴葛归芍，息风清火

少阳相火，厥阴风木，现代人长期压力大、熬夜，易致血虚木郁，木郁则风动，睡眠不足，血不归肝，则失其荣养，易耗伤阴血，风动血耗，易于引发相火，风火相煽。柴葛归芍汤由小柴胡汤合当归芍药散组成，《伤寒论集注》言少阳相火，多及厥阴风火，"少阳所至为飘风，燔燎，故目眩。目眩者，风火相煽也"。《伤寒论集注》言厥阴者，又中见少阳，"厥阴者，阴之极也。夫两阴交尽，是为厥阴，阴极而阳生，故厥阴不从标本，从中见少阳之气化也"，"经云：厥阴之上，风气主之。所谓本也，病干本气，故风消而渴也"，"下焦之气不和也……中焦之气不和也……上焦之气不和也，夫三焦者，少阳也。经云：本之下，中之见也。厥阴中见少阳，故三焦之病也"。当归芍药散见于《金匮要略》妇人病篇，妇人之以血为本也，当归之属，气味辛芳，能启阴气以上济。泽泻水草，性味甘寒，能滋水液以上行。芍药化土气而兼养其阴荣，川芎主行血中之气，此四物实治厥阴标阴之主药。夫血生于中焦水谷之津，白术、茯苓健脾以生血，益土气以和中，此方为治厥阴血燥生风之大法，厥阴中见少阳，合小柴胡汤以治中见之火气，如此厥阴少阳标本中皆治。曾治一年轻女性患者，人工流产后月经淋漓不尽，并出现面部痤疮，久治无效，我辨为厥阴血瘀，乙木不升，中见少阳，少阳相火不降，兼见阳明燥热，服数月柴葛归芍汤后，月经与痤疮治愈。此属厥阴少阳标本中互见之典型病例。

四、发扬中医，义诊抗疫

2003 年的严重急性呼吸综合征（SARS），依旧历历在目。中医也在 SARS 治疗中大放异彩，改变了很多人对中医的偏见，尤其是广州中医药大学一附院，在邓铁涛教授的指导下，运用中医药治疗，实现了 SARS 患者在院期间的"四个零"，即零死亡、零转院、零医务人员感染、零后遗症。导师邓教授曾建议我们对 SARS 治疗中的主要中药鱼腥草进行药理研究，为中医诊治 SARS 提供实验依据，在国家自然科学基金委员会的资助下，我们的团队通过内毒素诱导大鼠，复制了急性肺损伤纤维化的模型。历时 8 年，用内毒素复制了 SARS 发病模型，相关论文已发表在内毒素研究的官方杂志《Journal of Innate Immunity》；并发现了鱼腥草的治疗机制，相关论文已发表在美国 NIH 主编的《International Immunopharmacolog》。我也因此对中医药防治此类时行疫毒有了深刻的理解。

2020 年初以来，新型冠状病毒肺炎疫情席卷全球。我追随导师邓铁涛教授抗击 SARS 的遗风，并在扶阳学派领军人物卢崇汉教授的指导下，当即组织、带领我的学生团队为新型冠状病毒肺炎患者提供线上义诊，免费咨询，免费开中药处方，屡获奇效，我们团队还被邀请对部分重症进行中医会诊。我们团队从腊月二十九忙到四月下旬，尤记得除夕当晚，万家灯火、阖家团圆之际，患者仍在与我咨询用药事宜。在本次疫情的远程诊疗中，我主以《内经》五运六气及《伤寒论集注》六经气化理论辨治，施用《伤寒论》经方治疗近

60 名确诊或疑似新型冠状病毒肺炎患者，屡获奇效。李丹等总结了卢氏桂枝扶阳宣肺化痰法在新型冠状病毒肺炎的应用，并发表在了《中医药通报》上。现遴选从太阳寒水论治新型冠状病毒肺炎验案三则，示麻黄法、大陷胸汤法及卢氏桂枝法治疗新型冠状病毒肺炎。零光片羽，不揣鄙陋，期抛砖引玉。

1. 新型冠状病毒肺炎的中医思考

新型冠状病毒肺炎是一种急性呼吸道疾病，属于我国的乙类传染病（按甲类管理），潜伏期平均 5.2 天，以发热、乏力、干咳为主要表现，少数患者伴有鼻塞、流涕、咽痛和腹泻等症状，重症患者会出现呼吸困难和 / 或低氧血症，严重者快速进展为急性呼吸窘迫综合征及脓毒症休克。当前主要以对症、支持治疗为主，尚未发现针对新型冠状病毒的有效药物。中医现认为新型冠状病毒肺炎属寒疫，从《内经》运气分析，去岁己亥，土运不及，客运少徵为火不足，终之气主气为太阳寒水，客气为少阳相火，水克火为"主胜客"，属不相得，气盛运衰，气候反常，人受气于寒。至庚子之年，金运太过，"运有余，其至先"，少阴君火司天，阳明燥金在泉，运气同化，为同天符。但初运主运少角，木气不升，客运太商，春行秋令，如此则肃杀过盛，加之客气为太阳寒水，应之于人则病太阳寒水而肺病，以水寒金凝为主，是故新型冠状病毒肺炎主要以太阳寒水为病，并内干于六经。善言天者，必验之于人，五运六气之说验之于人者唯《伤寒论》六经气化。而《伤寒论》记载："建安纪年以来，犹未十稔，其死亡者，三分有二。"张仲景认为"天有暴寒者，皆为时行寒疫也"，故可推测当时遭遇了大规模的寒疫。而钱塘张志聪所处的明末清初时期，亦出现类似建安纪年的严寒气候，且当时江浙地区瘟疫横行，故张志聪秉仲祖之学提出六经气化学说，重视天之六淫邪气传于人也。当下新型冠状病毒肺炎病属寒疫，具有强烈的流行性特点，与二张时代之疫可同日而论，故以钱塘气化之理，遵卢氏"病在阳者，扶阳抑阴；病在阴者，用阳化阴"之法，以经方治疗新型冠状病毒肺炎。

2. 医案举例

（1）麻黄法验案：患者，女，40 岁。

初诊（2020 年 1 月 26 日）：患者发病前每天出门。主诉：间断发热伴头痛9天，胸闷1天。患者于1月18日开始出现发热，热峰38.4℃，自服"感冒药"后仍反复发热、头痛。血常规示：白细胞计数 2.14×10^9/L，中性粒细胞百分比64.6%；超敏C反应蛋白：6.52mg/dL；肺炎支原体抗体双阴性；胸部CT示：双肺多发斑片感染。患者未能行新型冠状病毒核酸检测，根据流行病学史、症状、血常规及CT影像等，当地医院考虑高度疑似新型冠状病毒肺炎，予口服奥司他韦、连花清瘟胶囊，后静脉滴注哌拉西林抗感染、阿昔洛韦抗病毒，均未见明显好转。1天前出现胸闷，遂来诊。刻下症见：神清，疲倦，间断发热，低热为主，体温37.3℃，头痛，心烦，乏力，喜睡，怕风怕冷，无汗，上半夜畏寒，下半夜燥热，胸闷、有堵塞感，咽部异物感明显，口苦，纳差，眠易醒，大便稀，每日1~2次，小便调，舌淡、苔薄白，脉未诊。中医诊断：寒疫；西医诊断：新型冠状病毒肺炎？处方：附子15克（先煎），炙麻黄5克，细辛5克，柴胡24克，黄芩15克，法半夏15克，葛根30克，白芷15克，党参30克，瓜蒌皮30克，生姜30克，生甘草5克。3剂，附子先煎2小时再纳他药煮30分钟，每日2次，饭后温服。

二诊：患者诉当天服药后夜间胸闷减轻，自行停服西药。1月27日晨起活动后出现胸闷加重，嘱服中药后再观察，服药30分钟后出现胸闷、心慌加重，查血氧饱和度为99%，未行特殊处理。下午患者精神状态好转，想睡，体温37.4℃。续服中药后1小时，患者诉欲睡，胸闷稍改善，观其舌象变厚腻，嘱静心休息，续服中药。

三诊：1月28日晨起后患者诉精神状态明显好转，体温37.1℃，胸闷堵塞感明显改善，头痛消失，口苦减轻，喉间有痰欲咳，心烦减，纳转佳，大便次数增多，便后无乏力感。予调处方：守主方，改细辛减至3克，柴胡减至15克，加陈皮15克、茯苓30克、枳壳30克，再进3剂。

四诊：1月30日患者诉于医院静脉滴注抗生素后胸口冒冷气，伴心慌，嘱暂停抗生素。1月31日患者突发胸闷，呼吸不畅，查胸部CT示：双肺多发斑片状感染灶。刻下症见：低热，体温37.3℃，怕冷，疲乏，胸口冒冷气，夜间多汗，口干，舌燥，纳眠可，大便稍干，舌苔白厚腻。予调处方：守主方，加芦根、薏苡仁、冬瓜仁、白术、杏仁、生黄芪各30克，蒲黄、地龙各15克，加生姜至 50 克。5 剂，煎服法同前，并嘱患者停止任何静脉滴注治疗。

五诊：2 月 5 日，患者症状改善，纳眠可，大便稍干，舌苔白厚腻，脉未诊。予处方：附子（先煎）、桂枝、党参、薏苡仁、白术、茯苓各 30 克，法半夏、陈皮、杏仁、蒲黄各 15 克，生黄芪 60 克，炙甘草 6 克，生姜 50 克。3 剂，煎服法同前。

2 月 6 日患者复查胸部 CT 示：与前片对比，双肺多发斑状感染灶明显吸收；2 月 7 日，经中药治疗后测新型冠状病毒核酸阴性；2 月 25 日查胸部 CT 示：双肺斑片影基本吸收。3 月复诊，唯胸背畏寒，予附桂人参汤善后。4 月 1 日查新型冠状病毒抗体检测示：IgM 抗体阴性，IgG 抗体阳性。

按语：患者符合新型冠状病毒肺炎疑似病例表现，经治疗后 IgG 抗体为阳性，根据《新型冠状病毒肺炎诊疗方案（试行第七版）》，可明确为新型冠状病毒肺炎确诊病例。头痛者，病在太阳之经；恶寒者，从太阳本气之寒；发热者，感太阳之标阳；胸闷，太阳表气不利于胸中；喜睡者，见少阴寒化，为《伤寒论集注》注大青龙汤证条文"风伤太阳而内干少阴之气化也"，9 日不解，又遇少阳主气之期。经云，太阳从标本。太阳少阴之气合于肌表并主神机出入，此寒疫伤太阳而内干少阴之气化，亦有太阳少阳合病。"太阳秉膀胱寒水之气……出入胸膈"，今寒伤阳气致太阳阳虚而凝化寒水，水留胸中不能运行出入，胸闷心悸也；喜睡、乏力乃邪盛于胸，抑少阴神机游行出入。口苦、易怒、心烦又见少阳相火。初诊舌象为舌淡、苔薄白，未见水湿之苔厚腻却症纳差、大便烂，乃太少不交、神机不达而脾胃不运之象，非常也，予麻黄法宣肺枢解，交拨阴阳。

二诊，患者服药后胸闷先加重后减轻，为麻黄法开太阳而排疫邪，"病气随太阳之正气而出入"，故始邪动而重，后邪出而轻。而服后想睡，异于前之喜睡，何也？当见乏力已无，精神转佳，是邪从胸外达而神机得出、阳气来复，阴阳荣卫交合而应之于神，示外已解也。由是太阳得开，阳升而阴降，浊阴从三焦而下；而神机已通则胃气复还，水过中焦，舌苔转腻，是经云："根于中者，命曰神机。"三诊，患者胸闷改善，去细辛、柴胡之通，加陈皮、茯苓、枳壳之化。四诊，静脉滴注抗生素伤阳而胸闷加重，恐余邪复辟，守主方合千金苇茎汤助正祛邪。五诊及后复诊，患者症状改善，畏胸背畏寒，予桂枝人参汤加附子善后。新型冠状病毒肺炎患者多见舌苔厚腻，不可据此而辨为湿重，而施藿香、佩兰辈化湿之品，譬此者为太阳寒邪化阴浊而现舌象，仍以伤寒辨治之。

方解： 麻黄法方选大青龙合麻附细化裁，名麻黄法者，以麻黄为之君而他药助麻黄发汗，宣发肺气，泄邪从表解。去桂枝合麻附细于青龙汤，更拨少阴外交太阳也，附子、细辛启少阴之生阳助太阳之开，石膏质重、杏仁苦降会抑辛金肃降太过，故去之。加小柴胡者，一和解少阳，二为太阳化寒水滞留胸中，"小柴胡汤从枢转而达太阳之气于外也"。加党参补土，葛根、白芷宣达阳土燥金，助麻黄宣肺散寒。

（2）大陷胸法验案：患者，男，28岁。

初诊（2020年2月2日）： 患者有新型冠状病毒肺炎确诊病例接触史。主诉：发热咳嗽10天。患者1月23日开始出现发热，热峰39℃，咽痒，刺激性咳嗽，咳少量黄痰，自行口服酚麻美敏、盐酸氨溴索后症状稍缓解，然汗多，停药后症状反复。2月1日到外院查血常规未见明显异常；胸部CT示：双下肺感染，双侧胸腔少许积液；新型冠状病毒核酸检测双阳性；血氧饱和度93%，遂来诊。刻下症见：神清，精神疲倦，发热间作，体温37.8℃，寒战，头痛、头晕，汗正常，咽痒，刺激性干咳，痰少色黄，喘促，下肢畏寒，纳差，口干、口苦，大便黏，1次/天，小便黄，多睡，易醒，舌边尖红、苔白厚腻罩黄，脉未诊。中医诊断：寒疫；西医诊断：新型冠状病毒肺炎。处方：麻黄6克，附子（先煎）15克，细辛6克，藁本15克，白芷15克，党参60克，大黄18克，芒硝（冲服）20克，槟榔60克，桃仁30克，姜半夏20克，当归30克，生石膏90克，柴胡18克，杏仁15克，芦根30克，葶苈子18克，生姜30克。1剂药煮4次，每日煮2次，服2天。第1遍煮前，先用开水泡1个小时，之后每次煮半个小时。

二诊： 2月4日，患者服药后胃口、多睡好转，体温降至36.5℃，少许汗出，咳嗽、口干、口苦减轻，偶有咳嗽，咯黄痰，二便调，舌淡红、苔腻转薄。处方：上方大黄加至30克，石膏减至60克，再进3剂，并嘱做好自我隔离。

三诊： 2 月 10 日，患者服药后发热咳嗽未作，汗正常，纳可，大便稍稀，2~3 次 / 天，舌尖稍红，苔白稍腻。8 日患者自诉体温及血氧正常，余同前。9 日患者自诉症状明显好转，无明显不适，舌淡、苔薄白，复查核酸检测阳性。11 日复查胸部 CT 示：双肺病灶已吸收。

按语： 此《伤寒论》所言大结胸。结胸者，病发于太阳而结于胸，此证属《伤寒论集注》析解之水结、燥结也。水结者，见双侧胸腔积液而无大热，是太阳化寒水滞于胸胁，故并见下肢畏寒、纳差、大便黏、苔厚腻等症。同时虽见口干、口苦、干咳、痰少色黄等似肺胃之燥热，却患头痛、发热、恶寒之病重于太阳也，故又有《伤寒论集注》所言水不随气行之太阳燥结，非阳明燥结，仅微见阳明之气化也。水燥互结，不可因其湿而燥，因其热而清，因其燥而滋，当以大陷胸汤法行太阳结胸论治。二诊，太阳阳气得运而水燥之结得解，故发热、纳差改善，大黄加量更承阳气下行以除余邪，稍减石膏之寒。后守方续服，病情断续转佳，此行太阳解结胸之法。

方解： 大陷胸汤法者，以行鞕满而达太阳之气，则液随气转矣。言大陷胸法，乃大黄为君而他药助君从肺至阳明，荡结邪一鼓而下。盖土藏万物，水道从阳明除则燥结、水结亦解矣。此时之麻黄非发汗，而从上开心肺之气，升已而降助大黄之下。去甘遂加葶苈子、杏仁以行液达表。麻黄、细辛启少阴水阴宣开肺卫，附子助太阳表阳内交于少阴，大黄通利水谷，阖阳明秋金之天气而助太阳之气下行。一开一阖则阴阳相交，邪从大肠、膀胱而出。石膏抟聚邪秽，柴胡助大黄推陈致新；主气厥阴风木加桃仁、当归止风火相煽，由是邪聚而下，浊降清升。党参启月窟一阴而健脾；藁本、白芷助大小肠气化；半夏、芦根通利太阴；生姜通神明，助火土金相生；槟榔行升降而秽去。少阴君火司天，芒硝软坚、上通君火，合大黄导心肺通体之阳热交于地，承在上之火热而调其肠胃。由是乃太阳得畅而水饮化，阳明气正而燥气消，虽为泄热，实行太阳结胸之法。

（3）桂枝法验案：患者，男，66 岁。

初诊（2020 年 3 月 4 日）： 患者在医院住院。主诉：发热伴咳嗽 20 余天。

曾有发热，伴畏寒，自测体温最高可达 37.8℃，多于下午、晚上发热，伴咳嗽，呈阵发性干咳，以白天为主，咳少量白痰，无喘息、胸痛，经外院治疗症状未能明显缓解。遂到当地某医院就诊，入院后查胸部 CT 示：双肺多发斑片状感染；两次查新型冠状病毒核酸检测阳性。刻下症见：怕冷，畏寒，晨起头昏沉，双眼黑蒙 2~3 秒，干咳，夜间咳嗽，咽痒，偶有胸闷，纳可，口干，小便正常，眠浅易醒，每天只能睡 3~4 小时。腹痛，腹泻多次，几分钟排一次大便，大便似果冻状，排后腹痛减轻，腹痛时有冷汗出，舌淡红、苔薄白、舌下稍瘀，左脉细弦涩，右脉弦滑。予处方：桂枝 15 克，白术 15 克，石菖蒲 15 克，白芷 10 克，陈皮 15 克，茯苓 30 克，法半夏 20 克，山楂 20 克，黄芩 15 克，广紫菀 20 克，杏仁 15 克，苏子 15 克，枳壳 20 克，北沙参 30 克，炙百部 20 克，芦根 30 克，浙贝母 20 克，生薏苡仁 30 克，生甘草 10 克。7 剂，水煎服，每日 2 次，饭后温服。

二诊：3 月 6 日，查房时患者诉服药 2 剂后已无腹泻，腹痛缓解，大便成形，无其他不适。

三诊：3 月 11 日，患者服药后每天大便 1 次、成形；干咳明显改善，服药 5 剂后仅偶有轻微咳嗽，7 剂服完无再咳嗽；头昏沉、睡眠改善，现睡眠时间为 6 小时；无其余不适，纳可，小便调。复查胸部 CT 示：左肺斑片状感染灶大部分吸收，右肺感染灶较前部分吸收，密度减低变淡薄。后患者转入定点医院继续治疗。

按语：恶寒、干咳，邪盛于太阳，壅拥塞肺卫；头昏沉者，太阳不布，乃病者岁过八八，阳本不足，加之主运少角，少阳之气生发不足，阳不上清头窍；眠浅者，又受主气之厥阴风木；腹痛、腹泻者，寒邪始手太阴达足太阴也。己亥庚子，双运交交，外受太阳寒水而金运太过，内有土运不及而中阳虚损。金运太过，宣发不能，肺气束缚作干咳；己土不及，肠胃虚弱，寒湿易下则腹泻，故似外燥内湿之象。古人云万病不离伤寒，卢氏认为伤寒实为伤太阳寒水之经，太阳为三阳三阴之首，居于寒水之地，外邪最易伤之。太阳一伤则气化失常，进而闭其气化运行之机而发病。无论三阳，亦或三阴，皆由一元有损而至，此为前提，立法须重阳扶阳，先于邪而至于邪之旨，使阴气消散，百病不作。腹泻提示病气已现太阴，告医者邪由太阳而入阴界之深，当急断邪路，予卢氏桂枝法，鼓荡正阳，祛邪外出而诸症愈。

方解： 太阳之气外行于三阳，内行于三阴，桂枝能启少阴之气，引阳由土而木而火，升少阳化太阳而暖金，《神农本草经》言主咳逆及补中益气之理，治肺失宣降与脾胃亏虚之证。得甘草更化阴为阳，内外之通达皆成自然，使邪消而阳正。石菖蒲开心窍达重楼，引神机布告万方，令营卫流通。法半夏禀通卫之效，合石菖蒲疏通肺络，则上通下达。白术化太阴之脾湿；山楂化胃中之阴凝；白芷分金土之郁，涤脏腑之秽；陈皮化腠理之壅塞，通脾肺而疏肝；茯苓禀菌灵之神气助太阳运化，化凝阴为乌有；枳壳轻空使上中之阴气下行；薏苡仁充肺养脾，令痰浊下消。上述之药扶助中下，助桂枝使得少阳之枢能上能下，阳开阴阖，太阳气机无不鼓荡运行，阴邪循太阳肌腠消散，如此腹泻得止。紫菀、杏仁、苏子、沙参、炙百部疏络润金，解金运太过令金气不该至而至，金木相调，又助桂枝、甘草令甲木该至而不至。黄芩化残阴为微阳，芦根滋启水精而导痰，贝母化肺津生新，寒郁木郁亦能调之金木协和，上邪可化，如此干咳乃解。由是太阳化阴，火土合德，天清地泰。

3. 讨论与升华

3名患者在发病后治疗多日未能缓解情况下，转以中医经方治疗，或协同治疗，短短几日便获佳效。验案1以麻黄法开太阳，后苔转厚腻仍予麻黄法，无转藿香辈等化湿方治之，示经方与时方之别，盖徐灵胎曰："麻黄乃气味最清者，能透出皮肤毛孔之外，又能深入积痰凝血之中。"实麻黄以汗法示"太阳为开"之义。验案2以大陷胸法行太阳，患者纳差却服大黄转佳，盖《神农本草经》云大黄为通利水谷，安和五脏；《本经疏证》注其为辟土地，阜生物。又云土气必得火气贯入而能后行，大黄气大寒，似得寒水正化。大黄引正阳内入复胃家之气，火能生土，"承气"实承太阳气下行。验案3以桂枝法化太阳，虽似太阴病之腹泻，却以桂枝汤化裁卢氏桂枝法治之，盖桂枝法助太阳运化则三阴之邪自散，实"扶阳抑阴"之义。

郑钦安云："太阳为三阳三阴之首，居于寒水之地，其卦为坎；一年三百六十日，日日皆有伤寒，只要见得是太阳经证的面目，即是伤寒。"卢氏云"一元阳气"即为"正"，坎中一阳即人身立命之根，宣发为护周身之太阳正气。盖真阳寄于肾，肾与膀胱相表里又上连于肺，《黄帝内经》云："肺者阳中之少阴。"真阳气机发动，必先于太阳而后行诸经。而太阳在胸合于肺，出表合于手太阴，又肺乃为行营卫之端，五十营之首经，营卫正气行流一身皆太阳寒水统之。郑氏又云："然太阳四面皆水，寒气布护，故曰'太阳之上，寒气主之'。真阳之气，此刻初生，阳气甚微，须知太阳地界主寒，复感外寒之客气所犯，阻其真阳运行之机，故太阳之经症作。二日阳明，阳明地界主燥，自太阳而走入燥地，寒邪便化为燥邪。"孰知天之寒疫伤太阳而肺首受病，阴寒重于初生之阳，则太阳从本气寒化，阳不能化阴而阴盛金寒也。或邪进传变，疾病进展又传见阳明燥热，太阴之湿，加之初之气为厥阴风木，运用激素又易动风火，施抗生素易伤阳，故风、火、燥、湿他气均可现或同现，但究其本为寒也。太阳底面即是少阴，故肺邪重者，又可深入少阴现四逆之危。种种气化变测，皆太阳一元有损而始，属水寒金凝，故不可见热用清，见风用熄，见燥滋阴，见湿化湿，当急扶太阳，散寒行水。

隐庵云："天之寒邪，病寒水之气，同气相感。是以天之寒邪，始病太阳膀胱之气。"故新型冠状病毒肺炎虽病于肺，然病之种种证候，仲景列于太阳病篇，故不可见肺病而立治于太阴也。而《伤寒论》太阳病篇分部列桂枝法、麻黄法、陷胸法，皆从太阳气化运筹而正立邪散，乃以太阳寒水辨治新型冠状病毒肺炎，而非症见咳喘而治肺，纳差而治胃，遵仲景六经气化之旨。《黄帝内经》云："风寒暑湿燥火，天之六气也，三阴三阳上奉之。"三阴三阳者为人之六气也，以人身而合天地之阴阳，原属乎气，故内外传变无有穷尽，若以有形经脉论之则窒碍难通。此五运六气合六经气化示天人合一之深义，吾宗钱塘气化之理，以仲景经方施治新型冠状病毒肺炎，示中医之担当，为抗击疫情贡献一份绵薄之力。

回顾半生医学之路，虽是无心插柳，幸而柳已成荫，中医之道，不外乎守正与创新，于经典中悟道中医，在临床中扩宽中医，今有幸受编辑之邀撰写我从医经验，仓促成文，不当之处，尚祈方家及读者指正。

（何镇宇、杨晖等、朱燕娴、郭瑞胜、吴晓凤协助整理）

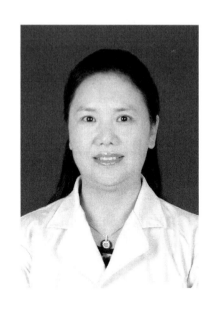

行医路漫漫兮
吾将砥砺而前行

主任医师、四川省名中医

林绍琼

医家简介

　　林绍琼，女，1965 年 11 月出生。主任医师，儿科主任，四川省名中医，四川省中医药管理局第五批学术和技术带头人，成都市第三批名中医，新都区十大名医，新都区名中医，新都区德艺双馨中医师；世界中联儿科专业委员会第二届理事会理事，中国民族医药学会儿科分会理事，中华中医药学会儿科分会第八届委员会委员，四川省中医药学会中医儿科专业委员会第八届委员会副主任委员，四川省中医儿科专委会中医外治疗法专业组组长，成都中医药学会儿科专业委员会委员，成都市儿童保健医疗质量控制中心（综合医院）专家。

成就医学梦想

35 年前，我怀揣梦想踏上了漫长的学医之路，在香樟如林的忠山——泸州医学院（现西南医科大学），苦读 5 年。学习期间，我因极度贫血被称为曹雪芹笔下的"林妹妹"，但因为心中对医学的挚爱，在老师、同学、家人的鼓励、帮助下，一边战胜疾病，一边勤学古训，博采众方，最终圆满完成学业，获得学士学位。先当患者，再来从医，这样比别人更能体会患者的痛苦、医者的不易。

博学古训治病救人

1989 年，正值青春年华的我毅然回到了养育我的这片热土——成都市新都区，立志将自己的知识技能奉献给家乡的父老乡亲。1998 年至 2000 年，我在成都中医药大学中医内科研修班学习，再次倾听老师们的经验和教诲，重温四大经典，剖析临床医案，得到胡天成、李秀亮等老师的悉心指导；2004 年，我在重庆医科大学附属儿童医院进修学习 1 年，更加了解了儿科医生的艰辛、儿童疾病的瞬息万变及家长的急切心情。30 年来，我始终坚持潜心钻研医术，全力守护新都区人民的身心健康，以强烈的事业心和责任感，为该区医疗事业献出光和热。如今，我已是成都市新都区中医医院儿科的主任医师、儿科主任。我一直勤学、乐学、善学，练就过硬本领，从内科到儿科，从初出茅庐的住院医师到医学专家，医治患者数以十万计。参加送医下乡，坚守在 2003 年抗击 SARS、2008 年抗震救灾医疗第一线，被评为"抗震救灾先进个人"，几十年如一日的上班后下班前"一日至少两查房"，为高血压、中风患者针灸、按摩、开处方，让糖尿病患者重拾生活的信心……这些事迹的背后，没有惊心动魄的故事，也没有荡气回肠的豪言壮语，但足以诠释一名医务工作者的责任和担当。

平凡的岗位不平凡

白天奔波于门诊、住院部为病患诊疗，晚上则在聚光灯下刻苦学习医学知识，勤奋钻研疑难病症救治方法，利用周末休息时间参加国家、省、市级科研学术活动，广泛猎取最新的儿科医学知识，力求业务上精益求精。凭着崇高的医德、精湛的医术，为患者除疾祛病，排忧解难，赢得了人们的信赖和赞誉，被大家赞为"林小儿"。我曾荣获四川省名中医，四川省中医药管理局第五批学术和技术带头人，成都市名中医，新都区十大名医，新都区名中医等荣誉称号；先后多次荣获医院先进科主任及优秀共产党员，卫生系统"青年岗位能手""十佳医务工作者""优质服务明星"等称号；在第一个医师节到来之际，还荣获了新都区"德艺双馨中医师"称号、"十佳好医师"提名奖。

医者的担当与追求

2000 年，医院组建儿科住院部，我勇挑重担，担任儿科主任，全面负责儿科工作。患者及家属多次不解地问道："林医生，儿科风险大、又苦又累，你为什么还要选择儿科啊？"我的回答是："我热爱医学，并且喜欢孩子，看到孩子们健康出院，我心里就有说不出的高兴，感到骄傲、自豪。"很多时候，面对哭闹不止的患儿和心情烦躁的家长，我都会不厌其烦、耐心细致地讲解、沟通、安慰。作为医生的我，有时不能得到患者及家属的理解也很无奈，很委屈、伤心、难过，但我仍然始终坚持自己的信念、宗旨——一名医生的职责：一切为患者服务，为患者的一切服务。

在专业上孜孜以求

据统计，我在治疗肺炎喘嗽、乳蛾、泄泻等常见病、多发病方面，治愈好转率约为98%，对热性惊厥、重症肺炎、感染性休克等疑难重症的抢救成功率约为99.5%。同时，采用艾灸法治疗小儿轮状病毒肠炎取得了独特疗效，并在全国推广应用。我作为四川省中医药学会中医儿科专业委员会第七届委员会中医外治疗法专业组牵头单位中医外治疗法专业组组长，将省级科研成果"改良艾灸法治疗小儿轮状病毒肠炎临床研究"在全省多家中医院如成都中医药大学第二附属医院、广汉市中医医院、罗江县中医院等以及新都区13个乡镇卫生院和3个社区卫生服务中心广泛推广应用。我院儿科每年用艾灸治疗小儿腹泻患者达1000人次左右；同时对脾胃病采用艾灸、推拿、挑疳方法治疗取得了较好疗效。自制中药洗浴疗法治疗小儿发热疾病深受患者好评。揿针治疗上呼吸道感染所致鼻塞、肺系疾病也取得了满意效果。区级科研成果"白矾散加味药浴治疗小儿湿疹"得到了广泛应用，且在此基础上加减推广应用于各种出疹性疾病，均取得了很好疗效。新研制的儿童发热腹痛贴治疗小儿腹痛，也取得了较好疗效。我每天坚持查房，指导下级医师工作，坚持每周两天专家门诊，全面负责科室医疗质量，确保医疗安全，30年来无医疗事故发生。在核心期刊发表论文10篇，其中论著5篇，科研课题10项，中医院省级科研零突破者。担任课题负责人4项，国家卫生健康委员会医药科技发展研究中心2016年课题的子课题1项，四川省中医药管理局课题3项，成都市卫生健康委员会课题1项，新都区科技局课题5项，获新都区科技进步二等奖1项、三等奖2项。首次成功举办国家中医药管理局继续教育项目1项，四川省中医药管理局继续教育项目1项、成都市卫生健康委员会继续教育项目2项，参会人员达497人次。承担大、中专毕业生，实习生或见习教学任务，共带教453人次，带习规培生20人次，接受乡镇卫生院及周边医院进修生50余人。

在管理上探索创新

多年来，我坚持对年轻医生手把手传帮带，规划儿科人才梯队建设，造就了一个团结和谐、积极向上、专业实力强大的儿科团队，其中儿科主任医师 1 人，副主任医师 6 人，主治医师 3 人，住院医师 3 人，儿科推拿技师 1 人，为医院创造了良好的经济效益与社会效益。首次开展儿科夜门诊，2007 年在中医院率先开展"治未病"如"三九、三伏"中药穴位贴敷，主持开展新技术、新业务 15 项，开展中医适宜技术 19 项。功夫不负有心人，2006 年我院儿科率先成功创建为成都市重点中医专科；2012 年又成功创建为四川省重点中医专科，2009 年我院儿科荣获成都市"巾帼英雄岗"称号。2018 年在第一个医师节到来之际，我院儿科荣获了新都区"优秀医疗团队"称号。

真心付出　硕果累累

"健康所系，性命相托"，35 年来，扛在我肩上的不仅是生命的重量，更是感天动地的人间大爱。我用高尚的医德、良好的医风、过硬的医术，解除了患者之疾苦，保百姓之安康。辛劳的付出，点滴的积累，如今自己已是硕果累累，2015 年被评选为新都区十大名医，2016 年被评为四川省中医药管理局学术和技术带头人，2017 年被评为成都市名中医，2018 年被评为德艺双馨中医师，2019 年被评为四川省名中医。

展望未来　充满希望

成都市新都区中医医院，也是成都市第二中医医院，为三甲中医医院。

2017 年是国家全面开放二孩政策的生育高峰，在儿科医生严重短缺的情况下，作为中医儿科人，作为四川省中医药学会中医儿科专委会中医外治疗法专业组牵头单位外治组组长，有责任和义务探索中西医并举，中医内外兼治，以小儿疾病的治疗、保健、预防为一体的现代中医模式。

儿科谓之"哑科"，因为患儿不能正确述说自己的痛苦，不能很好地配合检查，所以如果想要正确做出诊断、治疗，取得良好疗效，儿科医生就要为之付出更多的努力。因此我一直践行中医儿科人的宗旨：用我们的爱心、耐心和责任心去呵护每个宝宝的健康！

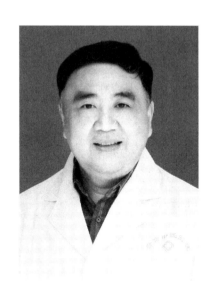

做一名好中医是我一生最大的追求

景德镇市中医院首席专家、
江家祠堂门诊部主任

徐玮华

徐玮华，男，1965 年出生。景德镇市中医医院首席专家，江家祠堂门诊部主任，中医儿科世家，景德镇市徐氏中医儿科第三代传人，深得家父——著名老中医徐寿镛主任医师真传，后又拜师中医儿科学家朱锦善教授门下，深受教诲。

从事中医儿科临床工作近 40 年，担任景德镇市人大代表、中华中医药学会儿科分会委员、江西省中医药学会儿科分会副主任委员、江西省研究型医院中医儿科分会副主任委员、江西省抗癌协会中西医整合肿瘤专业委员会委员，先后荣获"江西政协委员十大创新人物"，首届"江西省优秀医生"，"景德镇市名中医"，"景德镇市专业技术拔尖人才"，"景德镇市五一劳动奖章"，"景德镇市青年岗位能手"等称号。参与编写《实用中医儿科学》，发表学术论文 10 余篇。参与编写大型中医儿科专著《儿科心鉴》，并任副主编，参与合作的科研成果《中医儿科学术史、各家学说与医疗经验研究》荣获深圳市政府科技创新奖、中华中医药学会科学技术三等奖。

在近 40 年的行医生涯中，始终秉持"仁爱为怀、济世救人"的思想，以仁爱之心服务患者。在小儿常见病、多发病及疑难病症治疗领域经验丰富，擅长运用中医药治疗小儿发热、咳喘、反复呼吸道感染、疳积、厌食症、抽动症、癫痫、紫癜、肾病等，并兼治成人内、妇科杂病。

医家简介

随父学医，踏上中医之路

我出生在一个中医世家，祖父徐漏金、父亲徐寿镛都是远近闻名的中医医师。自记事开始，印象中父亲每日都忙于给患者看病。他坐在那张再普通不过的木桌前，为一位又一位患者把脉、问诊、开药的场景，成为了我童年记忆最深刻的画面。

有时遇见出行不便、较为特殊的患者，父亲还会出诊。在我 8 岁那年的一个深夜，天正下着大雨，突然响起了一阵急促的敲门声。父亲打开门，站在门外的是一位神情焦急的男人，他告诉父亲，家中的患者状况不太好，希望父亲可以出诊。听男子说完，父亲二话不说就和他一起冲进了雨夜之中。等到父亲回来的时候已经是第二天早上了。后来我才知道，那家人住在附近的山中，交通十分不便，父亲赶了几个小时的山路才到他家。

正是在这样的环境中，在父亲的潜移默化影响下，相对于其他同龄人，我对中医有了更多的了解和兴趣。那时的我，总是会认真听着父亲与患者的对话。他询问病情的关切神情以及耐心开导患者的话语，都在我心里留下了深刻的烙印。

出于对中医的热爱，15 岁那年，我随父亲开始了我的学医之路。当我把想学中医的想法告诉父亲时，他脸上闪过一丝惊喜，随后，镇定而严肃地问我："学医、行医很辛苦的，你真的要学吗？"我没有犹豫，坚定地说："要！"父亲脸上露出了欣慰的笑容。

学医的道路确实辛苦。起初，父亲要求我在他身边仔细观察，记录他为患者看病的细节，哪怕是一些看似不重要的对话和动作，父亲都要求我细心地记下。晚上回家吃过晚饭，父亲便会跟我一起将白天的诸多细节进行复盘，传授我一些他的经验和看法。

一段时间之后，当遇到前来的患者有典型症状时，父亲便会专门向我讲解，如脉象、舌苔颜色等。父亲让我特别注意这些症状，并结合他对患者的问诊，告诉我更为具体的知识。正是在父亲循序渐进的教导下，我对中医的学习逐渐深入。

父亲是个十分严格、严谨的人，他对我的要求尤为如此，他时常告诫我："行医，是救死扶伤。患者来找你是对你的信任，切不可有半点马虎。"在随父学习的过程中，父亲还要求我通读医学名著，他告诉我中医是老祖宗摸索几千年才有的成果，每一个现代中医人都是站在前人的肩膀上，所以多读这些古籍，用辩证的态度去学习，对于学中医而言至关重要。

后来，我又拜师朱锦善教授，在其门下，得其指导，这对于我来说，是极其宝贵的经历。朱老师理论深厚，学术精湛，经验丰富。他对我谆谆教诲，不仅传授我医疗经验，更启发我对中医的思考，尤其是中医体系中科学和哲学的关系。这些思考让我受益良多，对我之后的行医道路起到了积极作用。

研读医学古籍，尤其是中医经典著作为我开启了一片广阔的天地。《黄帝内经》中的"不治已病治未病，不治已乱治未乱"，《伤寒论》中诊治外感疾病提出的辨证纲领和治疗方法，《金匮要略》中杂病的理论基础和临床规范，《难经》中的脉诊、经络、脏腑、阴阳、病因、病理、营卫、腧穴、针刺等基础理论和病证，都让我对源远流长的中医学有了更为深刻的理解。

坚持临床，为患者祛病解忧

1986年，在经过漫长的学习之后，我在景德镇市中医院正式开始了自己的行医之路。时至今日，已经过去了30余年。在这个过程中，每一次问诊、每一次倾听、每一次开处方，我都始终一步步践行着心中对中医事业的追求。

"以德行医、以医治病、医德兼备、患者至上"是我的工作宗旨，为无数家庭带去了健康和欢笑，体会了祛除患者疾苦的欢欣。我把最新医学理论与传统中医的辨证论治相结合，把古典医著与现代中药药理相结合，把药物治疗与心理疏导相结合，善于师法前人，又乐于接受西医学的新观点、新成果，勇于开拓创新，博采众长，取得了较好疗效，也得到了患者的信赖。尤其针对新生儿黄疸、癫痫、小儿肾病、原发性血小板减少性紫癜、慢性荨麻疹等疑难杂症的临床特征，我用药见解独特，疗效颇佳。

在行医过程中，让患者脱离疾病的痛苦，是我最快乐的事，也是我一直追求的目标。

患者王某，13岁。3年前由于受到谩骂，加之心理承受力欠缺而服用农药，出现失语症，活动功能部分丧失，缺乏生活自理能力。其家人遍寻良医良方，仍无效。我思考再三，以活血化瘀、开窍通络治法，同时注意心理疏导，开导患者与家属，促进患者功能恢复。经过几个疗程治疗之后，患者便可行走，语言功能也逐步好转。家属欣喜之情，溢于言表。

患者胡某，来自安徽黄山，1岁2个月。1岁时患上病毒性脑膜炎，高热不退。辗转浙江、上海求医问药，1个多月后仍不见好转。我经过认真分析病情，悉心诊治，孩子高热逐渐消退，渐渐康复。

景德镇某大学教师的儿子，出生后3个月一直腹泻不止，每日达30多次，形体消瘦，重度营养不良，辗转南昌、上海等医院治疗，无明显疗效，后经朋友介绍我诊。经慎重考虑后，我用温肾健脾的方药治疗调理后，患儿逐渐康复。

一名10岁女孩，旅游返回途中发病，后反复发热，一度昏迷，原因不明。经多地医院治疗病情仍未得到改善，症见巩膜发黄，肝、肾功能衰竭，形体极度消瘦，仍有发热，西医诊断不明。经朋友介绍，我采取清热利湿、益气健脾的治疗方法，患儿服用10剂药后症状得到改善，再经过1个月的调理，逐渐康复。

门诊上，每日来就诊的患者较多，有的患者从凌晨四五点就开始排队挂号，诊室外总是排着长长的队伍，我要从早上一直看到下午两三点才能下班吃午饭。粗略算来，我诊治的患者已不下一百万人次，是景德镇市中医界诊治患者数最多的医师之一，也算是一位铁杆中医人。2020年新型冠状病毒肺炎疫情期间，很多移民西班牙的温州华人线上请求我运用中医药开处方来预防新型冠状病毒肺炎，也取得了较好疗效。

在行医过程中，我还注意不断汲取新知识、新方法，继承、发展和创新国医精髓，对小儿反复呼吸道感染、病毒性肝炎、脑瘫、小儿多动症和过敏性疾病形成了系统有效的治疗方法。也得到了中医名家的赞许。我国中医儿科泰斗江育仁先生特为我挥毫题词"泽被桑梓、声名远扬"，中国工艺美术大师张松茂亲笔为我题写"妙手回春"。

这些对我来说，既是珍贵的荣誉，同时也是心中的责任，更是工作的动力。每次坐诊虽然时间长，甚感疲惫，但我总是告诉自己，再看几个、再看几个。我觉得我的每一份付出，都是对患者最好的交代。而患者的信任，则是对我最大的褒奖。

医者当医术与医德并重

"凡大医治病，必当安神定志，无欲无求，先发大慈恻隐之心。誓愿普救含灵之苦……勿避险巇、昼夜、饥渴、疲劳。一心赴救，无作功夫行迹之心。如此可为苍生大医。"对于"好医生"的标准，早在 1000 多年前，唐代医学家孙思邈在《大医精诚》中就给出了答案，而这也正是父亲对我一贯的要求。早在学医之初，父亲便总叮嘱我："医术与医德同样重要，切记！切记！"

"救死扶伤，解除患者痛苦，维护患者健康，是医务工作者的神圣职责。医务工作者除了要有过硬的业务技术外，更要有一颗全心全意为人民服务的心，这是基本的必备的条件。"这是名医张孝骞的话，值得每一个医务工作者谨记。

在我看来，患者就是家人。我每天都会坚持看完所有患者才下班，不管面对哪个患者，都把他当成自己的第一个患者认真对待；对患者怀有高度的同情心和责任感，做到用药的针对性和合理性，不仅要让他们治好病，还要治得起病。对于特别困难的患者，我还会自掏腰包，为他们排忧解难，用中医"简便廉验"的方药治好他们的病。

在选择中医治疗的患者中，有些患者受慢性病长期困扰，病程较长，治疗也较为复杂，在与这些患者的交谈中，我明显能感受到他们焦虑的情绪，这对治疗十分不利。因此，无论再忙，遇到这些患者我都会注重消除他们的负面情绪，从言语上对他们进行安抚，保持良好的心态对病情是十分有利的。

另外，在漫长的临床过程中，我发现不少患者对中医药的治病过程缺乏了解。这就需要医生在治病的过程中，有针对性地让患者对此有所了解和接受。

用辩证思维追寻中医精髓

恩师朱锦善教授不仅是儿科大家，同时在温病学方面也有深入的研究和独到的见解，对我影响很大。温病学与儿科密不可分，我行医时注重以温病学理论指导治疗小儿传染病及发热性疾病，在治疗肾病、神经系统疾病及调治脾胃疾患等方面，取得了不错的疗效。

据医史考证，温病学起源较早。古代由于生产水平、科学水平低下，再加上其他社会原因，如战争、饥荒等，使许多温病广泛蔓延，温邪日益猖獗，夺走了无数人的生命。正是在这种情况下，中医温病学说便在与疾病斗争中产生出来。从现存医著分析，战国到秦汉时代可以认为是温病学说的萌芽时期。在此期间，虽然还没有堪称温病学专著的医籍出现，但是人们对怎样防治温病的认识已经开始萌芽，有不少科学设想和具体经验散见在有关医书中，为后世温病学说的发展奠定了基础。

清代吴鞠通少习儒学，19 岁时，其父患病而死，认为不能医治父病，简直无颜立于天地之间，故慨然弃举子业，专事方术。23 岁时其侄儿患温病，"请诸医其于温病治法，未之闻也"，至最后周身发黄而死。当时吴氏因初学医，故"未敢妄赞一词"，但此事激发了吴鞠通钻研温病的决心。26 岁时，他到北京检校《四库全书》，从而得以阅读大量先贤医著。在广泛钻研医学书籍的同时，尤对叶氏《临证指南医案》深入细致，分析研讨，又结合具体病例认真揣摩，附以自己的见解和经验，编著了《温病条辨》一书。该书是一部系统论述四时温病的专书（共列 238 法，198 首方），此书不仅收取了前贤在温病学方面的成就，尤其使叶氏温病学说系统化、理论化，从而便于学习推广运用，而且在温病的理论、治法、处方、用药等方面都有所发展和提高。

这些都是温病学历史上的重要片段，在今天的我看来，用辩证的思维去看待这一学术有着更为重要的意义。如有关温病的经典辨证，三焦辨证和卫气营血辨证，两者的重点是不同的，前者在辨别病变部位上有优势，后者则是长于病变的阶段，这就需要在临床实践过程中，注重针对不同问题不同处理。

另外，在温病的诊法上，要善于将斑疹、白㾦、辨舌、验齿等综合运用，病变部位不同，阶段不同，呈现出的特点也不尽相同。临床上，综合运用、整体分析对于病情的诊断有十分重要的意义。在治疗上，泄卫透表法、和解表里法、清解气热法、清营凉血法、祛湿清热法、滋阴生津法、通下逐邪法、开窍息风法、固脱救逆法等疗法针对不同的症状，都有不错的效果，要灵活运用，对症治疗，才能更加体现温病学的作用。

值得一提的是，中医与西医的根本区别就在于"有证用方"，西医注重从病理变化找出致病因素，然后再加以有效治疗，所以西医尤其推崇人体解剖，对各个器官构造的了解。而中医则是通过整体观念，从人患病后的自然反应中，也就是证候表现，选择治疗的方法。这个过程，就是中医所说的"辨证施治"。

因此，识证和用方就显得尤为重要。一名优秀的中医医师，首先要懂得通过望闻问切全面了解患者的症状，不能只让患者做检查、看报告。其次要通过中医的望闻问切，对患者的信息进行精准地收集和处理。同时在药方的处理上，既要懂得每一种药的药性和作用，更要清楚不同药物的调配使用方法，发挥整体作用；既要做到对传统药方的熟练运用，更要详知调整药方后所带来的不同效果。一名优秀的中医医师，不应只懂得根据检查结果治病，也不能只会一味地用经典药方生搬硬套，如果只是这样，那么说明还仅仅停留在很浅的层面，远没有掌握中医的精髓所在，这也是我在数十年临床过程中最大的感悟。

疑难病的治疗是中医的优势所在，要在辨证论治的基础上，充分发挥中医综合疗法优势，强调身心同治，注重协调医患关系，取得病家合作，明之以理，授之以法，从而形成全方位的整体治疗方案。

儿童体质与病理病因关系紧密

　　体质现象作为人体生命活动的一种重要的表现形式，是在遗传基础上，在缓慢、潜在的环境因素作用下，在生长发育和衰老过程中渐进性地形成的个体特性，它与健康和疾病密切相关。中医关于体质的论述可追溯到《黄帝内经》，如《素问·三部九候论》提出："必先度其形之肥瘦，以调其气之虚实，实则泻之，虚则补之……无问其病，以平为期。"小儿处于生长发育的特殊时期，体质特点与成人有诸多差异，决定了小儿的疾病发生、发展和对治疗的反应及预后都具有独特性，以体质学说正确地指导儿科临床疾病的防治具有相当重要的意义。

　　"小儿脏腑娇嫩，形气未充"，"小儿稚阳未充，稚阴未长也"，总体来说小儿较成人更宜产生变化。由于小儿处于生长发育阶段，可塑性很大，如果掌握小儿的体质类型，就可针对其成因，做好保健调理，以起到转化和调整体质类型的作用，使不正常体质逐渐趋于正常。体质的形成始于先天，先天禀赋是决定与影响体质形成和发展的内在因素，也是维持个体体质相对稳定的重要条件。正如《素问·评热病论》曰："邪之所凑，其气必虚。"体质强壮，正气充足，则难以致病；体质虚弱，正气亏虚，则容易发病。小儿体质属"稚阴稚阳"，与成人相比体质状态具有"不足性"。

　　中医对疾病的治疗分为"治未病"和"治已病"两个方面。治未病又包括未病先防和既病防变。通过对小儿体质特点以及对体质与疾病易感性的认识，我们可以在疾病发生前，注意小儿是否存在体质状态的异常，从而采取相应的手段，如改善生活起居、调节饮食、加强锻炼、调摄精神，甚至药物干预等，使小儿体质始终处于正常状态，则"邪不可干"。实际上，只要按照中医的体质理论积极地调整患者的体质内环境，就可以积极地预防疾病的发生。另外，疾病发生后传变与否，虽与邪之强弱、治疗是否得当有关，但主要还是取决于体质因素。如患儿体质强壮，正气充盛，抗病力强，发病后，即使病情急剧也不易传变，病程亦较短暂；若患儿体质虚弱，抗病无力，则邪深入，病情多变，甚至发展为重证或危证。而且体质虚弱者在正虚邪退的后期，身体不易康复，或发展为慢性疾病。此外，证候由寒转热或由热转寒，由实转虚或由虚转化为虚实兼夹等，亦取决于体质因素。对已病的治疗，强调把握疾病的本质。匡调元教授提出"急则治其症，缓则治其质""辨质论治与随质加减"。临证只有将辨证与辨质相结合，随证加减，才能切中病机，提高疗效，增强体质，达到预防复发的目的。在疾病的治疗中，应把患儿的体质状态作为立法、处方、用药的重要依据。如同样是感受寒湿阴邪，属阳虚体质者，易从阴化寒，当用温阳祛寒治法，可予附子、干姜、肉桂等药治疗；属阴虚体质者，易从阳化热，治用清利之法，可予黄柏、薏苡仁等药治疗。体质不同对药的反应或敏感性亦不同，故用药剂量也应因人而异。一般而言，体强者，对药物耐受性亦强，药量可大，药力可峻；体弱者，耐受性差，药量宜小，药力宜缓。

医者社会责任不可推卸

作为景德镇市人大代表和政协委员，我始终坚定拥护中国共产党的领导，紧密围绕市委、市政府中心工作协商议政、建言献策，积极履行政协委员的社会责任。针对群众关注的热点、难点、焦点问题，我深入基层，听群众呼声，体察社情民意，提出了许多富有价值的提案。其中，《关于加强中医药的传承与创新》《关于加强出租车管理　树立城市文明形象》等提案，多次得到相关部门及领导的肯定与好评。在市政协十一届四次全会上，我参与撰写的《关于加强策应鄱阳湖生态经济区建设的建议》与《关于加强南山公墓进出道路的建议》两项提案，被市政协评为2008至2009年度优秀提案。在不断的创新与发展中，我也为推进景德镇经济社会跨越式发展、构建和谐社会中贡献了微薄之力。

然而，随着西医学的飞速发展，中医药面临着前所未有的挑战。面对这一现状，我认为随着医疗改革进入关键期，医学模式的转变，社会需求的推动，中医药迎来了难得的机遇期。中医药要想"老树开新花"，就要提升中医的服务能力，唯一的出路是创新。我必须身先力行，尽自己的力量宣传中医，使群众懂得更多中医的知识，相信中医，了解中医。

让人感到欣喜的是，2019 年，国家发布的《关于促进中医药传承创新发展的意见》指出了传承创新发展中医药的重要性，其对于坚持中西医并重、打造中医药和西医药相互补充协调发展的中国特色卫生健康发展模式，发挥中医药原创优势、推动我国生命科学实现创新突破，弘扬中华优秀传统文化、增强民族自信和文化自信，促进文明互鉴和民心相通、推动构建人类命运共同体具有重要意义。

同时还指出："要挖掘和传承中医药宝库中的精华精髓。加强典籍研究利用，编撰中华医藏，制定中医药典籍、技术和方药名录，建立国家中医药古籍和传统知识数字图书馆，研究制定中医药传统知识保护条例。加快推进活态传承，完善学术传承制度，加强名老中医学术经验、老药工传统技艺传承，实现数字化、影像化记录。收集筛选民间中医药验方、秘方和技法，建立合作开发和利益分享机制。推进中医药博物馆事业发展，实施中医药文化传播行动，把中医药文化贯穿国民教育始终，中小学进一步丰富中医药文化教育，使中医药成为群众促进健康的文化自觉……推动中医药开放发展。将中医药纳入构建人类命运共同体和'一带一路'国际合作重要内容，实施中医药国际合作专项。推动中医中药国际标准制定，积极参与国际传统医学相关规则制定。推动中医药文化海外传播。大力发展中医药服务贸易。鼓励社会力量建设一批高质量中医药海外中心、国际合作基地和服务出口基地。研究推动现有中药交易平台稳步开展国际交易。打造粤港澳大湾区中医药高地。加强与台湾地区中医药交流合作，促进两岸中医药融合发展。"由此可见，党和国家对中医药的发展是高度重视的，中医药的广泛传播是能够为世界医学发展和人类健康作出巨大贡献的。

在 2020 年抗击新型冠状病毒肺炎疫情过程中，中医就发挥了不可估量的重要作用，这对于将中医药事业当做毕生追求的我而言，无疑是注入了一剂强心针，让我倍感振奋，我将坚定信心，义无反顾地在中医这条道路上走下去。

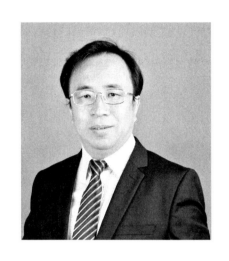

提高中医抑瘤率杂谈

——从"知己知彼，百战不殆"谈起

北京中医药大学教授、博士生导师，
北京中医药大学附属第三医院主任医师

黄金昶

黄金昶，男，汉族，1966 年生于河北省泊头市。北京中医药大学学术委员会委员、主任医师、教授、博士生导师，北京中医药大学附属第三医院针灸微创肿瘤科主任。兼任中华中医药学会肿瘤创新联盟主席；世界中医药联合会肿瘤外治法专委会副会长、经皮给药专委会副会长；北京医师协会第四届理事；《中国针灸》杂志等杂志编委，中医在线联盟主席等职。

成立全球第一个针灸肿瘤科，在针灸治疗肿瘤及其并发症方面有许多原创性工作，如艾灸升白细胞与血红蛋白，艾灸治疗腹水与恶性心包积液，针刺治疗胸水与乳腺癌术后上肢肿胀以及恶性不全肠梗阻、上腔静脉综合征等。最早提出艾灸重建肿瘤患者基础免疫功能。提出针灸干预肿瘤微环境概念并证实围刺对化疗有靶向性，对提高化疗疗效有积极推动作用。证实了针刺配合超低位直肠癌行辅助化疗可明显降期，极大提高了保肛率，保护了患者的控便率，为超低位直肠癌保肛需求患者提供了保障；提出了肿瘤寒热与化疗靶向药物寒热辨证理论，提高了化疗和靶向治疗疗效；建立并完善了肿瘤外治理论体系等。

对中医经典多有体悟和应用，如通过对"三阳结谓之膈"认识选用柴胡剂、引火汤、血府逐瘀汤治疗食管癌效果显著；从"水肿腰以上可汗"发展为"脉沉有力者皆可汗"，用小续命汤治疗小细胞肺癌、脑胶质母细胞瘤、半身汗出、上半身疼痛、胸水等，效果显著。对经方也多有参悟，擅用柴胡达原饮、乌梅丸、苓桂剂、柴胡剂等治疗肿瘤。

临床强调中西医结合，主张中医从业者要恪守中医辨证论治，加强汲取西医学新知识、新理论，要仔细分析理解西医疾病、病理、生理、影像学、肿瘤标记物、免疫组化，并对其中医辨证，可以提高中医辨证水平与疗效。

代表著作有《黄金昶中医肿瘤辨治十讲》《黄金昶肿瘤专科 20 年心得》《黄金昶中医肿瘤外治心悟》《黄金昶中西医结合肿瘤思辨实录》，影响深远。

多次应邀到美国、瑞士、澳大利亚、日本、新加坡等国家讲学，其科室接待了美国癌症研究所、美国德州大学 MD 安德森癌症中心、以色列 Haifa and Western Galilee 肿瘤中心、巴西科英布拉大学、美国北加州凯撒医院等代表团参观交流。

一、中医肿瘤应辨证与辨病并重

1. 中医看病水平提高需要磨炼

很多中医人不能全面分析整理患者叙述的看似不相关的症状，也不能把患者的几个疾病联系在一起分析辨证，这些能力需要医者通过临床细心揣摩提炼，不断积累经验才能提高。这就如同普通人和种瓜人挑瓜，普通人偶尔挑个好瓜，靠的是运气；种瓜人一眼就能挑出好瓜，靠的是经验，看得量多了就有经验，说明中医水平的提高要靠实战经验积累。同样研究西瓜，专家挑瓜水平不一定比瓜农高，因为他们的实战经验不足，因而也不难理解会有熟读中医经典、中医理论的中医人不一定会看病，同样西医从事基础研究专家不一定会看病的情况。

2. "有诸内必形诸外"并不全面

中医看病理论根基之一为"有诸内必形诸外"，其强调的是外在表现，讲究辨证论治。证是通过望闻问切而来，由于古代没有超声、影像学、血液检查、活检术等，只能靠外在表现。美国国立卫生研究院已经花重金研究内部器官在体表的反应点。事实上有很多重大疾病开始并没有外在表现，或者说没有特异表现，我们常常发现不了。因此不仅我们要查外，也要对内辨证。这就需要对病及其相关内涵进行中医辨证，如肿瘤的病理、形态、肿瘤标记物、免疫组化等，而我们无法观察这些指标的外在表现，且它们往往先于外在症状，所以单纯靠外证来看重大疾病是明显不够的，这样很有可能会延误病情或者误诊。

3. 中医辨证必须辨识西医的"病"

中医多重视外在证候（辨证论治），但对病的认识往往不够（辨病论治），重外但识内不足，而且中医指标不容易量化，靠经验不容易复制，多数知己（传统理论知识、经方时方）不知彼（病，主要是病理、生理、形态等中医辨识），很多还不知己（还没有形成自己系统实用的辨证体系）。传统中医看病难以推广，且传统师带徒模式，学生伺师多年可能学到一些经验性的东西，但是很难创新、突破。

而西医对疾病研究符合现代人思维方式，重视病的研究，是直观、可量化的研究。西医诊治疾病是两套马车：一个是研究疾病，一个是研究药物，即根据疾病研究药物，可重复、容易复制，是知己（药物）知彼（疾病）的治疗，且疗效可视、客观，容易推广。

有人会问针灸同属中医，为何容易被西方认同，我认为主要有两个原因：一是针灸在国外主要是治疗疼痛，而疼痛病机较简单，多是不通则痛，针刺可以疏通气血治疗疼痛，针刺治疗疼痛可重复性强；二是针灸国外收费高，同时西药止痛有许多弊端，故吸引了许多外国人学习针灸，这对针灸在国外推广起了很大作用。

二、中医肿瘤辨识西医检测指标才能更加精准治疗

中医靠什么精准，传统中医症状的描述对量的概念不是很精准，如对腹泻、咳嗽等描述多是 1 日泻 2~3 次、10 余次，咳甚等。而且中医在处理这些症状时选药有区别，但量多数变化不大，如对腹泻轻重的用药无明显差异，咳嗽的轻重用药也无明显区别。

《说文解字》曰："精，择也。经过筛选的上等稻米。准平也。谓水之平也。天下莫平于水。水平谓之准。"精准的意思是经过考验的高水平、可推广的知识。可推广就需要可重复，可重复就需要客观化、量化。传统的中医望闻问切量化指标并不多，多是对症候群的简单量化，而西医学的影像学、活检病理、血液检测指标等容易量化，若我们将其作为望诊的延伸进行精细辨证，就能做到客观化、量化。对西医疾病某些指标辨证较传统中医辨证更早、更客观、疗效更好，且更容易推广。因此中医是可以精准治疗的，即将西医一些病理、生理、影像学等指标进行中医辨识。将西医一些指标进行中医辨治，不仅能将指标客观化，而且能大大提高疗效。

三、掌握中医精准治疗就能自信抑瘤

对能否抑瘤中医界有三个截然不同观点，这与其是否掌握了精准治疗有关。一个观点是中医不能抑瘤，只能改善部分症状或者说中医只是安慰剂，很

难解决肿瘤疑难并发症，如癌痛、发热、腹水等，这是中医临床功底不足的表现。改善症状，提高生活质量，多是识症阶段，属于传统的望闻问切，看的是即时脉证。

另一个观点是中医能抑瘤，也只是偶尔能见到瘤体缩小，传统的中医辨证准确也可使极少数瘤体缩小或消失。还有一个观点是中医能相对轻松抑瘤，不是偶尔抑瘤而是经常抑瘤，这类医生甚少，说明他们肯定对病与症的认识很深，经验独到，不仅知己还知彼。在此特别强调，症状远比疾病变化快，一个疾病可能有很多症状，而且变化多端，中医传统四诊多是即时脉证，不能完全反映肿瘤核心病因病机；而对疾病辨证多能抓住疾病的核心病因病机，是疾病多年形成过程中最为核心的内容，这样治病才能求于本，从而起到抑瘤作用。

"知己"，是指己艺高，中医经典烂熟于心，多有发挥者。"知彼"，是说彼不只是症候群，还包括病，病不仅要辨西医的病理、生长位置、形态、转移部位、肿瘤标志物，还要会分析病之源，如饮食、精神、形体、习惯、姿态等。前者用于治疗，后者用于改变"土壤"防治肿瘤。古人云："知己知彼方能百战不殆。"我却说："知己知彼，抑瘤才能自如。"很多中医人多是知己，但知彼远远不够，所以更不敢谈抑瘤。

四、提高抑瘤率必须在知彼方面"学而思"

孔子说："学而不思则罔。"中医肿瘤要学而思什么，如何学而思？这是非常重要的问题。我认为可从西医的以下几个方面入手，加强辨证思维。

1. 西医治疗肿瘤理念

西医强调种子土壤学说，强调微环境、局部治疗。因为西医抑瘤率高，所以患者哪怕恐惧手术、放疗和化疗的剧烈不良反应，也会选择手术、放疗、化疗。因此，中医也应寻求局部治疗方法，如中药局部外敷、火针瘤周围刺等，改变微环境抗癌，抑瘤率也能明显提高。

2. 肿瘤的流行病学调查

中医治疗时，应关注肿瘤的流行病学调查。如骨肉瘤有两个高发年龄段，即青少年和老年人，老年人肾气虚，容易得骨肉瘤；青少年正是迅速长身体的时候，容易出现生长痛，相对而言肾气不足，身高者往往下肢长，所以下肢骨肉瘤多见，据此分析骨肉瘤多肾虚，需要补肾气。通过流行病学中的数据分析，可以协助中医辨证，这种大数据辨证意义更大、更精确。

3. 肿瘤的病理形态与疗效分析

我们做化疗要把每个肿瘤化疗方案烂熟于心，而且要会对比分析，不能机械应用。如小细胞肺癌用 EP 方案、精原细胞瘤用 BEP 方案，它们有联系吗？小细胞肺癌早期 EP 方案、晚期 IP 方案，这是为何？中医能解释吗？这些问题的思考可以帮助我们认识到小细胞肺癌属湿热，精原细胞瘤也偏湿热，所以都用 EP 方案。晚期、多次 EP 化疗后体质偏寒湿，故选用 IP 方案。同理也可以分析出卵巢癌的生殖细胞瘤多选用 EP 方案是因为湿热较重。

4. 肿瘤形态与预后

瘤体生长形状有其自然规律，有包膜肿瘤比无包膜肿瘤预后好，如无包膜肝癌免疫功能差，容易感冒，辨证属脾虚湿重，故治疗应健脾运湿，可艾灸中脘。

5. 肿瘤的病理类型

肿瘤的病理类型有一定规律，如黏液腺癌多为饮食偏甜，脉管癌栓多为饮食偏咸、瘀血较重等。

6. 肿瘤标志物

肿瘤标志物不只是肿瘤分泌引起的，不良饮食和情志刺激都可造成肿瘤标志物升高，如吃甜可使 CA199 升高，饮食生冷可使 CA125 升高，情志不遂可使 CA153 升高等。

7. 药物适应证及副反应分析

可以根据药物适应证分析肿瘤的寒热，如紫杉醇会引起关节疼痛，性质偏寒，故紫杉醇治疗效果好的肿瘤多是偏热肿瘤，如乳腺癌、胰头癌等；注射用帕米膦酸二钠治疗骨转移主要是乳腺癌、肺转移的溶骨性骨转移等，由于其会引起发热、一过性骨痛，这是药寒的表现，故它治疗的溶骨性破坏多是偏热，这为中医治疗乳腺癌、溶骨性骨转移提供了思路。

8. 免疫组化的含义

HER-2（+）患者紫杉类药物和内分泌药物效果差，蒽环类药物效果好，预后差，这些提示 HER-2（+）偏寒，提示此类患者或喜饮食偏生冷，或喜少穿衣服，或怕冷等。

9. 分子靶点药物

酪氨酸激酶抑制剂（TKI）对东方不吸烟女性肺腺癌患者效果好，说明 TKI 对寒湿型肺癌有优势，继而可以分析 TKI 对脑转移（有痰湿）有一定疗效，但对骨转移（肺癌骨转移多溶骨性破坏，偏血热）效果不甚理想。

10. 西医病名与中医概念对应

要想提高肿瘤的中医疗效，必须把西医病名和中医概念相对应，找出有效中医治疗方法，如放疗、化疗白细胞减少非常常见，西医口服药物起效慢、力度小，不能适应放疗、化疗节奏，而中医没有白细胞概念，所以药效也不好，我通过研究经典理论与白细胞生理特点后指出，白细胞和卫阳高度相似，通过艾灸气海、关元、足三里穴可以迅速升高白细胞，常一天就可起效。

以上 10 个方面是中医肿瘤医生不能放过的问题，也是必须仔细分析研究的问题。只有这样才能找到快捷疗法，从而有助于提高疗效。

对西医学相关指标与概念"学而思"主要有以下几个优点。

（1）看得全面，看的是本质：传统的脉证是即时脉证，不能很好地反映肿瘤的本质。肿瘤的病理、形态、位置等是经过多年形成的，最能反映肿瘤本质，故治病求于本包括对西医数据的辨证。

（2）看得精确，容易辨证、标准化和复制：如鳞癌偏火、腺癌偏湿、CA199 偏湿、CA125 偏寒水、骨膜骨肉瘤偏寒痰阻络、骨髓骨肉瘤偏阳虚寒凝、骨旁骨肉瘤偏脾虚痰阻等，中医辨证相对容易，精准好学，容易复制。

（3）整体与局部治疗，优势互补：若根据西医抑瘤理念加强中医局部治疗，如中药外治和围刺，则可提高抑瘤率。中医强调全身辨证论治，注重整体；瘤周围刺与肿瘤局部药物外敷，侧重局部治疗，中医同样能做到局部靶向器官与组织治疗。

五、肿瘤临床辨治技巧

每位中医医师既要研究中药、针灸（知己），又要分析病因病机（知彼），想要提高治疗肿瘤的疗效，就要在知己知彼上下功夫。下面我将辨证论治作为知己，把辨病论治作为知彼，谈谈肿瘤临床辨治技巧。

1. 知己

（1）熟读经典、理解经典、应用经典：如三阳结谓之膈对食管癌辨治用药具有指导意义；多发性骨髓瘤为何贫血、电解质异常、肾功受损，它的病因病机是寒湿直中少阴还是寒湿内伏、少阴内损；白血病辨识何时清热凉血散血、补精散郁；乌梅丸组方、条文与应用拓展；柴胡达原饮的原意与发挥等。

（2）提高四诊水平：要强化望诊，如望舌瘀的部位与肿瘤位置、舌下瘀斑反映瘀血的部位、舌诊新意等；并且要加强面诊。闻要细微，如矢气有无声音等。问诊要到位、问得精确，如发热时间、温度、汗出有无解、有无兼证，全身汗出还是局部汗出，头汗还是胸汗、半身汗出，盗汗还是自汗等。脉诊要六部合参，辨部位、辨脏腑、辨病因病机，一锤定音。要学会冥思苦想，认真求索，如有的人不大便十日也无不适，可有人一日不排便就腹胀难忍，这是为何？有人腹水很少却腹很胀，有人腹水很多但腹部不胀，这是什么原因？这些都要明辨，要多问为什么。

（3）方剂认知提高与延伸：同类方剂对比，如九味羌活汤、羌活胜湿汤的区别；仔细分析组方根源、药物性质、主治疾病性质分类。要参考原文分析，如乌梅丸主久利，则提示其可治疗湿重患者，因为胰腺癌容易出现胰漏，也容易穿刺种植，这些与湿邪有关，所以乌梅丸可治疗胰腺癌、腹盆腔湿重的肿瘤、左脉弦或弱的肿瘤。

（4）科学合理应用各种疗法：中医的治疗方法除口服中药外，还有针灸、推拿、穴位贴敷等，应根据病情选择适宜的治病手段。

（5）饮食与情绪分类：饮食和情绪是病之孽根和发展之源头，必须明辨，才能长期有效防治肿瘤复发与转移。

（6）分析前人的应用经验：如直肠阴道瘘古称"交肠"，用五苓散治疗效果不佳，而按健脾祛湿、升提祛火治疗则有较好疗效。

（7）中医悟性能力：佛家讲"大疑大悟、小疑小误、不疑不悟"，临床不要放过任何一个问题，在思悟中提高自己，如我对刺血拔罐升高血小板、治疗肠梗阻，针刺治疗胸水等皆是临床思悟的结果。

2.知彼

（1）仔细认识疾病的病因病机：如古代对妇科肿瘤统称为胞宫病或癥瘕病，但事实上子宫颈癌、子宫内膜癌、卵巢癌的病因病机不完全相同，如能仔细辨识，疗效自然不同。

（2）认真将组织形态、病理、位置、转移部位以及免疫组化等指标进行中医辨识：如血液检查指标（肿瘤标志物、血常规、肝功能、肾功能等）的中医辨证以及组织分子靶点如 EGFR 等的中医辨证。

（3）对肿瘤及出现并发症之间的联系进行中医辨识，如胸水、心包积液、腹水、骨转移等之间的规律辨识与病因辨识。

（4）对流行病学数据认真中医辨析。

（5）加强对肿瘤概念中医理解与思辨，如微环境、细胞生物力学、程序性死亡受体 1（PD-1）的应用思考。

（6）对病理、生理的中医理解和应用，如神经筋膜解剖系统观点与针刺部位相关性的研究等。

对肿瘤病的深入分析研究既能为我们提供客观的辨证资料，又能为肿瘤中西医结合治疗提供可借鉴的思路，更能为中医药走向世界增砖添瓦。

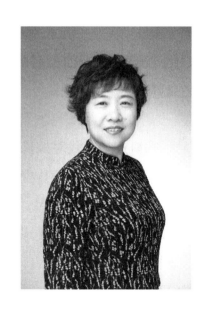

手随心转　法随手出

青岛善德中医门诊部负责人

吉亚宁

吉亚宁，女，1970年出生，山东潍坊人。吉氏中医推拿非物质文化遗产传承人，一级健康管理师，玖壹康宁保健推拿系统发明人，吉氏六经中医推拿创始人，青岛善德中医门诊部负责人，中国中医药研究促进会小儿推拿外治分会副会长，中国民间中医医药研究开发协会膏摩疗法外治分会副会长。

擅长推拿疗法治疗小儿感冒、咳嗽、腹泻、鼻炎、腺样体肥大等小儿常见病、多发病，并善用推拿疗法治疗急、慢性乳腺炎，乳腺结节，痛经，月经不调等妇科疾病，每天接诊患者近百人。

民间推拿世家出身，已有五代传承。从事推拿工作已有20余年，在祖传推拿理论与方法的基础上及恩师张奇文教授的指导下，创立了六经推拿的调理方法，经过多年的不断创新，使六经推拿调理方法使用范围更广泛，更具实用性，以推拿时间短、只在手部取穴为独有特点。

一、初识推拿，打开中医的另一扇门

1999 年我在老家开办了一家综合诊所，为患者看病、开药、打针。因为家里世代从医，所以我从小就跟随父亲学习医术，当时乡下缺少药品，碰到患者多采用中医方法治疗，或是简单开点中药，或是选择针灸、推拿、拔罐疗法，耳濡目染之下为我打下了扎实的中医基础。正是这样的家庭环境和学校的培养，我在临床中多采用中西医结合的方法，对于当地常见病治愈率颇高，于是很快就有了名气，附近村里的乡亲得病后也愿意找我看病，使我积累了大量的临床经验。特别在儿科方面，当时卫生条件较差，一些家长对于孩子的护理关心不够，因此感冒、腹泻的患儿特别多。对于儿童来说，吃药难、打针难是长期困扰医师的大难题。当时我想起祖母一直说的小儿推拿，方便、快捷、无痛苦，但是由于当时的大环境，包括我自己对小儿推拿的治疗效果并没有多少信心，但为了验证这种家传的技术，于是我开始在临床上不断地应用小儿推拿。

我推拿的第一个孩子就是我的儿子，当时他 6 个月大，第一次发热，还伴有厌食、恶心的症状，但是精神很好，体温 38~39℃，考虑他可能要生幼儿急疹，便只是反复用热毛巾擦拭，进行物理降温。我虽然对发病情况比较了解，但是看着高热的儿子仍是非常担心，下意识地便带着孩子找到了祖母。当时我的祖母已经 80 多岁高龄了，但身体很好，当地很多月子病、小儿惊风、夜啼、伤风、腹泻、疳积等患者都来找祖母讨个小偏方捏几下，且疗效显著。祖母的这些技法都是祖父在世时传授的，手口相传却很受民间百姓的信任。祖母在孩子的前胸、后背、额头、枕部、手心、脚心、腹部分别摸了摸，就说："要出疹子了。"祖母不会说西医学名词，把所有的疹子都称为"出疹"。只见祖母在孩子手上的板门穴开始推拿，大约推拿了两分钟，又在拇指桡侧向手腕方向推拿了两分钟，后在七节骨处提捏了 7 次，整个过程也就七八分钟。她告诉我说："你回去按我这样推拿，一天一次。"我照着推拿了两天，疹子出了，热退了，孩子也精神了。这使我信心大增，继续按这个方法推拿了两天，疹子全部消退了。这是我第一次推拿，通过这次推拿，改变了我对推拿的认识，让我看到了新的方向，从那以后我便开始跟随祖母学习推拿。

祖母的教学很简单，也没有什么医学术语，只是用最直白的语言告诉我孩子出了什么症状，应该看哪里，用哪个穴位，用哪个手法推拿，虽然她讲不出什么道理，但我知道正是这种长期经验积累下来的辨证施治方法才是能真正经得起临床考验的。如对于夜啼患儿，首先要看有没有感冒、腹痛、腹胀、惊风等情况，排除这些情况后，若患儿哭闹剧烈，啼哭声音大、脸红、全身红，则为热啼，也就是我们常说的心火旺盛，可用补内劳宫的方法推拿，次数根据孩子的月龄不同可选 100~300 次；如果患儿哭声低弱，啼哭时脸色发白或没有变化，则为寒啼，也就是我们常说的脾胃虚寒，可用清内劳宫的方法推拿。按照祖母传授的方法，我陆陆续续给一些患儿用推拿的方法治疗，效果都很明显。

当时因为我给患儿扎头皮针的技术好，所以很多家长抱着孩子找我看病。对每个生病的患儿我都先劝家长试一试推拿疗法，但当时大家对推拿都很陌生，以为小儿推拿需要脱衣解带、硬捏硬按，故家长们纷纷表示不能接受，担心治疗效果。为了让家长们了解和接受小儿推拿，我决定来我诊所看病的患儿都可以免费推拿。我一边给孩子推拿，一边给家长讲推拿的好处，同时教家长看效果，当家长看到我在孩子手上推拿了 10 分钟左右，孩子不但没有痛苦还很舒服，慢慢地就不再抗拒了。随着疗效不断显现，大家心口相传，2008 年每天找我推拿的人数超过 100 人，于是我关了诊所，开始专心做小儿推拿，之后小儿推拿成了我用尽一生学习和研究的事业。

二、拜得名师，使小儿推拿理论更加完善

推拿不能只停留在技法上，要让推拿的治疗思路更加清晰、明确，还需要在中医理论上多加突破。我虽然已经积累了一定的实践经验，但我越发认识到理论指导实践的重要性，经过不断的研究虽有所得但总是无法串联在一起，在一个偶然的机会经朋友介绍，有幸拜见了张奇文教授。

张奇文教授是我国中医儿科学会的创始人和奠基人，与北京的王伯岳、南京的江育仁两位教授，被已故首届国医大师朱良春教授誉为"南江、北王、中张"儿科三巨擘，在潍坊可谓家喻户晓。张奇文教授"一老一小一世界"享

誉海内外，其中"一老"指他主编《名老中医之路》3 辑和《名老中医之路续编》6 辑，探索传承渊源、理论和方法，共收集国医大师、全国名老中医、海内外专家学者 320 人，在国内外引起巨大反响；"一少"指他创办了全国首个中医专业少年班，开创了高等中医教育的新模式；"一世界"指他 7 次受邀赴澳大利亚讲学，广泛传播中医药文化，积极奔走献策，2000 年 5 月 9 日，澳大利亚维多利亚州通过了中医立法，成为海外第一个中医立法的国家，张教授被誉为"澳大利亚中医立法有功之人"。他还协助墨尔本皇家理工大学和墨尔本大学分别设立了中医系，成为西方第一个将中医药纳入正规教育的国家。

张教授待人和蔼有加，详细询问了我的取穴思路，推拿手法、力度、速度，对我给予了莫大鼓励。他说："小儿推拿不能只有实用价值，要有完整的理论体系。"而这正是我一直追求的。他从中医六艺讲起，讲了导引、按跷等，他常说《黄帝内经·生气通天论》中的一段话："阳气者，若天与日，失其所，则折寿而不彰。"一下午的交流彻底打开了我的心扉和思路，也使我坚定了一个信念：一定要拜这位德高望重的老教授为师。

功夫不负有心人，2015 年我正式拜张奇文教授为师。同年 80 多岁高龄的张教授在山东省潍坊市召开中国中医药研究促进会小儿推拿外治分会会议，遍邀全国各流派的小儿推拿专家和中医儿科专家，群策群力将小儿推拿疗法在全国范围内推广、传承、发展起来。张教授被出席会议的 350 余名代表一致选举为会长，他在会上指出："小儿推拿是使中医儿科走向世界的第一块敲门砖。"为此，张奇文教授老骥伏枥，励志在程，亲率小儿推拿外治分会全国各地奔走，推广小儿推拿，后又连续两年分别在郑州、济南召开学术会议，自此以后小儿推拿疗法如雨后春笋般遍地开展，小儿推拿也成为了儿科常规疗法之一，获得了广大专家、群众的认可。在张老师的指导下，我将家传的推拿手法不断创新，基础理论更加丰富，使得推拿的疗效更加稳定。

三、传统与科技相结合

小儿推拿疗法被大家认可后，全国各地都有家长、爱好者给我来电话说想要学习小儿推拿，我对此既有欣喜，也有担忧。小儿推拿看似简单，只需用手在小儿的手上"按、揉、推、压"数次即可，但是它需要准确地辨证施治。对于中医来说，每位医师都有自己的辨证思路，即使是师徒两人看同一个患者，辨证的结果也会有所出入，而辨证的结果会直接影响效果，因此辨证尤为重要。

让小儿推拿这一简便的疗法走进千家万户，是张老师对我们一直以来的叮嘱，也是我们最真诚的期望。他希望让家长都学会小儿推拿，在家里就可以给孩子做保健，增强孩子的体质，可是如何保证辨证准确，如何做到准确取穴呢？

辨证施治内容繁杂，不是几天就能学会运用的，四诊、八纲、五运六气这些更是难懂，想要真正学明白就要采用师徒带教的形式，需要时间的积累，但这样就达不到让普通家庭都学会小儿推拿的初衷了。为了解决这个问题，我们不断地求教、思考，一天一位家长跟我说："吉大夫，现在大家都在网上学习了，你能不能设计一个方法，在网络上教大家？"这句话一下子打开了我的思路，我不但要用网络教学，还要用网络辨证。带着这个想法我请教了很多计算机软件方面的老师，他们告诉我可以做到，但是因为以前从来没做过类似的东西，可能在做的过程中会出现很多问题。

为此，我专门找人成立了一个开发小组，从无到有，将所有的数据一点一点地输入、计算，既要保证准确性，又要保证实用性。张老师经常教导我说："小儿医首重望诊，望面色、辨体质，五色主之病都是中医儿科的精华。"因此我决定从望诊入手，家长只需要在系统中选择孩子的症状，再通过望诊选择孩子的面部体征，不需要再进行复杂的辨证，系统便会生成当前的一系列体征，生成穴位，并且附有推拿视频，方便学习手法要点。如孩子感冒，可以选择感冒、流鼻涕、打喷嚏、发热，之后选择面色白、下眼袋色青、舌质红、舌苔白厚等，选择完后点击提交即可出现一组相应穴位，家长点开手法视频便可学习推拿，全程只需几分钟的时间，简单而有效。我在后台可以根据临床常见的体征组合及时更改穴位，以保证穴位的实时性。经过两年的时间，我们不断对系统进行优化，由 1.0 版本升级到 3.0 版本，不断提升易用性与实用性，并在 2015 年申请通过了"玖壹康宁健康管理系统"发明专利。

四、以指代针，以穴代药

1. 以指代针

小儿推拿疗法虽然没有药物、器具直接作用于身体，但是手指就是推拿所需要的工具。手指通过按、推、揉、掐、拿、捏等方式作用在人体，运用灵活便捷，以指代针，因而推拿手法在推拿疗效方面起决定性作用。

2. 以穴代药

我做了 20 多年的小儿推拿，对穴位的认识也有一定的把握。在治疗疾病时选择穴位就像开方抓药，寥寥数个穴位需要精准辨证，只有了解患病部位、性质，患儿的体质，才能用阴阳加以归纳，综合取穴。取穴时，既可综合考虑选取多个穴位，也可针对取穴重用单个穴位。

下面通过几个穴位在临床中的经验应用以及一些特效穴的应用，表达我的诊治思路，希望能给读者提供一些参考。每一个穴位都有自己的归经，在常见病症中都能发挥自己的作用。

（1）脾经：脾经穴属于手太阴肺经的穴位，位于拇指末节桡侧缘。其推拿手法分为清法、补法、清补法。推拿次数根据年龄不同、症状轻重、体质不同可操作 100~500 次。

脾经穴根据操作手法的不同，作用也不同。补脾经能健脾胃，补气血，用于治疗脾胃虚弱、气血不足引起的食欲不振、消化不良、形体消瘦、四肢无力等症。清脾经能清热利湿，化痰止呕，用于治疗恶心呕吐、腹泻痢疾、湿热蕴蒸、皮肤发黄等症。清补脾经用于小儿脾胃虚弱、正气不足、不宜攻伐太甚者，或虚中夹实证者。

在临床推拿中我慢慢发现，脾经除了有上述的作用外，还可以用于阳明经有热引起的症状，如感冒、咳嗽、手脚心发热等。脾经是手太阴肺经的穴位，与足太阴脾经两两成一对，太阴经与阳明经互为表里关系，因此阳明经有热，外受风寒引起的症状就可以用太阴经的穴位治疗。

医案举例

脾经用于感冒： 患者，女，6岁。发热1天，体温39.6℃，流清涕，鼻塞，精神欠佳，食欲可，大便正常，小便黄，舌质粗糙、色红，舌苔薄白，脉浮数。方用补脾经500次、清大肠100次。推拿两次热退，按原方不动，推拿5天而愈。

脾经用于咳嗽： 患者，女，12岁。咳嗽2个月。2个月前因受凉后感冒，流鼻涕，打喷嚏，咳嗽，无发热，家长在家给孩子服用过感冒颗粒、板蓝根颗粒、头孢克肟片、阿奇霉素分散片，经过几天后流鼻涕、打喷嚏等症状转好，只有咳嗽频繁，早起、睡前、活动后咳嗽较重，顿咳一阵后咳出少量白黏痰，咳嗽时轻时重，断断续续已两个月，不能受凉风，天气稍微一凉咳嗽就加重。精神好，易出汗，面色淡黄，唇色淡红，舌体胖大，舌质细柔淡红，舌苔白厚，脉浮。方用清脾经300次，清板门穴300次。推拿2次后咳嗽减轻，出汗减轻，睡眠安稳，按原方不动，继续推拿1周后痊愈。

脾经用于手脚心热： 患者，女，6岁。近几个月手脚心热，喜欢赤脚走路，喜欢洗手、喝凉水、饮料、酸奶等，爱吃水果、凉饭。手脚心只热不出汗，精神好，食欲旺盛，脾气大，唇红，舌质红、粗糙，舌苔白厚，晨起口臭，大便1天1次，便干，小便黄，脉细数。方用补脾经500次，补板门穴100次。嘱家长控制住孩子饮食，生冷寒凉食物一律不吃，推拿1周后手脚心不再发热，脾气温和，唇色和舌质恢复淡红，舌苔变薄白。再按原方不动隔1天推拿1次，共推拿7次，后改方为清补脾经300次、清补板门300次，再推拿7天痊愈。

（2）板门：板门穴为手太阴肺经的穴位，位于手掌面大鱼际中央。其推拿手法分为清板门、补板门、清补板门。推拿次数根据年龄不同、症状轻重、体质不同可操作100~500次。

板门穴的作用根据手法不同所起的作用也不相同。补板门能止泻，清板门能止呕，清补板门有震惊、止咳的作用。揉板门能健脾和胃、消食化滞、运达上下之气，多用于乳食停滞、食欲不振、嗳气、腹胀、腹泻、呕吐等症。此外，板门穴还可治疗湿疹、便秘、近视眼、散光、视力疲劳、幼儿急疹、外阴瘙痒等症。

医案举例

板门穴用于湿疹：患者，男，3岁半。自出生后1个月开始一直长湿疹，初起湿疹只在面部，色红，剧烈瘙痒，个别湿疹伴有白色脓头，抓挠后渗出黄水，结痂。涂抹湿疹膏后很快皮损处好转，皮肤变光滑，1周后出现反复。如此反反复复，随着年龄增大，湿疹由面部蔓延到头部、颈部、前胸、后背、肘部、腘窝、手腕、手背、脚腕等处，检测过敏原对鸡蛋、牛奶、虾、尘螨、花生、西红柿过敏。面色淡黄，唇红，舌质粗糙、色红，舌苔白厚，夜间由于瘙痒睡眠不宁，吃饭较少，爱吃水果、零食，大便2~3天一次，便干，小便黄，脉浮数，触诊湿疹皮损处干燥、粗糙。方用补板门穴500次，清大肠100次，推拿5天，湿疹皮损处变软、湿润，原方加补脾经100次继续推拿10天，湿疹皮损处结痂完全脱落，皮肤变光滑，夜间不再瘙痒，嘱家长控制好饮食，不吃引起过敏的食物，每月定时推拿保健。半年后回访，患儿偶尔感冒或吃鸡蛋后会诱发小面积湿疹，3~5天自行消退，其余状况良好。

板门穴用于近视眼、视力疲劳：患者，男，11岁。近视眼，右眼视力0.2，左眼视力0.8，双眼0.8，平时爱挤眼睛，自觉眼睛发胀、发干，闭上眼睛有火热的感觉，近距离看东西清楚，远看模糊，使劲眨眼后眼睛稍舒服。面色暗黄，脸上有大小不一脾虚斑，白睛有红血丝，上唇色暗，下唇有暗红色唇线，舌体胖大有齿痕，舌质粗糙色红，舌苔白厚，脉数。家长述孩子平时爱看电视、手机、平板电脑，吃饭比较多，爱吃肉、零食，喜冷饮，吃水果较少，2~3天1次大便，排便困难，小便正常。方用补板门穴500次，补阳池穴200次。推拿3天，测右眼视力0.4，左眼视力1.0，双眼视力1.0。按原方不动继续推拿7天，测右眼视力0.8，左眼视力1.2，双眼视力1.2，眼睛胀感全部消失，感觉眼睛凉爽多了，很水润。按原方不动继续推拿10天，右眼视力稳定在0.8，左眼视力稳定在1.2，双眼视力1.2。嘱家长定时带孩子做推拿保健，不要吃生冷寒凉食物，少看电子产品，平时可以由家长在家给孩子在家做保健推拿。

板门穴用于便秘：患者，女，4岁。便秘4年，3~4天排便1次，排便痛苦，每次大便需要辅助蜂蜜条或肥皂条，大便呈羊屎球样、色黑、臭味大。吃饭量少，经常不吃饭，挑食，为了让孩子排便，家长每天要给孩子吃3种水果、喝酸奶。面色淡黄，下眼袋肿大色黑，唇色淡红，舌质粗糙淡红，舌苔薄白，呈地图舌。冬天手脚特别凉，家长为解决孩子便秘问题试了很多办法，如揉腹、喝益生菌等，刚开始有用，时间一久也没效果了。方用补板门500次，补脾经100次。推拿5次后大便变软，排便时不需要辅助物，2~3天排便1次。按原方不动继续推拿1周，排便1~2天1次，软便。推拿穴位改为清补脾经，清补大肠，每周推拿两次，继续推拿10次，每天排便1次，大便正常。嘱在家三餐按时吃饭，主食以米面为主，不吃生冷寒凉食物。

板门穴用于幼儿急疹：患者，男，7个月。突然发热，体温37.9℃，精神好，食欲差，恶心，无其他症状，体温时高时低，舌质红粗糙，舌苔白厚。方用补脾经100次，补板门400次。推拿2天疹出热退，按原方不动继续推拿3天疹退。

板门穴用于外阴瘙痒：患者，女，40岁。由于霉菌性阴道炎，外用药物塞入阴道1周1次，第一次用完无异常，第二次用完药物出现外阴瘙痒、刺痛等症，平时白带量很少，月经延后，月经量少，舌质粗糙色红，舌苔白厚，脉浮数。方用补脾经100次，补板门500次。推拿1次后第二天复诊，自述推拿3个小时后瘙痒症状减轻，无其他不适，连续推拿3次后痊愈。

患者，女，29岁。外阴瘙痒1月余，近3天加重，夜间瘙痒严重，白带白中带绿、有腥味，舌体胖大，舌质细柔色红，舌苔白厚，脉浮数。方用清脾经100次，清板门500次。推拿1次后症状消失，白带减少，连续推拿3次痊愈。

（3）肾经：肾经穴为手少阴心经的穴位，位于小指末节腹面。其推拿手法可分为清法与补法，推拿次数根据年龄不同、症状轻重、体质不同可操作100~500次。

补肾经能补肾益脑、强健筋骨、温养下元，用于治疗小儿先天不足、久病体虚、肾虚腹泻、肾亏体软、多尿、遗尿、虚汗喘息等。清肾经能清利下焦湿热，用于治疗小儿膀胱蕴热、小便赤涩、淋漓刺痛等。通过临床发现，肾经穴除了上述作用外，还可用于腹胀反酸、月经不调、母乳量少等症。

医案举例

肾经用于母乳量少：患者，女，35岁。二胎宝宝6个月，6个月前母乳喂养，上班后开始添加辅食，以奶粉和米粉为主。自述经常母乳量少，只要一天不喝荤汤孩子就不够吃，由于上班后时间紧、较劳累，母乳量明显减少，喝荤汤也没明显作用。面色淡黄无光泽，唇色红，舌质粗糙、色红，舌苔白厚。方用补肾500次，补脾经200次。推拿1次后自觉喂奶时有奶阵，按原方不变继续推拿5次，母乳量明显充足。

肾经用于痛经：患者，女，29岁。平时月经量较少，近3个月每月月经延迟10天，每次来月经时伴有痛经。从事设计工作，经常熬夜加班，平时吃饭较少，晚餐以水果为主，不吃主食。面色淡黄，两颊有淡淡的色斑，唇色暗红，舌质粗糙红，舌苔薄白，脉沉紧。方用补板门200次，补肾400次。推拿15次后来月经，这次来月经延后5天，疼痛减轻，仅是微微有感觉。继续按原方不变推拿15天，嘱以后每周推拿2次，坚持推拿3个月，多休息，少吃生冷寒凉的食物，经期不要吃生冷寒凉的食物。

至今我已从事小儿推拿工作20多年了，很高兴能看到小儿推拿有如今的成绩。每天看着一个个儿童不断恢复健康是我最快乐的事。我一直坚信这种技法虽然称为小儿推拿，但绝不仅仅是只对小儿起作用，对于成年人同样有作用，通过不断地实践，小有所得，现将不成熟的经验写出来，与诸位共勉。

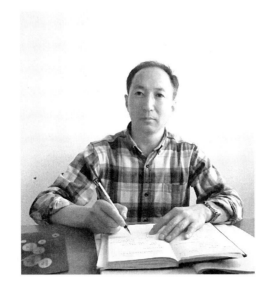

孜孜不倦读旧书
锲而不舍育新人

山东中医药高等专科学校教授
山东省中医药文化博物馆馆长
宋永刚

医家简介

宋永刚，男，1970 年出生。山东中医药高等专科学校教授，山东省中医药文化博物馆馆长。师从南京中医药大学黄煌教授，致力于经方的药理与临床研究，主讲中药学、方剂学、伤寒论，授课方式不拘一格，集知识与风趣于一体。临床擅长使用小青龙汤、大柴胡汤、五苓散、乌梅丸等，擅治失眠与慢性肾炎。

发表论文 60 余篇，已经出版的著作有《名方 60 首讲记》《中医小方杂谈》《神农本草经讲读》《经方临证感悟》《临证本草讲读》《伤寒论例释》《张仲景常用中药新悟》等。

成长之路

一、从医之路

1970 年，我出生于山东省寿光市的一个小村庄，家中兄弟姐妹四人，我是老大。村里有一名赤脚医生，乃同姓本族的一位长辈。从小学到大学，我的学习成绩一直优秀，深受家人们的厚爱，当然也少不了这名赤脚医生的刻意"教导"。他很健谈，我从他那里很早就了解到中医有一本书叫《伤寒论》，他说学中医必须研究伤寒，否则难入中医之门，仅此而已，此后该书便"湮没"于匆忙而繁重的学习之中。

直到 1989 年，我考入了山东中医学院（现山东中医药大学）中医专业，《伤寒论》再一次走入我的脑海中，冥冥之中注定我要与中医结缘。经过五年的艰苦努力，我以优异的成绩毕业。从医还是从教？在我举棋不定之时，山东中医药大学向我抛来了橄榄枝，从此便开始了教学工作。

二、医教探索

自从我叩门中医殿堂，到之后执教讲堂，行医坐堂，迄今已经将近 30 年了。回想起来，往往每隔一段时间，我就会感觉自己对某些中医理论、方药的理解或疾病的认知需要进一步加深，同时觉得自己的教学水平与临证水平还有待提高。从 1994 年 7 月手执教鞭开始的 20 多年里，概括起来，大致可分为以下 4 个阶段。

1. 第一阶段（1994 年至 2004 年）：鹦鹉学舌阶段

在这大约 10 年的时间内，我讲课几乎是照搬教材，从来不会对教材的内容有所怀疑，而奉之为圭臬。每于讲课之时，我将教材内容烂熟于心，达到脱口而出的程度。当时真是"初生牛犊不怕虎"，没有我不敢讲的，也没有讲不了的，感觉自己很"膨胀"。

2. 第二阶段（2005 年至 2009 年）：理论质疑阶段

在这大约 5 年的时间中，随着讲课与临证的增多，我发现的问题越来越多，越来越怀疑教材的说法是否正确。如中医理论方面，风性主动，故为阳邪。乍一听，没有问题，但仔细分析，阴阳是对自然界相互关联的某些事物和现象对立双方属性的概括，既然风为阳邪，那么它所对应的阴邪又是什么？又如中药方面，教材把薏苡仁列为利水药，那么薏苡仁到底是以利水为主，还是健脾为主？如果是以利水为主，为什么古籍记载的利水方剂都看不到薏苡仁的影子？而且现代药理学也不支持薏苡仁的利水作用。再如方剂方面，一贯煎是治疗阴虚肝郁之胁痛的常用方，临床上常用于治疗慢性胃炎。如果说病机是肝阴虚的话，那为什么要用沙参与麦冬？沙参与麦冬不归肝经，该怎么解释？带着许多疑问和迷惑，我于 2008 年 2 月到南京中医药大学做访问学者，侍诊黄煌教授 1 年，于 2009 年 1 月带着满满的收获继续回到了学校。

3. 第三阶段（2010 年至 2015 年）：临床提高阶段

黄老师常常告诉我们，想学好中医首先要搞清楚"是什么"，而不是"为什么"。我将这句话牢记在心，不再纠缠于恶寒与发热所产生的原因，而重点解释什么是恶寒、什么是发热；不再解释口苦产生的原因，而解释口苦常见于什么病证。

同时，我把黄老师方证、药证以及药物体质学说等这些直观内容贯穿于课堂教学中，将课堂讲解得更加丰富、透彻，也更加有趣，深受学生们的欢迎。在临证过程中，我贯彻黄老师"方 – 病 – 人"的学术思想，大大提高了临床疗效，真正达到了"处方一出手，便知有没有"的境界。如用半夏厚朴汤治疗咽喉疾病，不能说百分百治愈，至少也有九成的把握；用半夏泻心汤治疗慢性胃炎，对舌苔薄黄而腻者，有效率极高；用柴胡加龙骨牡蛎汤治疗抑郁而失眠者，也都收到了极好的临床疗效。

4. 第四阶段（2016 年至今）：学术求证阶段

随着读书越来越多，临证越来越多，所涉猎的内容也越来越广，让我对中药功效的认识也越来越深刻。如传统认为升麻在补中益气汤中是协助了黄芪升举阳气，而为什么有人提出因升麻性寒，其作用是制约了黄芪的温燥之性呢？

再如教材解释小柴胡汤时，认为柴胡善于疏解少阳半表之邪，而黄芩善于清泻少阳半里之邪。我承认有半表半里之少阳证，但如何区分邪气在半表还是在半里呢？它们不是同一种邪气吗？

带着这些疑问，我进入学术求证阶段，也就是在搞清楚"是什么"的基础上，探索"为什么"的阶段。搞清楚"是什么"已经很不容易了，要想搞清楚"为什么"，则难上加难。不过，有了大量的临床研究与实验依据，让我站在巨人的肩膀上进行探索，虽然艰辛，但很欣慰，也很有成就感。

三、学术成果

2008 年春天，受到山东省教育厅的资助，我以国内访问学者身份师从南京中医药大学黄煌教授，半日跟诊，半日读书，夜间撰写。2009 年春，我怀着忐忑不安的心情把我的第一本书稿《名方 60 首讲记》发给了出版社。虽然编辑对我的文稿大加赞赏，但我还是担心这本书能否得到读者的认可。到 2011 年夏，两年时间内，该书首印 4500 册均售罄，后来该书传播至韩国，受到韩国中医的关注，分别于 2013 年、2018 年先后两次被翻译成韩文出版。

2011 年，《中医小方杂谈》出版。"小方"是历代医家在多年实践的基础上反复锤炼而成的方剂，是诸多名方的组方基础，具有配伍关系稳定、量效关系确切、应用指征明确、价廉易于接受等特点。我广泛搜集材料，结合自己的临床体会，从小方的来源、组成、剂量、用法、功效、应用等方面进行了行之有效的探讨。该书虽名杂谈，但总以临床应用这一核心为主线进行论述，力求使其谈而不杂。

2012 年，《神农本草经讲读》出版。《神农本草经》是我国现存最早的药物学专著，是中医四大经典著作之一，药物的功效和主治是其主要内容。我通过多年的研究，以临床应用为立足点，从临床医案、各家论述、组方应用、文献考证等方面对 115 味药物的功效与临床应用进行了较为详细的论述，对中医临床具有重要的参考价值。

2014 年，《临证本草讲读》出版。这是我近 20 年来《中药学》教学与感悟的总结，融入了我的心血和汗水，而且毫无保留。该书从概说、性能特点、功效应用、用法用量、使用注意、临床经验等方面对临床常用中药进行了阐述，言辞语句运用灵活，通俗易懂，易于掌握。同年，《经方临证感悟》出版。"经方者，本草石之寒温，量疾病之浅深，假药味之滋，因气感之宜，辨五苦六辛，致水火之齐，以通闭解结，反之于平。"经方是后世对《伤寒杂病论》方剂的尊称。我在长期的临床实践过程中，精心钻石《伤寒论》和《金匮要略》，遵循方证对应的原则，擅长经方的使用，为弘扬经典而著立此书。

2015年，《伤寒论例释》出版。我将自己20年临床工作中的实际经验与研读《伤寒论》的心得体会相结合，并广泛搜集资料，精选恰当医案，用现代化的语言较全面地解读了《伤寒论》，对《伤寒论》的传承具有重要的参考价值。

2018年，《张仲景常用中药新悟》出版。这是我在长期的经典教学与临床实践过程中，精心研读《伤寒论》与《金匮要略》，从中药药理学角度分析、研究中药，为弘扬经典而著书立说。本书从来源、传统表述、药理分析、案例分析等方面论述了张仲景常用的30味中药，其中，药理分析与案例分析是本书的重点。

治学思想

一、重视经典，首推伤寒

《黄帝内经》《难经》《神农本草经》《伤寒杂病论》是中医界公认的经典著作，我通过对经典的不断学习与认识，越发认识到《伤寒杂病论》对于中医临床的重要性，于是《伤寒论》与《金匮要略》就成了我的床头书与案边书，常读常新，越读越有味，因为这里有中医的根。

1.原文纯真，不掺芜杂

通常人们一提起《伤寒论》，就想到近两千年的古文，字义变迁，晦涩难懂。其实，《伤寒论》原文并不难懂，我认为容易读懂的内容往往具有较大的临床价值；而难懂的条文，大多没有较大的临床意义。

如《伤寒论》第13条曰："太阳病，头痛，发热，汗出，恶风，桂枝汤主之。"此条论述的是以头痛为主诉的太阳病的辨证，同时伴有发热、汗出、恶风等太阳表虚的表现，此即为桂枝汤证，按照桂枝汤的服用方法进行服药，往往一剂知，二剂瘥。

又如《伤寒论》第137条曰："太阳病，重发汗而复下之，不大便五六日，舌上燥而渴，日晡所小有潮热，从心下至少腹硬满而痛不可近者，大陷胸汤主之。"这一条原文要从"心下至少腹硬满而痛不可近"来解读，"硬满而痛不可近"，是什么病出现如此重的疼痛？很显然，是腹膜炎。腹膜炎患者初起一定有发热，体温上升的同时必伴怕冷，即恶寒，此即为太阳病。太阳病的正确治法是汗法，故医者给予一而再地发汗，此即为"重发汗"。按现在的观点，腹膜炎患者如何发汗也是不能治愈的。并且，腹膜炎患者一定会出现大便不通，故医者要给予下法，此即为"复下之"。如此拖延五六天，即"不大便五六日"，腹膜炎患者不是一般的下法就能解决问题的，故予大陷胸汤，方含甘遂、大黄、芒硝等，都是峻猛攻下之剂。在古代没有手术，更没有抗生素可供应用，只能靠吃中药进行治疗。

2.经方规范，几无分歧

中医的流派非常多，但脏腑学派是目前影响最大的学派，而伤寒流派是中医流传最广的流派。然而仅就伤寒学派而言，有脏腑学派、气化学派、运气学派、经方学派等细的分支。不可否认，其他学派在临床上也能够得心应手，但经方学派则是整个中医学派中最为规范的一支。

大家都知道，治疗中焦虚寒证的方剂至少有两首，即小建中汤与理中丸。如果按照脏腑学派的观点，则无法将两方区别开来；如果按照方证学派的方证相应，则很容易将二者区分。小建中汤治疗中焦虚寒证，方中含白芍，能够缓急止腹痛，故以腹痛为主诉的中焦虚寒证用之最宜；而理中丸含干姜，能够止泻，故以腹泻为主诉的患者最为适宜。

再如对于风寒感冒患者，治宜发散风寒，可以用麻黄汤，也可用桂枝汤，荆防败毒散也很对症，但究竟哪一首方剂最为对症呢？脏腑学派则无法区分，而方证学派容易区分，以发热、恶寒、无汗为主的风寒感冒者，用麻黄汤；以发热、汗出、恶风为主的风寒感冒者，桂枝汤最为对症；荆防败毒散不属于经方，我们可以按经方来区分，其以怕冷、鼻塞、流涕、胸闷、咳嗽咯痰为主要依据。

因此，经方方证是实实在在的，具有极强的客观性与可操作性，而不是想象出来的，一个经方一个证，如桂枝汤证、小青龙汤证、小柴胡汤证等，真真切切，（望诊）看得见，（腹诊）摸得着，便于学习，便于传承，也便于应用。

3. 方证相应，便于传承

岳美中乃近代中国经方大师，他说："初学（中医）之时，从张锡纯《医学衷中参西录》入手，多以时方应病家。临证稍久，觉其局限，转而学习清代吴鞠通、王孟英之温病学说，用之临床，效失参半，亦觉其方琐细冗弱。其后研读《伤寒论》《金匮要略》，见其察证候不言病理，出方剂不言药性，从客观以立论，投药石以祛痰。其质朴之学术，逼近科学之堂奥，真是祛病之利器。"其中"察证候不言病理"一言，就是对方证相应的最好阐释。《伤寒论》没有过多的推理，大多只言症状，再给出方剂，但这绝对不是简单的药物迭加，而是药物的有机融合。经方能够经得起千百年来临床检验而不衰，这就是最好的例证。

南京中医药大学黄煌教授极大地发挥了方证相应理论，强调了体质学说，如尊荣人、衄家、淋家等；直接将药证与体质相结合，如麻黄体质、桂枝体质、柴胡体质等；直接将药物与病证相结合，如干姜舌、芍药足、附子脉等；发挥了方证相应理论，如大柴胡汤证、桂枝汤证、葛根汤证等。黄煌教授的这些经方理论，在课堂上教师容易教、学生们容易学，可以说是易学易用，更易传承。

二、阐释机制，惯用中西

中医具有古朴韵味，而西医颇具时代气息；中医就像美酒，越品越醇，西医犹如美食，越吃越香；中医需要向后看，是谓传承，西医需要前瞻性，是谓发展。因此，中医与西医独具特色，各有千秋。

课堂上，老师不仅需要传授中医知识，而且随着科技的发展，同学们同样需要西医学的知识武装头脑，这就需要老师学会"两条腿走路"，两手抓且两手都要硬。中医传统知识固然重要，但现实生活已经离不开西医学了。

1. 发皇古义，唯有中医

《黄帝内经》奠定了中医学的理论基础，如阴阳理论、脏腑理论、运气理论、经络理论等，还有知识丰富的养生理论。这些理论为传承中医提供了强大的发展动力。如果没有这些理论，那么中医学的理论体系就不可能建成。因此，我们必须学好《黄帝内经》。

《神农本草经》蕴含着丰富而深刻的药物理论，由此奠定了药物学的理论体系。其不仅论述了药性理论如气味、功效、配伍等，还记载了365味药物的功效应用。其中，黄连治利、大黄荡涤肠胃、人参补五脏、茯苓利小便等，至今还广泛应用于临床，对后世药物学产生了极大的影响。

《伤寒杂病论》系统地分析了外感的形成原因、临床表现、发展阶段和处理方法，创造性地确立了对伤寒病的"六经分类"的辨证施治原则，奠定了理、法、方、药的理论基础。其不仅对外感病的诊治具有重要的指导作用，而且对杂病的诊治也具有深远的影响，尤其是其记载的方剂，名经方者，唯《伤寒杂病论》其谁与归。

上述医学专著为中医奠定了理、法、方、药的理论构架，从此中医的发展走上了快车道。学习中医，尤其是学习传统中医，继承传统中医，还得从中医古籍读起，从中医经典入手。

2. 融会新知，借助西医

过去的教育与现在的教育有很大不同。过去人们从《三字经》《百家姓》《千字文》入手，随年龄增长则研习四书五经，其内容与古代哲学息息相关，而精气神、阴阳、五行等理论既是宇宙万物发生、发展、变化的古代哲学理论，也是中医用于阐释人体生理、病理、发病机制的理论。因此，过去有"秀才学医，笼中捉鸡"之说，说的是秀才如果想学习中医，就像笼子里捉一只鸡那样容易。而现在的教育则从数学、物理、化学入手，从小就受到生物、自然等知识的影响，西医学的思想更容易进入学生们的头脑，西医学知识也容易为人们所认识、掌握。

传统中医要想迅速发展，不妨借鉴一下西医学的发展思路，让物理、化学、光学、声学、计算机等方面的知识全面介入，这样才能使中医不再陷于"自圆其说"的境地。而本人目前所做的工作，是用西医学的解剖、生理、病理、免疫、药理等学科的知识以及中药学的化学、药理、鉴定等内容来阐释中医方药的作用机制，虽然很不成熟，但是我一直在努力。相信不久的将来，会闯出一片"中西医汇通"的新天地。

擅长病证

我在长期的中医教学与临床过程中，努力做到教学相长、理论与实践相结合，教学是为了学生更好地学习中医，更好地应用中医，以解除人们的病痛；而临床工作则是为教学服务的。临床工作愈精，则教学效果越好；教学效果越佳，则中医就能够更好地传承。

临床经验表明，中医是全科医学，对于内科、外科、儿科、妇科疾病，不可能样样精通，但对于常见病、多发病的治疗，运用经方则能够得心应手。下面仅就失眠与胃炎谈谈我的一点体会。

一、失眠

失眠，是指无法正常入睡或无法保持睡眠状态，导致睡眠不足的疾病，如各种原因引起入睡困难、睡眠深度或频度过短、早醒及睡眠时间不足或质量差等。失眠往往会给患者带来极大的痛苦和心理负担，也会因为滥用镇静药物而伤害身体，但也有很多方法可以缓解失眠，如自我调节、心理治疗等。

失眠往往是有原因的，常与工作压力较大、家庭矛盾突出、社会关系紧张等有关，若针对这些有原因的失眠做出判断，并有针对性地进行分析，提供合适的建议，以减轻心理紧张，则至少有 1/3 的患者能够得到有效的缓解，如再辅以中药调理，则大部分患者能够得以治愈。心理疏导在失眠的治疗中具有重大的意义，这就需要我们不仅要成为一名优秀的中医师，而且要成为具有良好职业道德的心理治疗师。

《难经》云："望而知之谓之神。"其中望形体可对失眠患者的选方用药进行预判断。形体肥胖者，大多是温胆汤证或大柴胡汤证；形体中等者，用柴胡加龙骨牡蛎汤治疗的概率会大一些。下面就这三首处方的应用进行具体介绍。

1. 温胆汤

【组成与剂量】

半夏 30~60 克，陈皮、茯苓各 10~20 克，生或炙甘草 5~15 克，枳实或枳壳 10~15 克，竹茹 10~15 克。

【适应证】

体质要求：痰湿体质者，也就是半夏体质。营养状况较好，目睛有光彩，肤色滋润或油腻，或黄暗，或有浮肿貌，但缺乏正常的光泽；形体并不羸瘦，肥胖者居多。主诉较多而怪异，多疑多虑，易精神紧张，情感丰富而变化起伏大，易出现恶心、咽喉异物感、黏痰等。脉象大多正常，或滑利。舌象多数正常，或舌苔偏厚，或干腻，或滑苔黏腻，或舌边有两条由细小唾液泡沫堆积而成的白线，或有齿痕舌。患者本身胆小怕事，容易晕车、晕船、晕高等。梦寐不详，触事易惊，即恶梦频多，容易惊醒，睡眠较浅者，姜半夏需重用 30~60 克。咽喉部有异物感者，合半夏厚朴汤；唇红、苔黄舌红者，有热，加黄连 3~5 克；心烦者，可合栀子豉汤；口苦者，可加柴胡、黄芩；大便干燥者，可加大黄。

【医案举例】

患者于某，女，58 岁，身高 152cm，体重 74kg。

初诊（2020 年 3 月 14 日）： 7 年前外甥车祸去世，患者怕姐姐寻短见而日夜看护，从此逐渐失眠，找中医诊治，服 42 剂中药后好转。但之后失眠常发，一夜能睡 2~3 小时，梦多。这次失眠发作以来，基本一夜不眠，睡觉也非常浅，稍有动静则惊醒，吃了一位医生开的处方（炒酸枣仁 15 克，知母 6 克，茯苓 6 克，川芎 6 克，甘草 3 克）1 周，无效。刻下症见满头黑发，面色白净，抑郁面容，每夜几乎无睡眠，睡眠浅，入睡则梦多，长期便秘、便干，大便呈球状，容易心慌，头痛、头晕，身重，四肢烦痛，纳可，舌苔薄白而润。方予温胆汤加味：姜半夏50克，陈皮12克，茯苓6克，甘草6克，竹茹10克，炒枳实10克，柴胡12克，黄芩12克，生大黄4克。颗粒剂，6剂，每日1剂，分两次服。

二诊（2020年3月22日）：患者服药后睡眠有所缓解，每晚能睡5小时左右，但入睡仍然困难，一直多梦，大便通畅，头痛未作。处方不变，仍以原方6剂治之。

三诊（2020年4月1日）：患者服药后能睡7~8小时，睡眠已经基本正常。

2. 柴胡加龙骨牡蛎汤

【组成与剂量】

柴胡10~20克，黄芩5~10克，姜半夏10~30克，人参3~5克或党参10~20克，大枣5~10克，生姜10~20克或干姜5~10克，桂枝5~10克或肉桂3~5克，茯苓或茯神10~30克，生大黄或制大黄3~10克，龙骨、牡蛎各10~20克。

【适应证】

体质要求：柴胡体质，外观体形中等或偏瘦，面色青黄或青白色，缺乏光泽。肌肉比较坚紧，舌质不淡胖，舌苔正常或偏干，脉象多弦细。主诉以自觉症状为多，对气温变化的反应敏感，或时有寒热感，情绪波动较大，食欲易受情绪影响，胸胁部时有气塞满闷感，或有触痛，四肢常冷。女性月经不调，经前多见胸闷，乳房胀痛、结块，烦躁，腹痛腰酸，经血暗或有血块。多因精神压力问题而失眠，入睡困难或容易惊醒。大多伴有口苦，以晨起较为明显，咽干、胸闷，女性患者多有乳腺增生。在经方中，该方属于大方，一般不用加减，原方即效。

【医案举例】

患者石某，女，51岁，身高161cm，体重52kg。

初诊（2016年12月12日）：患者失眠20余年，严重失眠数月，开始时服用地西泮能入睡，之后逐渐加量，每晚服用地西泮8片时疗效亦不显，遂改用艾司唑仑，服用约2年后，艾司唑仑亦不起效，现每晚必须服用阿普唑仑2

片才能入睡3~4小时，而且睡眠质量特别差，稍有动静则睡不着，已与其丈夫分床睡多年。伴面色白润，说话慢声细语，看上去很安静，头昏沉，胃部发热，大便易稀、偏黏，心下按之不适，现月经已不调，无痛经，无咽炎、无咽喉异物感，经前无乳房胀痛，舌脉无明显异常。据证给予黄连温胆汤，并重用姜半夏：黄连5克，姜半夏40克，陈皮15克，茯苓15克，甘草15克，枳壳15克，竹茹15克。6剂，煎服，每日1剂。

二诊（2016年12月26日）：患者自述服药后疗效几乎不显，并加述生完孩子3年后曾患抑郁症，遂改方柴胡加龙骨牡蛎汤：柴胡12克，黄芩6克，姜半夏12克，党参12克，干姜10克，大枣10克，茯神10克，桂枝10克，生龙骨15克，生牡蛎15克，制大黄5克，磁石20克。6剂，煎服，每日1剂。

三诊（2017年3月12日）：患者连服12剂，起初疗效不太满意，但服完6剂后，能睡5~6小时，服完12剂后，阿普唑仑开始减量为1片，睡眠亦明显好转。又服上方12剂后，阿普唑仑完全减停，现已经不再服用阿普唑仑，每晚能睡6~7小时，睡眠质量大为改善，对疗效极为满意。

3. 大柴胡汤

【组成与剂量】

柴胡15~30克，黄芩10~15克，姜半夏10~20克，白芍或赤芍10~30克，生姜30~50克，大枣10~30克，枳实10~20克，生大黄或制大黄5~10克。

【适应证】

体质要求：大柴胡汤体质，即大多体格壮实，肌肉比较坚紧，上身宽大饱满，面宽肩宽，颈部粗短，胸围大。面部肌肉僵硬紧张，而且中老年多见，心下按之疼痛，往往伴有血压、血脂、血糖升高等，常有口苦、胸胁满闷、咽干、便秘、腹胀等症状，舌苔黄厚，脉象有力。

【医案举例】

患者李某，女，67岁，身高160cm，体重95kg。

初诊（2018年10月24日）：患者于2018年3月13日突发心慌，到当地县医院检查，心电图提示心律不齐，县医院不能确定原因，遂到烟台市某医院就诊，仍未查找出原因而住院观察治疗，住院10余天，患者仍隔2~3日突发心慌，由于住院治疗效果不好，遂自愿出院。回到当地后，改求中医治疗，近半年来，看过诸多中医，吃过数不清的中药，偶尔有效，但终不尽人意。于是患者自以为得了不治之症，终日惶恐，渐渐睡眠不佳，有时整夜不眠。患者来诊时，严重失眠已达10余日。刻下症见面容憔悴，失眠，昨夜睡眠大约有2小时，白天又累又困，但仍然不能入睡，夜间毫无睡意，入睡困难，睡后又易醒，整夜昏昏沉沉，似睡似醒，口苦明显，晨起口苦最为显著。在医院行B超示胆囊壁毛糙。心慌时有发作，每周大约发作2~3次。表情淡漠，抑郁貌，食欲较差，口干明显，但不想喝水，咽喉无充血，腹肌紧张有力，胃脘部压痛明显，大便溏而不爽。血压160/95 mmHg，舌质略红，苔白厚略黄，脉滑数有力，但无结代脉。方予大柴胡汤加夏枯草：柴胡30克，黄芩12克，姜半夏30克，炒白芍12克，枳实12克，熟大黄2克，生姜15克，大枣10克，夏枯草12克。7剂，颗粒剂，每日1剂，分2次饭后冲服。并安慰患者失眠不可怕、能治好，让其放心，以减轻患者的心理负担。10月28日，其女儿反馈，药服2剂，患者即安然入睡。

二诊（2018年12月9日）：其女儿电话反馈并求诊，近2~3天来，患者又出现失眠，恶梦较多，口苦大有好转，心慌时有发作，时有叹气，四肢不冷，胃口较好，大便尚可，血压不高，舌苔白厚。处方以温胆汤合四逆散：姜半夏50克，陈皮12克，枳实30克，竹茹12克，茯苓12克，甘草6克，柴胡12克，炒白芍12克。7剂，颗粒剂，每日1剂，分两次饭后冲服。

二、胃炎

慢性胃炎系指不同病因引起的各种慢性胃黏膜炎性病变，以上腹隐痛或不适、食欲减退、餐后饱胀、反酸等为主要临床表现，其发病率在各种胃病中居首位。暴饮暴食和情志不遂为最常见发病原因。

1.心理调节

慢性胃炎的发病受情绪影响很大，如何缓解压力对缓解胃炎具有重要影响。因此，慢性胃炎患者首先要放下思想包袱，这是关键的第一步。做到了这一点，加上心理暗示作用，其病痛很快就能缓解，再施以药物进行治疗，方能收到事半功倍的效果。

2.方药选用

临床上治疗慢性胃炎，往往以专病专方取得较好的疗效，本人常用半夏泻心汤加味。

【组成与剂量】

半夏 10~20 克，黄芩 10~15 克，黄连 3~5 克，干姜 10~20 克，人参 5~10 克或党参 10~30 克，大枣 10~30 克，炙甘草 5~10 克。

【适应证】

本方为慢性胃炎的专方，治疗心下痞、满而不痛（上腹不适）或有轻微疼痛、上消化道之炎症、溃疡等。症见胃脘部不适或胀或痛，其应用指征是寒热互结，舌苔大多薄黄而腻，不敢食辛辣，不敢食生冷。多见于体质较好之中青年男子，其唇红，舌红（苔黄腻），伴有睡眠障碍，大便易稀而黏。服本方有效后，需小剂量守方长服（约 3 个月）。神情抑郁者，合四逆散；胃病久治不愈，面色晦暗，舌淡红者，加肉桂 3~10 克（交泰丸）；伴咽喉红痛、心胸烦躁者，加栀子 6~12 克、连翘 15~30 克；幽门螺杆菌感染严重、出血、弥漫性胃炎者，加制大黄 3~10 克；疼痛明显者，加延胡索 10~20 克。

【医案举例】

患者宋某，女，43 岁，身高 168cm，体重 65kg。

初诊（2017 年 3 月 15 日）：患者胃肠功能紊乱 2 年，胃脘部时有难受，去医院做胃镜提示慢性胃炎，服用多种药但仍不见好转，遂去当地诊所看中医，服 14 剂后没有效果，遂转来我处。刻下症见患者自患慢性胃炎以来，不能吃冷物，也不能吃辣食。抑郁面容，整天忧心忡忡，怕自己得了不治之症。自述胃部不适，消化不良，肠鸣，总有大便感，大便发黏，口不苦，纳眠可，舌苔薄黄而腻。方予半夏泻心汤原方：姜半夏 10 克，干姜 9 克，黄连 3 克，黄芩 9 克，人参 9 克，大枣 9 克，炙甘草 9 克。7 剂，颗粒剂，每日 1 剂，分两次冲服。3 月 26 日，患者反馈胃脘部不再难受，诸症明显好转，对疗效非常满意。

按语：胃脘部时有难受，属于中医"痞"的范畴。中医治疗痞证的方剂很多，除了半夏泻心汤外，还有甘草泻心汤、生姜泻心汤、附子泻心汤、大黄黄连泻心汤等，桂枝人参汤、旋覆代赭汤也能治疗"心下痞硬"。本案患者舌苔薄黄而腻，不纳冷，也不纳辣，说明寒热互热。寒热互结于中焦，则胃脘不适，迫于下则大便黏而不爽。若予药物治疗，加上心理疏导，则能收全功。

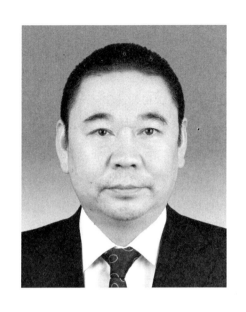

坚守初心不移
传承国医精华

肖小儿国医馆馆长

肖量

　　肖量，1970 年 8 月出生，祖籍四川金堂，毕业于成都中医药大学，中医师，肖正安中医儿科理论传承人，肖正安教授之次子，肖小儿国医馆馆长。现任中国民间中医药研究开发协会中医膏摩疗法分会专家顾问，四川省中医药学会儿科专业委员会和小儿推拿专业委员会副主任委员，四川省成都市中医药学会中医儿科专业委员会委员。成都市政协委员，成都市锦江区政协委员，农工民主党成都市锦江区总支部主委，成都市锦江区首届名中医。

　　自幼随父学医，尽得其父真传。多年沉潜岐黄之道，临床精于辨证，依理由法，对儿科常见病、多发病及疑难杂症脉诊准确，疗效显著，别树一帜，特别对小儿高热、咳嗽、哮喘、鼻渊、过敏性紫癜等疾病更是临证独到。与成都中医药大学常克教授共同编著并出版了川派中医药名家系列丛书《肖正安》一书；先后整理发表了多篇关于肖正安教授的治疗经验的论文。

名医世家"肖小儿"

父亲肖正安，四川金堂县人，原四川省四大儿科名医之一，历任成都中医药大学儿科教研室暨附属医院儿科主任，成都中医药大学学术委员会委员、学位评审委员、函授通讯编委会委员，成都中医药大学教授、硕士生导师，成都市中医药学会历届理事及该会内、妇、儿科专委会副主任委员，四川省中医药学会儿科专业委员会主任委员，四川省老年协会医药卫生分会理事等职务。

父亲5岁入私塾启蒙，15岁师从当地名医胡纬堂先生，后又随四川儿科名医徐梓柏先生学习，深得二位老师薪传。1957年结业于四川省中医进修学校，后执教于成都中医药大学，与儿科名家曾应台、胡伯安共事，并深受二位前辈学术思想之影响。

父亲执教30余年，临证50余载，上宗仲景、钱乙，中本天士、鞠通，下承师训，提倡中医治病贵在辨证，以八纲辨证为首，五脏辨证归宗，主张治病必求其本，以"药取稳妥，效求神速"为座右铭，擅长中医儿科，并潜心研究小儿肺系疾病的理论和防治。经过大量的实践和探索，积累了十分丰富的经验，尤其以治疗小儿热、咳、喘、泻及紫癜等病症有独特疗效。父亲一生福泽众多小儿，民众有口皆碑，颂扬父亲为"肖小儿"。

父亲临床常以"治泻不止泻、医咳不止咳、急惊清心胆、祛因退高热，诸病皆护胃、应变效自捷，年龄有大小，体质有差别，服药有难易，病情轻重测，毒性有大小，药量有准则，用药要稳妥，疗效求神速"为指导思想，从而屡起沉疴，于医林独树一帜，肖氏中医儿科流派早已成为川派中医儿科中重要的一脉。

父亲曾参加全国高等院校统编教材的编写，并为学生编撰数期教辅材料以补充统编教材的不足，在繁忙的医务之余，编写了3部医学本科教材，凡论80余万字。先后编著出版了《中医儿科学》《四言医学》《五言药性歌诀》等中医专著，深受读者喜爱并多次重印再版。所教的学生也已成长为中医儿科的中流砥柱，其中不乏成为当代中医儿科名家，有些还在海外继续传播肖氏中医儿科流派思想。

父亲退休后，为了中医事业的传承，带领我及兄长一起创立了成都市第一家纯中医儿科诊所——成都西城肖氏儿科中医诊所，三十年来逐步发展和传承，业已开设众多分馆，惠及四川省内乃至西南地区广大患者。

余自幼耳濡目染父辈对中医事业的执着和贡献，受父亲的鞭策培养，牢固地夯实了中医基础，正是在这种充满了中医氛围的家庭里日积月累，在传统中医文化的感召之下，弃艺从医，为传承家业而矢志不渝，为振兴中医而不懈奋斗！

曲折医路　坚持不懈

父亲是一位严厉的人，他一生热爱中医事业，要求子女们都要从医，从小学到初中，背书、背方剂的情景，经过这么多年我仍记忆犹新。

父亲要抽叶子烟，那长长的烟杆及黄铜烟锅头既是他抽烟的工具，又是教训我们的武器，一想起都害怕。早上六点起床不但要背诵学校的古诗及课文，还要背诵汤头歌诀；晚饭后父亲坐在竹椅上，手拿书籍，我们端坐在他面前，一字一句必须流利背诵，稍有打盹或错误，那坚硬的烟锅头就会敲在头上，疼痛感终身铭记在心。这样高压的施教以致我产生了背叛心理，高中时选择了学习艺术专业。

沮丧的父亲没有放弃对我们学医的引导，除了坚持严格要求外，还用其他方法引导我们学医。他鼓励我们跟诊抄方，如果认真听话，他就会从他的诊费中抽出五毛钱到两元钱不等作为我们的奖励，在那个年代对于我们来说已经是很大一笔奖励了；并且他经常用一些民间的谚语和格言来教育和引导我们对学医产生兴趣，诸如"不为良相则为良医""一敲二补三打铁，学到医生了不得"等。

在父亲的坚持下，我放弃了自己的兴趣和爱好，高中毕业考入成都中医药大学进行专业学习，这时父亲也到了退休的年龄，他一边培养研究生一边教我们学医，并在1990年6月创立了"肖氏儿科中医诊所"。

白天我在学校读书，晚上在诊所跟父亲抄方、抓药，休息日去药材市场认药、购药。通过这段时间的工作和学习，让我对中药的性味、真假、炮制都有了系统的学习和掌握。随着诊所的患者越来越多，每天门诊量达到200多人，这种一边上课一边临床的学习方式让我很快地将医学的理论和实践结合在一起，对理论知识的掌握更加牢固。

最难忘的是1995年我独立开诊所的日子，年轻而冲动的我独自在外行医，每天才2名患者，连吃饭都困难。在这段时间里曾经想过放弃，也先后尝试过做服装生意、开餐厅等工作，但是父亲的教诲时时都提醒我要坚持，虽然做着一些小生意，但是我仍然坚持每天坐诊、每天看医书，遇到疑难问题就用小本子记下来，一有时间就回家请教父亲。在我的坚持和努力下，门诊量在不断地上升，在不到3年的时间里，我利用父亲所教的临床经验和书本知识，成功地走上了一条真正的中医人之路，不到30岁就能一天看100多名患者。

2011年父亲去世，我心情非常沉痛，仿佛失去了靠山，我还有很多的问题要请教他，但他已经永远地离开了我们，他临终前叮嘱我："要把医术传下去，要把诊所做大，做很大……"我遵循父亲的遗愿，2013年我将不到100平方米的小诊所扩大到3000余平方米的医馆，为了纪念父亲"肖小儿"，遂把医馆改名为"肖小儿国医馆"，让所有人都永远记住这位伟大的中医医生。医馆设立了内、妇、儿科门诊，包含小儿推拿、外治、药浴等多个诊疗项目，现在医馆已有的二十多位医生皆为肖氏中医儿科流派传承人，员工上百名，年门诊量达十万人次。

学医是件苦差事，唯有坚持不懈、努力奋斗才能成功。30余年的一线临床从医生涯，诊务倥偬，很少伏案执笔。机缘巧合之际，深蒙张奇文老先生器重，提笔献丑。望同道先辈为晚生之成长指正明鉴。

传承医道　守正创新

余自幼随父亲学习医学，父亲虽已仙逝，但他的医学理论和谆谆教诲仍记忆犹新。我在 30 年的行医生涯中深受父亲的中医理论影响，传承了他的学术思想，将他的学术思想和理论运用于临床，每得奇效。现就其"肖小儿"中医理论简要论述如下，望诸位同道及前辈斧正。

一、"诸病皆护胃"理论在中医儿科临床的重要性

（一）"诸病皆护胃"之出处

先父从悬壶济世到著书立说，历时五十余载，谙于理论，精于临床，勤求古训，融汇贯通，善于总结。通过长期的理论与临床实践有机结合总结出了"治咳不止咳，治泻不止泻，急惊清心胆，祛因退高热，诸病皆护胃，应变效自捷"的儿科辨证论治的精要，为肖氏儿科理论奠定了坚实的理论基础，在中医儿科在临床治疗上具有重要的指导作用。先父指出此"诸病皆护胃"之胃不单指胃而是指脾胃功能的统称。

早在明代，医家周之千在《慎斋遗书》中曾提出"诸病不愈，当治脾胃"的理论。受"诸病不愈，必寻到脾胃之中，方无一失，何以言之？脾胃一伤，四脏皆无生气，故疾病日多矣。万物从土而生，亦从土而归"的影响，先父在多年的临床中将其运用发挥在中医儿科，总结出一套儿科疾病防治中的"诸病皆护胃"的理论，每试必效。

（二）"诸病皆护胃"之理论依据

小儿的生理特点是脏腑娇嫩、形气未充、生机蓬勃、发育迅速，其生长发育受先天和后天两个方面因素制约。因先天因素出生后而不能更改，故后天因素尤为重要。脾胃乃"后天之本"，气血生化之源，脾胃功能的好坏直接影响小儿的生长发育及疾病的预后和转归。

1.饮食积滞，消化障碍

由于生活水平的改善，人们对生活质量提出更高的要求，特别在小儿喂养上表现尤为突出，"一要吃得好，二要吃得多，三要吃得杂"。由于过度喂养而造成脾胃损伤的患儿比比皆是。胃主受纳，脾主运化，饮食积滞可导致脾失健运，消化功能紊乱，食停中脘，胃气不和，夜卧不宁，食少难化，脘腹胀满，腹痛肠鸣，腹泻便秘。食滞不化、郁而化热等诸多疾病的产生都与此有关，严重影响小儿的生长发育。

2.脾失健运，水液失调

脾胃运化水谷精微的同时也吸收输布水液，使水液吸收与排泄、收纳与输泄并行，通调水道，达到人体水液的平衡。脾胃属土而能制水，当脾胃功能失常则土不能制水，水谷精微失去输布，水液停滞，水湿泛滥，从而成饮成痰，水停则成湿，湿与热结而成湿热，故可引起儿科常见的湿疹、肥胖、咳喘、泻泄、黄疸等诸多疾病。

3.脾胃失职，气机紊乱

脾气上升，胃气降浊互根互用，成为调节全身气机升降运动的枢纽。脾胃受伤则升降失职，可使全身气机紊乱。脾气不升，水谷精微不能上输心肺、头面、耳目，则清窍失养，故见面色青黄淡白，小儿尤易出现口咽不利、鼻渊、乳蛾等，易感易病。脾气不降，气滞中焦，则儿童更易出现消化不良、纳呆食少、饮食不化等脾胃疾病；脾气下陷，气机下坠，升举乏力，则易导致小儿久泻久痢、脱肛、疝气等疾病的产生。

4.营养缺乏，气血失运

脾胃乃后天之本，气血生化之源，主要以吸收营养和水谷精微而化生气血，生成津液，滋生神气，濡养全身。《灵枢·决气》云："中焦受气取汁，变化而赤是谓血。"脾胃功能损伤则气化功能失常，脾胃不能化生气血则气血虚弱，精、神、津液基础物质缺乏，脏腑功能活动衰竭，而致小儿营养不良、形体消瘦、神疲乏力、少气懒言。血不养心，心神不宁，故出现梦多少寝、夜卧不宁；血虚生风，故见多动、抽搐、抽动、瘙痒等症。脾损则不藏营，不能化生营血；脾生气，气旺则运行不息。脾统血，由于脾受损则气不统摄血液，血不归经而致血液外溢，血脱妄行，故可见衄血、吐血、便血、痰中带血；发于肌肤则成肌衄、紫癜、瘀癜或瘀血等病。

5.脾胃虚弱，卫外不固

《医学精要》云："汗者血之液也，卫气司汗之启闭者也，卫气不固，则玄府不密而汗泄矣。"《灵枢·五癃津液篇》云："脾为之卫。"《素问·痹论》曰："卫气者，水谷之悍气也。"《金匮要略·脏腑经络先后病》有"四季脾旺不受邪"之说。以上所言均指出，卫气具有护卫肌表的功能。而卫气的产生都依赖脾胃功能的健旺。小儿脏腑娇弱，脾常不足，乳食不知自节，加之调护失宜，而致脾胃受损，功能失调，脾气虚弱，脾虚则不能化生卫气，卫阳不足，腠理不密，卫外不固，津液及正气外泄，出现体弱多汗，亦致外邪易入侵，临床上易致小儿反复感冒、多汗、抗病能力减弱，使疾病缠绵难愈。

（三）"诸病皆护胃"之儿科重要性

脾胃的保护在儿科疾病的治疗中极其重要。《幼科发挥》曰："脾胃虚弱，百病蜂起。"李东恒的《脾胃论》从脾胃虚损出发，提出"百病皆由脾胃衰而生"的著名病机论点，全面阐述了脾胃虚弱的病机在全身发病中的重要意义。只有保护好小儿的脾胃，使其功能健旺，才能气血充沛，正气旺盛。正如《黄帝内经》所强调的"正气存内，邪不可干"，无论外感六淫、内伤七情，饮食不节、饥饿无常，衣被不当、起居不时，新伤久病、失治误治，还是禀赋不足、疾病传变，均可以调护脾胃而使疾病的预后和转归向着快而好的方向发展。从疾病初起的感冒到失去治疗而形成的抽动症、哮喘、过敏性紫癜等慢性病，都与脾胃功能的好坏息息相关，所以在临床治疗中，保护和调理脾胃的作用尤为重要，这也是中医儿科临床治疗的特点。

二、趋因治高热之湿热发热

父亲在治疗高热等急性病上有显著疗效，这与父亲总结的肖氏理论中"急惊清心胆，祛因退高热"有着密切的关系。小儿发热中湿热发热尤为难治，故将临床"肖小儿"秘方加减木贼宣痹汤予以推荐，可每试必应。

小儿体本"纯阳"，热病最多。肺脏娇嫩，腠理疏松，若失于调护，风热湿邪由口鼻或皮毛而入，伤及肺气，肺气受损，通调失职，水液内停，蕴湿化热；若乳食过于寒凉，脾胃受寒，运化失调，水湿停聚而化为湿热；小儿形气未充，若患病之时，误用攻伐，或过用寒凉，或病后失养，均可能损及人体正气，正气不及，有碍运化，湿热相聚化生本病；加之川蜀之地多湿，内外相引，随成湿热之患。

1. 辨证要点（湿热发热）

日晡发热，身热不扬，缠绵反复，暮夜尤甚，头昏身重，咳嗽便秘，苔黄厚腻。

2. 治疗原则

化浊宣痹，清热渗湿，通腑泻肺。

3. 方药组成

木贼宣痹汤加减：木贼 10 克，淡豆豉 6 克，枇杷叶 10 克，射干 10 克，郁金 10 克，通草 6 克，黄芩 9 克，滑石 15 克，法半夏 9 克，青皮 9 克，芦根 30 克，槟榔 10 克。

4. 组方原理及应用体会

湿热之难治，如抽丝剥茧，缠绵迁延不愈，湿热郁于肺卫发热，非轻宣肺痹之药不能解，本方选用木贼轻以去实，解肌散郁火风湿，同时通利舒畅三焦，盖"肺主一身之气，气化则湿亦化"，中焦为水湿运化之枢纽，古人有"治湿不利小便，非其治也"之说，三焦通利，则热有出路。内疏外散，热可速去，湿可速化，则病可痊愈。凡小儿因于湿热发热，应用抗生素无效者，运用本方，可以应手取效。

本方是在上焦宣痹汤的基础上加减而得，故名"加减木贼宣痹汤"，木贼在此方中为主药。木贼中空气轻，《本草纲目》谓其"能发汗解肌，升散火郁风湿"，合于"外湿宜表散"，又不悖于湿邪发散宜缓不宜骤之原则，亦无仲景所谓"风去湿存"之弊，于本证最为相宜，为本方之君药。肺清虚而居高位，在小儿尤为娇脏，药宜轻清忌重浊，淡豆豉取其轻清透发宣上；郁金芳香化湿，与枇杷叶同具开痹之功，能助肺气宣通；《长沙药解》谓黄芩"清相火而断下利"，清肺热而逐水气；射干"主咳逆上气"，利咽开喉痹；法半夏燥湿和中，"排决水饮，清涤涎沫"；青皮行气运脾，合法半夏以畅中；滑石、通草、芦根、槟榔通利下窍而导赤，并取槟榔通腑气以利肺气之意。本方因势利导，分消上、中、下三焦湿热之邪，内外兼治，使湿祛而热孤，让湿热有出路，故射干、木贼、黄芩等清热之药才易于建功，共奏轻宣肺痹、清热除湿之功。

5. 医案举例

患者陈某，女，5岁。因"高热5天"就诊，某医院诊为上呼吸道感染，服用退热药、止咳药对症治疗，然热降复升，5天不效，于2017年6月20日初诊。刻下症见体温39.5℃，夜暮发热，微微汗出，伴流浓涕，咳嗽有痰，脘闷不舒，不思饮食，口渴不欲饮，胸痞心烦，大便两日未解，唇舌正红，苔黄厚腻，脉象濡数。辨证为湿热蕴结，缠绵不解。治宜清热利湿。处方：木贼10克，淡豆豉8克，枇杷叶8克，射干8克，郁金8克，通草5克，黄芩9克，杏仁9克，法半夏9克，青皮8克，芦根20克，槟榔9克，山楂10克，神曲10克。2剂后复诊，其母诉患儿药后，当晚未再发热，仍有咳嗽，已无流涕，舌红苔黄腻，乃湿热未尽之征，仍以上方加减，2剂后痊愈，未再发热。

三、小儿疝气之寒疝的治疗验方——行气消疝饮

1. 病因病机

患儿由于久坐凉处，冷气凝聚，厥阴中寒，阴结于内，气滞不行；或久坐湿地，湿从外侵，寒湿郁结，下行之气注于阴囊；或由啼哭动怒，躯气冲击闭结于下，凝聚不散所致；亦有胎中带来，诞下即有此证。如《医学心悟》中言："疝之根起于各脏，而归总在厥阴，以肝主筋，又主痛也。"疝气因寒凝滞，足厥阴肝经之脉不舒，致使小肠阻结而成。

2. 辨证要点（寒疝）

阴囊肿硬而冷，牵引少腹作痛，唇舌淡白。

3. 治疗原则

温经散寒，行气消疝。

4. 适应范围

厥阴中寒、阴结于内、气滞不行之寒疝。

5.方药组成

行气消疝饮：柴胡 6 克，白芍 9 克，细辛 3 克，吴茱萸 3 克，青皮 9 克，枳壳 9 克，三棱 6 克，莪术 6 克，乌药 6 克，小茴 10 克。手足不温、寒邪盛者，加桂枝温经散寒，调和营卫；兼夹湿邪者，加苍术以燥湿；啼哭不安、疼痛甚者，加橘核、荔枝核以行气止痛；积食不化、不欲饮食者，加山楂、神曲运脾消积；唇淡、面色淡者，加黄芪、升麻益气升提。

6.组方原理及应用体会

风冷入内，寒凝气滞，则厥阴不舒，致使小肠阻结，故见小肠结聚、囊冷肿硬、牵引少腹作痛、啼哭不安。张子和云："治疝皆归肝经。"张景岳又有"治疝必先治气"之说。本方以乌药、吴茱萸、三棱、莪术辛温之品以气行消结，温经散寒以止痛，为主药；细辛助主药温经散寒止痛，小茴、青皮、枳壳增强行气散结之力，为臣药；柴胡疏肝解郁，升阳举陷，且有利于下坠之小肠收回，白芍柔肝缓急止痛，二药合用调和阴阳，为佐使药。诸药合用，使寒凝得以温散，气滞得以疏导，从而达到行气、痛止、疝消之目的。

7.医案举例

患者刘某，男，2 岁。阴囊左侧肿大而硬，时时腹痛啼叫 1 年余。于 2017 年 9 月就诊，刻下症见食欲不佳，消瘦，手心发热，大便无规律、时干时稀，小便少，面色青黄，舌质淡，苔白细，指纹青。总观脉证，证属厥阴寒凝、气滞不行之寒疝。治当行气消疝，温化厥阴。遂以行气消疝饮加减治之，处方：柴胡 6 克，白芍 9 克，细辛 3 克，吴茱萸 3 克，青皮 6 克，枳壳 6 克，三棱 6 克，莪术 6 克，乌药 9 克，猪苓 9 克，泽泻 6 克，山楂 9 克，神曲 9 克，水煎服。3 剂后复诊，阴囊疝气已消，疼痛基本消失，神色如常，食欲增加，唯便溏，小便微黄，舌苔白，指纹青。效不更方，原方去泽泻加太子参 9 克，遂告痊愈。

四、小儿脱肛治验举隅——参麦芩连归地汤

1.病因病机

由于禀赋怯弱，或下利、泄泻日久，或剧烈咳嗽、啼哭号叫，或大病之

余，耗伤元气，肛头脱出，或被风冷所乘，或火热下迫，或肺热下移大肠，亦有阴虚兼热，气不能升，肠道失养，热邪下注所致者。

2. 辨证要点（脱肛）

肛门肿物脱出，肛门坠胀或疼痛不适，唇舌干红，苔薄黄。

3. 治疗原则

清热润燥，行气举陷。

4. 适应范围

肺热气虚之脱肛。

5. 方药组成

参麦芩连归地汤加减：沙参9克，麦冬9克，黄芩10克，黄连6克，当归6克，生地黄15克，枳壳6克，厚朴9克，乌梅9克，白芍10克，黄芪15克。

6. 组方原理及应用体会

小儿每逢大便时，肛门脱出不收者谓之脱肛。究其原因，肺与大肠相表里，肺主气，肺热而致肺虚气下陷以导致脱肛者为数不少。肺属金，喜润而恶燥，张锡纯称沙参为"肺家气分之理血药，疏通而不燥，滑泽而不滞，肺热非此不能请也"，麦冬"引肺气清肃下行"，于升降濡润之中，兼具开通之力，故以沙参、麦冬养阴润燥，为君；燥者从火，故以黄芩、黄连、生地黄清热凉血以制燥热，为臣；肺主气，佐以枳壳、厚朴行气；当归活血，以利肛脱易收；乌梅涩肠止冷热下痢、便血崩淋，白芍补血之虚，泄热之实，两者味酸，故使之收敛；黄芪补中焦之气，托物不坠。诸药合用，可使脱出的肛门快速收回，不再下坠。

7. 医案举例

患者韩某，男，6岁。脱肛1年半，时或肛脱出血，脱出的肠头如核桃大小，时有腹痛。于2017年6月9日就诊，曾在多家医院诊断不明显，怀疑为肠道息肉等，医院建议手术治疗，因家长害怕而选择保守治疗。刻下症见每次大便时肛脱难收，须手托揉按方可收回，排便害怕，有时站立排便，食欲差、睡眠不安稳、小便如常，唇红而干，舌质红，少苔，脉浮数。遂以参麦芩连归地汤加减治之。处方：沙参 15 克，麦冬 12 克，黄芩 10 克，黄连 5 克，当归 6 克，黄芪 15 克，生地黄 15 克，枳壳 6 克，厚朴 9 克，乌梅 9 克，白芍 10 克，地榆 15 克，山楂 15 克。6 剂，水煎服。6 月 15 日复诊，患儿服上方后，已基本不脱肛，偶有 1 次，余无他症，再予本方加升麻 6 克，连续服用两周，后经随访，未见复发。

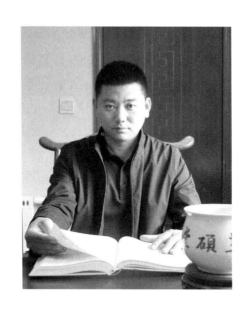

中医药是我钟爱
一生的事业

潍坊华仁中药有限公司董事长
潍坊市华硕堂中医馆创始人
潍坊市药学会中药专业委员会副主任
刘东峰

刘东峰，男，1983 年 6 月出生于药都安徽亳州市的中药世家，潍坊华仁中药有限公司董事长，潍坊市华硕堂中医馆创始人，潍坊市药学会中药专业委员会副主任。2019 年在北京中医药大学，由王国辰、王昌恩等教授主持拜师仪式，与张玉苹、张宝华、张振宇等人拜张奇文老教授为师。

刘东峰先生从小跟随父亲从事中药材生产经营事业，依靠多年的从业经历，积累了丰富的中药炮制、鉴别等经验。坚持医药结合发展道路，先后创办了潍坊华仁中药有限公司、华硕堂中医馆连锁、山东华硕堂医疗技术有限公司、青囊生物科技有限公司及中药材种植示范基地等数家企业，在全国多地建立了中药种植示范合作基地，在亳州合作建立尚德中药饮片有限公司，创立研发"黄元御"品牌系列产品。

在公司发展过程中，为了更好地培强做优中医药事业，经常向张奇文教授请教，并先后多次拜访金世元、王孝涛和胡庆余堂丁光明等众多中医药专家，受到他们的指点，在道地药材的分布、炮制、鉴别、泛制等传统技术方面，得到古法真传并坚守弘扬。

我出生于中药材之乡安徽亳州，从小便耳濡目染，喜欢中医药，长大后，走南闯北，投身于中医药事业；如今已扎根山东潍坊，开创的医药结合发展模式深受社会各界的认同和赞许。请名师、做好药、传承文化，中医药将注定成为我钟爱一生的事业。

耳濡目染的中药情怀

1983 年，我出生在安徽亳州的一个中药材经营世家，爷爷、父亲都是靠经营中药材谋生。孩提时，我就跟着父亲走南闯北，采药、收药、辨药、卖药，从小的耳濡目染使我对中医药产生了浓厚的兴趣。那个时候年纪小，没有想到中医药会成为我致力一生的事业。

亳州是世界著名的中药材之乡，当地九成以上的居民都以中草药为生。记得小时候，每到当地中草药收获的季节，只有七八岁的我就组织一些小伙伴到地里捡药，我们用自制的小耙子在药材地里仔细搜寻，总能翻出遗落在地里的药材，捡出来就在地上进行简单的炮制加工，攒多了就到大集上卖。有了这个收入，我小时候从没缺过零花钱。

十五六岁的时候，我便跟着父亲四处批发药材，还在当地中药材市场"卖大货"。兴趣是最好的老师，在中药材市场这个大得看不到边的"学校"里，我学到了很多在常规学校里学不到的东西。3 年多的时光，我对中药材的种植、收购、鉴别、销售有了一个全面的认识。也是从那时起，我深深地认识到中药材的品质是何等重要。

后来，我开始全国各地跑市场，南京、镇江、青岛等地我都去过。每到一个地方，我先买一张当地地图，然后开始沿着大街小巷，往诊所、药店、医院撒名片，大多数时候，撒一百张名片也接不到一两个电话。虽然一开始创业并不顺遂，但是却让我了解了市场行情，也为日后积累了客户资源。

医药融合的经典医馆

2002 年，我来到潍坊，其深厚的历史文化底蕴以及厚重的中医药文化深深吸引了我，于是决定扎根在潍坊创业。当得知这里是中医大家黄元御的故乡，于是激发起我探索医学的志趣，开拓了医药结合、融汇并举的发展道路。

2010 年，我在潍坊成立了潍坊华仁中药有限公司，当时的想法很简单，就是想让潍坊患者用上全国最好的中药材。可是，我慢慢发现，很多医药公司、医院、中医馆为了逐利，并不愿意优先选择那些质优价高的中药材，很多患者更缺乏中药材优劣真假的辩识能力。这就让我下定决心，一定要开一家属于自己的中医馆，为老百姓提供真正优质的中医药服务。

2016 年，华硕堂中医馆奎文旗舰店开业。短短四年时间，华硕堂已经有了奎文区店、高新区店、潍城区店三家中医馆。依托于华仁中药有限公司，这种医药融合的模式，既能让更多患者了解华硕堂，又能真正让患者吃到质优价廉的好药材。

名师指教的传承之路

为提高自身综合素质，办好华硕堂中医馆，我拜访多位名医前辈，不断学习，还延请了不少有名望的中医专家到华硕堂坐诊。目前，华硕堂拥有全国名老中医、泰山学者、中医博士、主任医师等 30 余人组成的坐诊中医团队。

让我感动的是，不少中医名家都对我给予了很大的支持和帮助。中医泰斗金世元为华硕堂亲笔题写了"妙悟岐黄，仁道药济"八个大字，对华硕堂寄予了深厚的期望；全国炮制专家王孝涛也亲自教授了我炮制技艺；被称为"厅级郎中"的张奇文老师亲自到华硕堂坐诊，给予了我极大的帮助和鼓励。

为了更好地传承提升中医学识，2019 年，我正式拜于德高望重的张奇文老师门下，当时我就暗暗在心里发誓：我一定好好发扬中医药文化，绝不能辜负老师的深切期望。

实践中深深感悟到，炮制技艺在中医药文化中占据重要位置。为此，我还虚心向王琦、姜保生、于士隐等老专家学习，把老祖宗传承下来的古方古训、炮制技术在华硕堂发扬光大，采用多种丸、散、汤、膏、丹、针灸、按摩、推拿等方式，调理各种疾患及亚健康状态。

科技助力的守正创新

中医馆要真正治病救人，光有"名医"还不够，必须还要有好药，中药的伪劣与好坏直接影响治疗效果。如何帮患者鉴别药材的优劣，如何引导患者选择优质药材等，这些问题，我一直在尝试并努力着。

来过华硕堂的人都知道，3楼是一个真假中药辨别的标本馆，百余种道地药材与经过特殊处理的假中药摆放在一起，供市民参观、学习、科普，华硕堂的员工义务为人们讲解辨别真假中药的常识，以提高大家的识假辨假能力，树立拒假药、用好药的意识。

为了做好药，我在2018年成立了山东青囊生物科技有限公司，与山东中医药大学强强联合，建设了GAP药材基地，让中药材也插上了"科技"的翅膀。其致力于中药的研究开发、种苗培育、濒危品种保护、中药追溯等方面。实践反复证明，现今绝大多数事都离不了高科技，传统中药也同理，只要有利于中药事业，我都愿意去努力。

从事中医药事业30余年，我深深热爱着这份事业，迷恋着中药那股特有的气息与药香。期望未来能在中医药道路上走得更远，学得更多，做得更好，助益患者，报效社会。

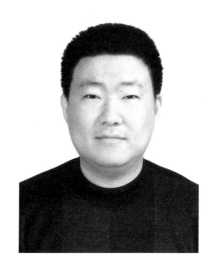

百年传承中的一点
回忆与总结

滨州中医妇科医院、滨州市普济中医妇科
研究所负责人

郑书翰

医家简介

　　郑书翰，1987年9月出生，幼承庭训，涉猎医学，立志岐黄，毕业于黑龙江中医药大学，随后返乡继承家学，现为滨州中医妇科医院、滨州市普济中医妇科研究所负责人，兼任中国中医药研究促进会妇科流派分会委员、山东省中医药学会妇科分会常务委员、山东省卫生健康委员会"齐鲁医派中医学术流派"培育项目"滨州郑氏妇科学术流派工作室"负责人、滨州市中医药学会理事等。对"滨州郑氏妇科"提倡的"气化"理论指导妇科辨证做了初步的整理，发表《"气化"是中国哲学在中医药上的投影》《"阳化气，阴成形"指导多囊卵巢综合征的辨证》《清阳出上窍，浊阴归下窍》等文章，整理出版了《郑长松妇科》，主编《名老中医之路·续编（第六辑）》《解除不孕不育困扰》等著作；临床上恪守"靠疗效说话，凭本事吃饭"的家风训诫，坚持每天临床、读书，现已逐步成长为一位有一定群众信任度的合格的"滨州郑氏妇科"传承人。

　　我于 1987 年 9 月 1 日出生在一个已经有两代业医的中医家庭，我的祖父和父亲都是很有社会名望且深受患者爱戴的中医医生。从祖父在 20 世纪 30~40 年代学医、行医算起，我们家三代人致力于中医临床工作已经延续了近 100 年。受到学界名宿、本书主编张奇文前辈的嘱咐，让我写一篇文章追忆一下祖父、父亲的过往陈迹，介绍一些在传承中形成的家风精神，总结一点实际的学术心得。晚辈不揣冒昧，如实地整理汇报给读者，也是晚辈对于祖父和父亲的一份怀念。

百年传承中的一些陈迹

　　我的祖父郑长松先生于 1927 年元宵节出生在山东省滨州市滨城区堡集镇河南郑村，当时的祖居之地是个经济文化都很落后的区域，再加上家人常年闹病，每年微薄的粮食收成需要拿一大半去请医生看病并换些药来，所以祖父在童年时家里日子过得很艰辛。正因为饱尝疢疾之苦，祖父在很小的时候就有了立志读书学医的念头，曾祖父是个朴实的农民，没有读过书，但是他知道读书是件有出路的事情，看到孩子如此坚定地认学，于是决定努力供祖父读书。祖父从 6 岁就开始学私塾，拜崔玉田先生为师。崔氏于儒学用功之外，更通晓医理，在教书之暇也多为人诊病，颇有乡名，祖父跟他读完《三字经》《古文观止》等认字识句的入门书籍后，也读了一些经书典籍，如《四书集注》《朱子语类》等，更随他学习了《医学三字经》《景岳全书》《医宗金鉴》等中医书籍。这段时间的用功为祖父日后的临床打下了文化知识和医学理论的基础，崔先生对祖父的学业很是满意，尝为其题词谓："凡弟子之成否，不在才华过人，唯观其谨饬与放肆，则一生之成败皆可预知。吾生长松，自从学以来，克勤奋读，尤爱医学，后生定可博取，广济万民。"

　　祖父 14 岁时考入官办学校就读，但是终因家境不支在 17 岁时辍学，辍学后，祖父担任村里的小学教员以糊口兼补贴家用，但是祖父始终没有忘记他的医书，他坚定地认准了学医这一行。教学闲暇时，他不是背就是写，不肯浪费一点一滴的时间，每晚都是看书看到家里人心疼点灯用的煤油喊他睡觉，酷寒之冬总是把脚伸进一个装满麦糠的木箱子里取暖继续看书。渐渐地，乡亲们都知道他在学医，也看到他的执着态度，加上当地缺医少药，所以乡亲们有些小病小痛就去找他试着治疗，通常疗效还不错。祖父18岁时治一老妪，突然腹痛难忍，脐下满硬，脉微欲绝，问诊得知，大解3日未行，用千金温脾汤加减（炮附子、当归、党参、大黄、芒硝各三钱，干姜、甘草各二钱），取药一帖，两煎后顿服，一啜即安。当时有些行动不便的患者需要请祖父到家中看诊的，祖父从来都是徒步往来，且有不少小恙应手而瘥，渐渐地祖父在故里乡间便有了点名气。

1948年10月，祖父参加了山东省滨州市知识分子训练班，随后分配到文教科工作，成为一名机关工作人员。在机关工作的祖父每天都要接待很多从村里乡间特意赶来看病的乡亲们。为了充分发挥祖父的专业特长，领导安排他到利民中西大药房（现滨州市人民医院的前身机构之一）坐堂行医。祖父上班不久，一连治好几例其他医生都感到棘手的病症，如结婚多年不孕的患者怀了孕，长年卧床不起的人可以下地活动，中风瘫痪的患者可以离开拐杖行走等，于是前来看病的人日益剧增。为了保证祖父有一定的休息时间，领导安排每天限诊75个号，但实际上祖父每天都是把所有来访的患者看完了才下班。后来祖父把一生中最光彩的年华毫无保留地奉献给滨州市的中医药事业，成为了新中国成立以来滨州市中医药事业的主要奠基人之一。20世纪50年代初，祖父先后组织了两期中医进修班，为滨州市中医药发展培育了新鲜力量。1955年，祖父随机关迁至滨城区，担任当地人民医院的业务院长和地区医科所所长，白天看病从早看到晚，晚上还要巡视病房，整天就像个上足了弦的钟表似的走个不停。祖父担任行政职务期间出色地完成了各项工作任务，走访了当时一些老中医和群众口碑中确有医术方面一技之长者。在这个过程中，他将老中医请到医院、医科所工作，虚心向各位老中医和临床有一技之长者请教，记录了三四十万字的验方笔记，整理出版了很多鲁北地区医家的学术著作。

1956年，时年29岁的祖父就荣获了"全国劳动模范"的荣誉，当年还出席了"全国先进生产（工作）者代表大会"，受到国家领导人的接见，在会议期间还受大会安排介绍了治疗肺结核和破伤风的临证经验，这在当时都是难治之病。1956年5月13日，《北京日报》发表《中医先进工作者交流经验》中也对祖父的临证经验进行了报道。1959年，祖父赴京参加全国群英会时在卫生系统中型会议上，国家卫生部原副部长张凯曾在讲话中表扬了祖父。（全文发表于《中医杂志》1959年第12期）；1961年，山东电影制片厂还给祖父拍了电影短片《好中医郑长松》；1964年第9期的《山东文学》发表了莫非先生写的报告文学《春风送暖——记好中医郑长松》。2019年，滨州市为庆祝建国七十周年总结了渤海老区成立以来的英模共产党员，祖父位列新中国成立后的第一位，可见直到今天祖父的贡献依然被人们记得。

先父郑其国先生，出生于1959年夏天。1973年初春，父亲到山东省北镇中学读高中，当时的课堂几乎没有正常的学习课程任务。目光如炬的祖父意识到学生不念书有悖常理，为了自己孩子的将来，决定亲自教父亲学习中医，从而能有一技之长。当时祖父以南京中医药大学教材为主要的学习材料，给父亲分科进行讲解，布置的作业不是抄中医典籍，就是背中医典籍，定期对他的学习情况进行检查。如祖父要求父亲全文背诵《伤寒杂病论》，先抄写、再熟读、再讲解、再抄写、再背诵，而且抄写的内容不能有一个错别字，父亲直到晚年都能一字不落地背诵出来这本书。经过三年的抄、记、读、背，父亲积累了200多万字的学习笔记，祖父都仔细地为他装订成册，这就是我家珍藏的《中药辑要》《辨证施治》《各科类聚》《妇科方选》等。

1975年6月，父亲高中毕业后还没有恢复高考，家里的窘迫现状不允许他待在家里静心跟着祖父学习中医，只好在高中毕业后就到建筑工地干小工。但艰苦的岁月不仅没有打垮父亲，而且更加激发了父亲努力学习中医、改变自身命运的意念，每天工作结束，他无论多么辛苦都要把祖父交代的学习任务认真完成。一起劳动的师傅们也知道了父亲的家庭出身和努力学医的情况，所以很多师傅患了病就找父亲治疗。如一位姓李的中年师傅患夜盲症1年有余，父亲给他开了夜明砂煮猪肝的方子，李师傅用了两天就好了。

在参加工作后的8年时间里，父亲将工作之外的时间用来学习中医，并且利用工作进修的机会到滨州市人民医院临床进修了1年余，进修期间他还利用

《幼科铁镜》里面记载的"脐风灯火法"治好了 3 名新生儿破伤风症。这是父亲跟随祖父学习中医最有收获的一段时间，父亲将祖父的学术经验整理出来，在省级以上学术期刊上发表了 40 余篇文章，并且独立完成了《郑长松妇科医案选》的整理工作。虽然父亲此时是在最基层的医疗机构中工作，但是他对待临床实践精益求精的态度让所有接触过他的人都称赞不已。父亲在执着的学习和临床中，用自己的知识和技能赢得了广泛的尊重与钦佩，并在患者的交口称赞中得到了社会认可，成为滨州市的榜样模范人物。后来，他被评为"全国新长征突击手""山东省新长征突击手标兵"等称号，并获得"山东省自学成才奖"，出席全国自学经验交流会。《中国青年报》头版曾重点报道了父亲顽强自学的故事，成为当时自强不息的榜样。他还被选为共青团全国十二大代表。1986 年，他荣获了全国"五一"劳动奖章、"山东省劳动模范"称号。至此，我们家有两代人都是"劳动模范"。

在父亲事业逐步起色的时候，祖父指引父亲选择中医妇科作为学术和临床的主攻方向。在此后近十年的时间里，父亲将读书的方向、学术的着力点、临床的首要任务全部放到中医妇科上。在这 10 年左右的时间里，父亲将祖父的妇科经验重新做了整理，出版了《郑长松妇科》；又重点深究了历代妇科医家的经典著作，结合自己的认识和临床经验完成了《实用临床月经病学》《月经病防治 280 问》《健康教育丛书·更年期综合征》《好爸爸 500 招》《好妈妈 488 招》等书籍的出版，这是父亲学术上有所见解、临床上收获丰厚的一个阶段。

为了深入中医妇科学术研究和临床实践，父亲于 2000 年创办了滨州市普济中医妇科研究所，3 年后在研究所的基础上创办了滨州中医妇科医院，此后滨州郑氏妇科的学术流派传承有了雏形，也形成了鲁北地区广泛的社会认可。在既往的近 20 年踏实学习的基础上，父亲进入了临床发展最快速的阶段。在研究所和医院创办以来，父亲在门诊十分繁忙，他总是早上一早上班，午饭总是在下午三四点才吃，匆匆吃过饭后还要再坚持去看患者，日复一日，这样的生活过了 10 年。那个时候排队找父亲看病是市里的一道景观，夏天常有患者彻夜不归等着翌日就诊，冬日亦有患者凌晨三四点裹着被子一直等到天明父亲上班。这样的工作强度，确实为"滨州郑氏妇科"打下了坚实的社会声誉基础，但是也严重透支了父亲的身体，2018 年 10 月 16 日，父亲因积劳成疾，突发疾病，英年早逝。

相对于祖父、父亲艰辛的童年历程和学习经历，我则像生活在蜜罐里一样。我出生的时候，家里的生活状况已经有了明显改善，我幸福地度过了儿时时光，按部就班地从小学到高中，享受了上面两辈人从过没有享受过的安定生活。也许是受到家庭氛围的感染，或是看到上面两辈人创业之艰辛，我在报考大学时毫不犹豫地将志愿全部填报为各个中医药大学，随后顺利被黑龙江中医药大学录取。祖父得知消息后，既意外又高兴，眼神中充满着希望与期许。大学毕业后，我就回到了父亲身边，跟随父亲临床实践。现在我已经逐渐成长为一名合格的"滨州郑氏妇科"的接班人，我依然恪守祖父、父亲勤奋治学的精神，坚持每天临床、每天读书、每天写学习心得，未敢间断。因为祖父、父亲的荫德庇佑，我得到了很多学界名宿的点拨和教育，其中张奇文老师更是对我厚爱有加，常常询问我的学习课业及门诊情况，并将自己的学术见解和人生经历亲授予我，他也成为我坚定中医药事业的一份内心力量。现在，我确实感觉到肩上有一份责任，不但要将祖父、父亲历经艰辛开创的"滨州郑氏妇科"维护好，还要为中医妇科学术的历史发展做出自己的贡献。

2012 年，中华中医药学会妇科分会首次梳理全国中医妇科流派时，"滨州郑氏妇科"作为齐鲁妇科医派的一支重要力量做了详细整理和介绍；2019 年"滨州郑氏妇科"被评选为滨州市非物质文化遗产保护项目，笔者搦管此文时，其已作为优质项目推送到省级非遗评选中；2020 年 3 月，山东省卫生健康委员会公布的"齐鲁医派中医学术流派"名单中将"滨州郑氏妇科"作为培育项目之一。

祖父和父亲治学和临证经验总结

祖父和父亲在求知过程中受到过很多磨难与挫折，也正是这些磨难与挫折的锤炼使得他们走出了一条适合自己的治学之路，收获了独特的治学经验，也所幸取得了一些成绩。祖父在我读大学的时候曾跟我说："靠疗效说话，凭本事吃饭。"这是祖父用他的人生经历与智慧给我的训诫与点拨，我一直把这两句话当作一种可以久久传承的家风训诫对待。但是怎样才能做到这两句的要求呢？我认为祖父和父亲是用了如下的治学方法。

一、学必成于勤，业必成于专

祖父与父亲之所以在困苦中能够学有所成就在于"勤""恒"二字。我可以很自信地说，自祖父开始，我们一家三代人坚持每日读书已经超过80年了，而且祖父要求我们读书不能浮光掠影地看，必须要有读书笔记和读书心得为证明才叫读书。1984年11月7日，父亲受邀出席全国自学青年经验交流会，受当时国家领导人接见，返回后滨州市政府专门为他安排了事迹宣讲会，介绍其顽强自学中医的事迹。他用"勤、恒、专"三个字总结了自己的自学秘诀。"勤"，即要做到勤读书、勤动笔、勤询问、勤悟道、勤临证这5个方面。在我有记忆以来，父亲读书十分用功，即使在门诊非常繁忙且身体不适的晚年，他依然每天坚持早饭前读书1~2小时，晚饭后再读书2个多小时。想在学问上有收获，不付出勤奋是不可以的，虽然像祖父、父亲一样读书的日子异常艰苦，但是用持之以恒的勤奋去灌溉就能在这"苦藤"上结出无比甘甜的果实。

如果说勤奋考验的是祖父和父亲的意志力，那么"业必成与专"就考验的是智慧了。"学贵博而能专"是人们求学治学的一种广泛共识性的观点，因为任何一门学科和知识都不可能孤立存在，很多相关的学科之间都存在着相互的联系，甚至互为因果逻辑的关系，如果没有专一的着力点，没有专科的方向，有限的精力和体力就会在浩瀚的知识海洋中迷失方向，流于泛泛，一事无成，所以知识的广博是为了治学上的精专，治学的要害在于选择一个恰当的专业方向，要让其他的知识储备为这个专业方向做好服务。在父亲学习有所收获的时候，祖父引导父亲选择了中医妇科作为主攻的专业方向，祖父告诉父亲说："中医临床分科很多，也各有优势，必须要在掌握各科临床的基础上选择一个分科钻研下去，才会有成就。还要看到西医学的实际发展正在快速替代很多病种的中医疗法，综合考虑，中医妇科是西医学很长一段时间不能彻底取代中医疗法的一个分科，而且中国文化历来重视子嗣问题，对于妇科的理论认识、经验积累都很丰富，这里面有很多研究可以做，有广阔的临床实践外沿，所以专心做中医妇科的研究和临床收获会比较大。"这些都是祖父的阅历之见，父亲体会到了他的用心之深，并在中医妇科的理论与实践中收获丰厚，为"滨州郑氏妇科"流派的形成打下了基础。我在大学毕业后曾有一段时间痴迷金石、书法，十分影响作为医生的主业，父亲也告诫我："人的精力十分有限，不可能什么事情都能研究透彻，一定要在治学和生活中找准重点，分清主次。历来的书法家少有专以书法为职者，而且现代书画成名亦非仅靠努力就能成才，颇需要些天分，而学医对于国计民生、个人发展都有实际的好处，只要肯努力付出，就会有收获。"父亲的阅历之谈让我顿然醒悟，对于我人生的成长至关重要。

二、读书须有几分较真，临床务求几分融通

《名老中医之路（第一辑）》首篇文章就是岳美中前辈介绍治学经验的文章，祖父曾经详细给我讲解过此文并希望我也能有同样的读书之法，即"读书宁涩勿滑"。岳老说："读每本书都要在弄清总的背景的前提下，一字字一句句地细抠，一句句一字字地读懂。无论是字音、字义、词义，都要想方设法地弄明白。不可顺口读过，不求甚解，不了了之。这样逐字逐句地读书，看似滞涩难前，实则日积月累，似慢实快。那种一目十行、浮光掠影的读法，不过是捉摸光景，模糊影响，谈不到学问。"我家里收藏的部分祖父早年读过的医书，每一本的页眉字缝间都用极小的楷书工整地记录着读书笔记和心得体会，从字词句读到相关书籍的引据论证等十分丰富，可见祖父当年读书十分细致。父亲也秉承了祖父这样的读书习惯，看书时一字一句，从不浮光掠影。

例如，在父亲弱冠之时就因为仔细考据了淳于意的生年问题，得到了著名医史学家周一谋教授和贾得道教授的赞扬，其考据成果也得到了认可。《史记·仓公传》中记载，在"文帝四年"的时候，有人上书参劾淳于意，淳于意遂获刑被押解至长安，临行前，淳于意的五个女儿只能哭别父亲，他感慨谓："生子不生男，缓急无可使者！"小女儿淳于缇萦毅然跟着父亲一同被押解至长安，并上书当时的汉文帝，欲以身为奴而换取父亲免受"肉刑"，汉文帝感

其孝道遂废除了"肉刑"。这段家喻户晓的历史故事，发生在汉文帝四年（公元前 176 年），缇萦可以镇定自若地跟着父亲远赴长安，欲以身为奴为父赎罪，可料当时淳于缇萦应该有一定的年龄。当时的医史著作认为淳于意生于公元前 205 年，汉文帝四年时淳于意是 29 岁，按照当时的婚俗生殖规律，就算是"二八"（16 岁）婚娶，第五个孩子能够镇定自若地处理这件事情也要 10 岁左右，所以当时医史著作中的淳于意生年存在错误的可能。父亲抱着这样的疑问给湖南中医药大学周一谋教授写了一封请教信，很快收到了周教授的回信，他肯定了父亲提出这一问题的学术意义与价值，并主张很有必要深入研究下去，后来周教授等许多专家共同考证后，提出了淳于意生于公元前 216 年的推断，随后一些权威书籍再版时也做了相应的修改。

在临床实践中祖父一直强调"看懂生病的人比看懂人生的病更重要"，读书学习的理论知识一定要能够为临床实践服务才可以。一切的理论如果不能解释实践中的问题，不能为实践服务，则是没有实际意义的理论，医学尤其注重实践，但是实践中的实际问题往往不像理论著作那样条理分明、显而易见。医学临床上很多疾病看上去并不像书上的理论那样严丝合缝、分毫不差，所以遇到临床上的问题必须要因时、因人、因事灵活运用已经掌握的知识，从而找到一条合乎实际的解决方法，这个思维过程就是中医的辨证论治过程。辨证论治不仅仅是学会书本上的知识，准确抓住病机关键，辨出准确的证型，还要融通已知的知识到实践中，进一步做到辨人、辨事，从而选择出既适合疾病病机又适合患者实际情况的治疗方法。如祖父早年在工作时遇到了一个病例，一名小孩在含鱼钩玩的时候不小心咽下，钩在咽内，线在口外，一牵拉鱼线孩子便痛哭不已，去了几家医所都没有办法处理，于是来找祖父就诊。祖父见此情况亦觉楚囚相对，当时受孩子妈妈手腕上的一串小串珠的启示，他思量片刻后，将小孩母亲手上的这串小串珠剪断，把串珠逐个串到鱼线上缓慢往下送推，待珍珠把鱼钩遮住，便很轻松地拉出了鱼钩。

三、首重理法，再重方药

祖父学医源于私塾教育，不仅于医学用功，更广泛涉猎传统文化的经子著作，这为祖父在中医理论方面打下了坚实基础。中医理论直接建构在传统文化对于世界的认识之上，并形成于中国传统哲学认识之上，如将阴阳、五行这些传统哲学概念直接纳入中医理论中成为中医基础理论的概念，如果不了解传统文化的概念原理，那么中医的阴阳、五行、精气神的概念也只能流于表面而不能深入研究，更不能掌握和灵活运用中医理法方药系统的规律。祖父告诫我们学医必须知道理论的所以然，还要将传统中医认识中的一些理论"糟粕"识别出来，掌握真正的临床辨证论治的逻辑规律，这比背基本验方集更有实际意义。记得大学开学的第二天，我听了一场常存库教授的讲座，第一次体会到中国医学史的宏富和中国传统哲学的趣味，此后我将常老师的"中国医学史""中国传统哲学概论"等课程听了数遍，并做了详细的笔记，这些知识为我整理"气化"理论做了坚实铺垫，常老师是启迪我思想的一位恩师。更幸运的是，在理论学习的基础上我又得到了姜德友老师的亲教亲炙，姜老师深究仲景学问且为龙江医派承前启后的历史性人物，我在跟随他的学习中第一次领悟到如何将书本上论述的规律成功应用到辨证论治的实践中去，而且取得满意的效果。这些学习的积累都是在学习一种思维方法，更是在掌握一种逻辑规律，是我个人成长中的最关键阶段。此后，我读书时也极其注意，必读理论论述清楚、辨证依据充分的书籍，而不读只是陈述一些验方的书，确实有事半功倍的效果。

学术心得

我在总结祖父、父亲病案和读书笔记手稿，以及自己积累的临床验案的过程中，初步总结了"气化"理论指导妇科临床辨证的学术观点，并于2017年在《中国中医药报》连续发表了《"气化"是中国哲学在中医药上的投影》《"阳化气，阴成形"指导多囊卵巢综合征的辨证》《清阳出上窍，浊阴归下窍》等数篇文章进行初步阐述。文章一经发表受到了山东省中医院妇科主任王东梅前辈的赏识，经由她的鼎力推荐，我连续3次登上中国中医药研究促进会妇科流派分会的发言席，汇报了郑氏妇科的这一学术观点，并受到肖承悰前辈、胡国华前辈的鼓励，兹将此学术观点简要整理如下。

一、气化理论是中国传统哲学在中医药上的投影

医学首先是生命科学，生命科学首先需要认识生命的本质，而对生命本质的认识则很大程度上来源于哲学认识，无论中医学还是西医学都深受哲学发展的影响。世界万物从哪里来？万事万物之所以不同的决定性力量是什么？……这些关乎事物根本的本原性问题，是哲学必须给出解释的首要问题。中国哲学在形成过程中也需要面对事物本源性的追问，并必须给出符合逻辑且经得起追问的解答。在中国传统哲学中，影响至深的观点是道家的气源论，气源论认为"气"是化生万物的本源物质，万事万物都是由"一气之变化"而来的（张岱年《中国哲学大纲》）。这个观点强调"气"是无形的且客观存在的一种物质，所有有形的物质由无形的气变化而来。《庄子》谓："通天下一气。"《易纬·乾凿度》中强调："夫有形生于无形，乾坤安从生？故曰：有太易，有太初，有太始，有太素也。太易者，未见气也。太初者，气之始也。太始者，形之始也。太素者，质之始也。"

那什么是"气"呢？这要参考老子的《道德经》。《道德经》明确指出世界上一切有形物质都是由存在于事物之先的无形的"道"化生而来的（有物混成，先天地生，寂兮廖兮，独立不改，周行而不殆，可以为天下母，吾不知其名，字之曰道，强名之曰大）。这个思想把决定有形物质的本质原因放到事物之先、事物之外，就是说在有形世界之前就存在着一个"道"，这个"道"化生了世界上有形的万事万物。那这个"道"是什么物质呢？《道德经》又说世界上一切的有形物质都是无形的"道"化生来的，即"道"是无形的一种存在（天下万物生于有，有生于无），那这个无形的"道"就变成一个只能停留在哲学思辨层面探讨而不能做客观研究的事物了。这种哲学认识方式是典型的生成论哲学认知方式，即认为事物产生的原因是有一个"道"作为前提生成而来的。至于"气"是万物本源、"太极"为万物本源，这些认识在哲学概念上确有差别，但是思维实质没有分别，所以这种理论就有了如下两个核心论点：一

是客观世界除了有形物质之外，还有无形的物质，而且无形的物质变化产生了有形物质；二是决定有形物质的根本原因在于无形物质，无形物质往往只停留在哲学层面的阐述，不具备结构性的实验研究，这也是中医理论不能进行许多实证研究的理论局限。同时由于有形物质与无形之气的辩证关系，在中医理论建构中既强调有形物质与无形物质相统一（形神一体观），也强调有形物质自身的统一（五脏一体观），这就是中医学理论的核心观点——整体观念。气源论的观点深刻地影响并建构了中医学理论，中医学理论中直接运用了"气"这一名词解释许多生命现象。比如，当归补血汤中补气的黄芪用量远超过补血的当归，原因就在于气能化生万物，血是万物之一，也由气所化生，所以黄芪补气以助血分化生，当归引气化之物入血分，这是气源论在中医学理论与临床中的实际运用。这样的理论认识也解释了许多实践现象，如人体在刚刚死亡的时候，新鲜尸体上的主要解剖结构并不会在短时间内丢失或变性，但是尸体绝对不是一个有生命的机体，那么死亡瞬间究竟"改变"了什么？因此，中医学认为机体的生命除去有形的肉、骨、血、筋等各个器官之外，一定有一个依附在这个形体的无形物质，而且这种无形物质是决定这些有形结构是否是生命状态的核心因素，这个无形物质就是"气"。

那么这个"气"在生命中起什么作用呢？中医学理论除了强调有形的物质都是由无形之气化生而来的，更强调有形物质自身不能产生形态结构或位置的变化，而需要在无形之气的作用下产生变化，这个过程就是"气化"，如我们吃的是馒头，可是血管里面为什么不能流淌馒头呢？西医学认为这个过程叫作"消化"，而中医学主张这是脾胃之气作用在有形的饮食物上使饮食物产生了变化。气化理论被完整地引入中医学理论中，并且成为中医学理论的核心，强调了无形之气在生命活动中的重要意义，可以说中医学认识生命不仅认识了生命的形体结构，更加强调形体结构在"气"的作用下所产生的一切生命现象。正是因为气化理论，所以中医学理论反对人是各个组织、器官、细胞等具象结构的简单总和，而是强调这些形体结构在无形之气作用下所产生的生命现象，这也是中医与西医的核心不同之处。

西方哲学在解释世界万物从何而来且为何不同的时候明确使用了构成论

观点。在古希腊罗马哲学家中，有一派"原子论者"对后世的影响较大，深刻影响了实证科学。"原子论"代表性人物留基波说："无数世界由这些元素造成，又分解为元素。那么世界是这样形成的：由于无限者的分割，有许多不同形状的物体在广阔无垠的虚空中彼此结合起来，它们聚集在一起……"（第根欧尼·拉尔修《著名哲学家的生平与学说》）由此可见，原子论者强调这个世界存在着"无数个永远运动的元素，即原子"，这些原子是构成世界万事万物的根本因素，而且就是因为原子的数量、种类、结构、排列等方面的不同决定着万事万物的不同，这样的哲学观点理论也回答了事物本原与事物为何不同的问题，且将事物的决定性因素引向事物结构之内，从而使事物结构的研究分析成为探求真理的途径，因而深受这种哲学影响下的文艺复兴时代即强调实证科学，西医学在文艺复兴影响下形成了结构－功能的医学理论，并且随着西医学结构研究的发展，强调了结构决定生理功能。诚如著名医学家张锡纯所说："盖西人但知重实验，而不知重理想；但知考形迹，而不知究气化。"

二、气化理论可以指导妇科临床辨识病机

中医妇科学临床实践的主要任务是治疗女性的经、带、胎、产等疾病，而女性的这些疾病都是紧紧围绕着生命繁衍的生殖任务进行的，所以对生命本质追问的气化理论能够针对性指导妇科疾病的辨证论治。

1. 气化理论强调气是有形生命产生的先决条件

一个生命是如何产生的，这里面蕴含着太多未知的内容，中医学理论给出了自己的回答。清代名医黄元御在《素灵微蕴》的开篇即指出："两精相搏，合而成形，未形之先，爰有祖气，人以气化而不以精化也。精如果中之仁，气如仁中之生意，仁得土气，生意为芽，芽生而仁腐，故精不能生，所以生人者，精中之气也。"其明确区分了精和气在孕育中的关系，精如同果实中的有形果仁，气为果仁中无形的"生意"，何为有形，何为无形，研判至精。目前许多临床上常见的数次胚胎停育或反复自然流产患者，按照此种思路辨证治疗通常有效，祖父和父亲在治疗此类患者孕前调理和保胎时常用寿胎丸化裁而来的固胎汤和聪壮保胎方予以治疗，疗效显著，目前可以有据可查的案例计数

愈万。正如《明医杂著》中指出："养胎全在脾胃，譬如钟悬于梁，梁软则钟下坠。"此虽专指了脾胃，但是临床中将肾中之气和脾胃之气放在同等重要的位置进行辨证。祖父常用的固胎汤，其组成为菟丝子15~30克，桑寄生15~30克，龙骨15~30克，牡蛎15~30克，熟地黄15~30克，山药15~30克，白术10~20克，续断15~30克，杜仲10~15克，阿胶（烊冲）10~12克。方中菟丝子益肾，为世医安胎之首选，禀气中和，善补而不峻，益阴而固阳；山药、白术为后天资生之要药，白术能补脾以资其健运，山药能益肾以封藏下窍；龙骨、牡蛎虽非安胎正药，但大有敛涩之性，而长于戢阳固阴。据"阴为阳守，阳为阴固"之理，将龙骨、牡蛎参入方中，阴既益则阳遂和，阳既戢则阴自固；桑寄生、杜仲、续断俱入肾经，承载胎元；熟地黄、阿胶滋肾安胎，养血充营。全方功可健脾益肾，肾壮则先天之根不怯，脾健则后天之本雄厚，俾两天之气安奠，庶无胎元滑堕之虞。后经父亲多年经验将此方精简为聪壮保胎汤，其组方为菟丝子30克，生白术30克，杜仲9~15克，川续断9~10克，桑寄生15~30克，怀山药30克，党参15克，山萸肉9克，砂仁3~5克。该方更突出了治气之效用。

2.气化理论指导多囊卵巢综合征的辨证论治

多囊卵巢综合征是目前妇科临床上的高发病与疑难病，是育龄期女性不孕症的主要病因之一。《素问·阴阳应象大论》详细阐述了如何应用阴阳学说解释生命现象、病理变化、辨证依据、药物分类等内容，其中强调了"阳化气，阴成形"这一理论。深入思考这一理论，可以理解中医学理论对生命、疾病的认识观。其强调了有形的脏腑形体结构与无形的气之间的辨证关系，张景岳解释这句话时谓"阳动而散，故化气；阴静而凝，故成形"，此即气化理论强调的无形之气是有形机体结构产生变化的决定性条件。多囊卵巢综合征在发现过程中有一个有意思的手术，即最初研究该病的科学家为了探查病因而对许多多囊卵巢综合征患者进行了卵巢楔形切除术，每侧卵巢切除一半以上，很多做过这个手术的患者恢复了月经周期，还有很多人恢复了生育能力，到目前未能明确揭示为什么这样的卵巢手术可以起到恢复排卵的作用（现在临床上已不常用卵巢打孔术治疗该病，此处仅以此实验现象分析可能的逻辑因果）。这样的现象是否可以用上述理论来解释呢？如果中医学理论能有符合逻辑的解释，是不是就为该病的辨证论治提供了指导性的理论依据呢？首先，依据中医学理论"阳化气，阴成形"的认识，卵巢以及卵巢内的卵泡是视而可见、触而可及的有形物质，在无形之气与有形结构的判别中属于"阴成形"。虽然中医没有一致的解剖结构名词，但是中医的哲学思辨理论可以灵活分析具体事物。其次，有形物质的形态结构、位置等一切变化都是在无形之气的作用下产生的，排卵过程中一个卵泡结构需要变化为卵细胞、黄体等新结构，这样的变化必须在无形之气的作用下才能完成，也就是气化。所以，中医学理论认识排卵的决定性因素应该有两个，即正常"阴成形"的积累与正常的气化。

中医学理论明确指出，有形物质与无形物质可以用阴阳理论进行辨别，即"阳化气，阴成形"。阴阳理论又强调阴与阳两方面的对立统一，互根互用。因此，一定分量的无形之气可以气化为一定分量的有形结构，如果无形之气分量少了，同样分量的有形结构即不能得到气化，此即阳气虚弱的情况；如果存在异常的有形之邪（痰、血、瘀、郁等），那么气的分量会相对不足，也不能完成正常的气化，此即异常阴（有形）的积累，为实证。有形的多囊卵巢切除掉一块，无形之气的气化作用就正常了，由此可推论无形之气的分量不足与异常有形之邪的积累可能是该病的中医病机，也是该病辨证中的关键所在。至于如何判别为虚证（无形之气分量减少）、实证（有形实邪积累），或是虚实夹杂证（两者皆有），则要看医生临床上具体的辨证论治了，不能一概而论。

我曾治疗一名 30 岁女性患者，因不孕而来就诊，月经自初潮起即每月延后，近年来月经延后更著，诊断为多囊卵巢综合征，并服用促排卵药物。询问之，症状有口苦、咽干，胃脘于纳后满闷明显，小腹及腰骶时有凉坠感，时见口疮，饮食不规律，长期熬夜，情绪容易急躁。就诊时见形体丰满，舌淡红有暗紫色瘀点，有齿痕，舌中苔略厚腻，脉细弦，两尺为弱。辨证为肝气郁滞证。气机不得疏达，胞宫不能完成正常气化功能，同时熬夜、贪食，正常阴液不得充养，异常之阴（病理产物痰湿瘀血）又多沉积，从而更阻卵巢气化功能。处方以紫石英、柴胡、牛膝、葛根、白术、茯苓、黄柏、肉桂、当归、白芍、乌药、菟丝子、淫羊藿、羌活等。方中紫石英入胞宫温暖助阳；柴胡、牛膝合用，一升一降，清阳之气升，浊阴之气自降，以助气机调达；白术、茯苓、当归、白芍同用具柔肝健脾之用，柔肝则气机条畅，健脾则能助脾气升清，配合葛根、乌药具有助经血来潮之用；黄柏、肉桂入下焦，引浮游之火归于本位，并助下焦气化，以固真阴、清化异常之浊阴，加用羌活，振奋督脉阳气，以助气化之用；菟丝子固肾安胎，淫羊藿助阳祛湿，合用以助怀孕。上方加减运用3月许，患者告知怀孕。

3. 气化理论强调"气"是有形物质的运动依据

上文中讲到气化理论强调机体内有形的物质需要依靠气产生质的变化，此外有形物质位置上的变化也是在气的运动下完成的，即有形物质的位置运动也依赖于气的作用。如中医基础理论中的"气为血之帅"即强调气能行血的概念，运用行气法可以助行血行经即是此理论的运用。再如《素问·阴阳应象大论》中说："故清阳为天，浊阴为地。地气上为云，天气下为雨，雨出地气，云出天气。故清阳出上窍，浊阴归下窍。"短短数语，便运用中国传统哲学的阴阳理论论述了中医学的许多基础理论。中国传统哲学以阴阳理论解释了天与地的形成，混沌未分之时，轻清之物上升以形成天，重浊之物沉降以形成地。那么，轻清之物是不是可以无限上升？重浊之物是不是可以无限沉降？如果这样的话，天地将越来越远，以致互不相关。所以，重浊之物虽有沉降之性，但此中也有上升之力（阴中有阳），地气以沉降为主，但也有上升之性，地气上升即形成"云"；轻清之物有上升之性，但上升之中也有沉降之力（阳中有阴），天气以上升为主，但也有沉降之性，天气沉降就形成"雨"。云、雨是指阴阳相互关系、相互交合的一种状态。这既是中国哲学对天地云雨的一种揭示，也是借助天地云雨解释哲学理论的一种方法。后面笔锋一转，运用这个理论解释了生命现象，即"清阳出上窍、浊阴归下窍"，它的意思是人体也像天地一样，头面部可比喻为天，是清阳之气上升之处，所以清阳出上窍；前后二阴为化物所归之地，是浊阴之物沉降之处。这个理论阐明了头面七窍以轻灵通畅为用，而涕、秽、痰等浊阴之物不应存在，同时自身不应感觉头部过重；冬季头面较周身他处容易抗寒，是因为头面部汇聚有轻灵阳气。因此，当女性在病理状态下出现头面部痘疹、痰涕、头晕、昏蒙、困倦、厚腻苔等症状时，可以用这一理论进行病理上的解释。这一理论为治疗提供了辨识病机、选择恰当药物的理论依据。如肝气郁滞可以导致气机不调畅，阴阳升降失调；龙雷之火不居下焦之宅，浮越于上，以致虚火上泛，真阴不藏，也可以导致阴阳升降失调；脾气不升，胃气不降也可以导致阴阳升降失调；痰湿凝滞，气不得降，积郁于上，以致浊阴不得沉降也可以导致阴阳升降失调。我在治疗经行头痛、黄褐斑、面痘痤疮时（清阳不出上窍）和治疗某些闭经时（浊阴不归下窍）常使用轻清升阳之药配伍引浊物下行之药（如柴胡配伍牛膝、黄柏配伍肉桂等）。

4. 气化理论强调无形的"气"是有形结构的界限依据

《淮南子》明确提出"气有垠涯"的概念，这就强调无形的气是有形物质界限的依据，这也就有助于认识客观的脏腑形态。只有将脏腑结构落实在有形的概念上，中医学理论才能够揭示客观存在的有形机体和生命现象，如果仅停留在无形之气的探讨层面上，则视而可见、触而可及的形体结构也就无法解释了。在妇科临床上这一点也尤为重要。上文中曾提到"气为血之帅"概念中还包括了"气能摄血"，这就强调了气是血液运行的界限依据，因而运用益气法可以有固摄出血的作用。此外，气还是脏腑界限的依据，那么如果脏腑突破了应有的界限，如出现子宫脱垂、胃下垂等疾病，也应该可以从治"气"的角度进行辨证论治，故用补中益气汤等升举脾气之药治疗有效，兹不赘述。此外，有些情况是我们以前看不到的，但是现在借助先进仪器可以看到的，有时也需要这样的思辨方式进行辨证，如超声的运用其实就是中医望诊的延伸，目前临床上常见的子宫内膜异位症或子宫腺肌病等疾病的发病原理即是子宫内膜突破了子宫内膜层的界限移位到别的位置或器官，这是"气"这一物质界限依据的功能障碍，所以临床上可以运用这个理论进行辨证。